U0217473

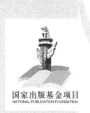

国家出版基金项目
NATIONAL PUBLICATION FOUNDATION

国
家
出
版
基
金
资
助
项
目

『十三五』国家重点出版物出版规划项目

土单验方卷 2（下）

新 中 国
地方中草药
文 献 研 究
（1949—1979年）

张瑞贤 张 卫
刘更生 蒋力生

主编

SPM
南方出版传媒 广东科技出版社
北京科学技术出版社

目　录

资料汇编

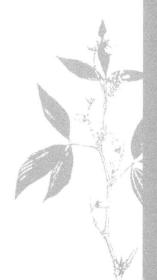

提　要

陕西省中草药新医疗法展览会编印。

1970 年 10 月印刷。32 开本。3 万字。定价 0.10 元。共 131 页。纸质封面，平装本。

　　本书共收录陕西省中草药新医疗法展览会参考资料 24 份，内容包括经方、验方、中草药治疗临床经验、中西医结合临床经验及中医外治法等，学科范围覆盖内、外、妇、儿、针刺、针麻、检验医学、医学影像学等。

　　本书对经方、验方的介绍主要包括：药物（组成）、制法、功用、用法、使用注意及疗效观察、病例、药物来源等。对临床经验，资料中主要从药物基础方、加减法、用法及用量、辅助疗法及注意事项、典型病例、（治疗）体会、讨论等方面进行介绍。有的资料中还有药物配制和用法以及实验研究等内容。对外治法，资料中主要介绍药物组成、配制方法、主治病证、具体操作方法、典型病例、疗效、体会、适应证及疗程、注意事项、资料来源等内容。

　　书中有少量图示、表格。每份资料分列目录，无索引。

资 料 汇 编

陕西省中草药新医疗法展览会编印

一九七〇年十月

陕西省中草药新医疗法展览参考资料之一

止 血 方

目 录

凤翔一号战伤止血粉

药物： 红三七　蜈蚣七　各等分

1949

新 中 国
地 方 中 草 药
文 献 研 究
(1949—1979年)

1979

制法: 共为細末。

用法: 撒布伤口。

来源: 凤翔郭店公社丁家河大队合作医疗站

洛川一号止血散

藥物: 酸枣树根皮二份　当归一份　冰片适量

制法: 前两味各研成细粉，再加入冰片研匀。

用法: 外敷伤口。

疗效: 經門診十余例外伤出血患者使用，效果良好。

来源: 洛川县人民卫生院

洛川二号止血散

藥物: 鲜构树叶一斤半　生石灰五錢　白芨粉一两

制法: 前两味共搗如泥，晒干，然后与白芨粉共研成细末。

用法: 外敷伤口。

疗效: 門診使用，效果良好。

来源: 洛川县人民卫生院。

华县止血灵

藥物: 沒药八錢　馬錢子九个（用土炒黃）　胆星五錢 龙骨三錢　血竭四錢　雄土鱉四錢（雄体扁长形，雌体圓形）　南紅花五錢　羌活三錢　螃蟹壳三錢　当归三錢　防风五錢　乳香一两　升麻五錢　香白芷五錢　菖蒲四錢　川芎四錢

制法: 共研細末。

用法： 外敷伤口。

功用： 止血、止痛、消瘀、生肌。

病例： 史×× 女 9岁 华县杏林公社人。头部刀伤长约一寸，流血不止。局部消毒后，外敷此药，立刻止血，未用它药而瘉。

来源： 华县杏林公社李家庄合作医疗站。

凤县止血粉

藥物： 太白石霜四錢 天棚草三錢 尸儿七三錢（缺尸儿七时可用七叶一枝花代替） 太白花二錢。

制法： 共为細末。

用法： 外敷伤口。

功用： 止血、止痛、消肿、生肌。

来源： 凤县草医叶春发。

７０１号止血粉

藥物： 白芨粉一錢半 三七粉一錢半。

制法： 将二药粉混匀备用。

用法： 用微溫水（約30°C），攪拌成乳浊液，加水至十毫升內服，每日三次，服后用清水漱口。

功用： 止血。

疗效： 上消化道出血十例，經用此方治疗，全部呕血及黑便停止（其中肝硬变三例，肝癌一例，急性粒細胞性白血病一例，胃十二指腸潰瘍五例），无一例因出血死亡或手术。

来源： 西安医学院第二附属医院。

· 白 页 ·

陕西省中草药新医疗法展览参考资料之二

骨　折

目　录

1949

新 中 国
地 方 中 草 药
文 献 研 究
(1949—1979年)

1979

柞水县王家成接骨經驗介紹

王家成医生，在草药治病方面有几十年的丰富經驗，特別对治疗骨折，更有独到之处。現介紹其三个药方如下：

一、接骨草药羔

藥物：白接骨丹　紅接骨丹　黄接骨丹　大接骨丹　水接骨丹　对叶接骨丹　九头鳥　泡桐树根皮　紅娘子根皮　楸树根皮　刺椿头根皮　过山龙　捆仙绳　苧麻根　壮筋丹　紅絲毛　过江龙　散血丹　牛夕　百日丹　破血丹　伸筋草　桃树根皮　刘寄奴　諸药量不拘，酌情选择。

制法：以上鮮药，去木质泥土等杂物，共搗如泥，加入糯糟粕至药羔发粘，再兑白酒少量攪拌即成（不能內服）。如疼痛明显，可加重方中之过山龙、楸树根皮、捆仙绳、紅絲毛、桐树根皮等药。如缺少个别药时，本方仍可使用。

功用：长骨、长筋、逐瘀、活血、消肿、止痛、生肌、败毒。

用法：骨折手法复位后，泡桐木夹板固定，将药羔涂于紗布上，厚约2—3厘米，敷于夹板外及夹板間，进行包紮，每日换药一次，一般三次即可。如骨折处疼痛明显，服止痛药酒。如系开放性骨折，就先用生肌散。

二、生肌散

藥物：儿茶三錢　血竭二錢　龙骨三錢　土別四錢　乳

香二钱　没药三钱　冰片八分　寸香五分　象皮三钱　盘龙七三钱　螺丝七三钱　凉水丹二钱　九节犁三钱　五加风绒衣二钱

制法：共为细末。

用法：撒布伤口。

功用：生肌、止血、消炎。

三、止痛酒

药物：盘龙七一钱　红三七三分　红毛七五分　白毛七一钱　扣子七一钱　荞麦七三钱　竹根七一钱　灯台七三钱　羊角七一钱　桃仁七三分　九节犁八分　九连环一钱　九里香一钱半　八里麻一钱　五加皮五钱　过江龙五分　过山龙三分　搜山狗五分　木通六分　当归四钱　秦艽一钱　牛夕一钱　虎骨三钱　乳香六分　没药六分　杜仲一钱　伸筋草八分　木香八分　爬山虎六分　祖师麻三分　穿山甲一钱　大叶风藤六分　小叶风藤五分　白酒三斤

制法：共为细末，浸泡白酒内，一周即成。

用法：早晚各服两小酒杯。

四、法意事项

用以上草药治疗时，忌食猪头、猪蹄、鸡蛋、鸡肉、鱼肉等，以免缩筋。

五、疗效观察

王家成医生的接骨方经西安医学院第一附属医院临床试用24例骨折病人，认为此药消肿止痛效果好，大部分患者经

1949

新 中 国
地 方 中 草 药
文 献 研 究
(1949—1979年)

1979

过 1—2 次敷药后，受伤部位肿痛明显减輕。如一例骨盆骨折患者张凤琴，女，17岁，被土压伤，拍片見两耻骨上下支骨折幷髋关节脱位，入院后行骨牵引，当时患者痛不可忍，哭闹不安，服止痛剂无效，但經敷用草药后，約十分钟，自述疼痛减輕，敷药四次后，疼痛基本消失。

凤县叶春发接骨經驗介紹

草医叶春发用草药治病，有丰富的临床經驗，尤其对于接骨更有一套完整的方法，现介紹如下：

一、一号接骨葯羔

葯物： 接骨丹四錢　金石草四錢　接骨桃四錢　透骨黄四錢　扑地蜈蚣四錢　葛舖根四錢　金螃蟹三錢　飞天蜈蚣五錢　搬倒挣三錢　金沸草三錢　馬連黄四錢

制法： 将鲜药用石臼搗成糊状（忌鉄器）加白酒三杯調敷。如为干药，共搗成末，过篩备用。

用法： 閉合性骨折，取药末适量，以3/4热水和1/4白酒混合成糊状敷之。开放性骨折，仅用热水調敷即可。

功用： 活血止痛、生血生肌、消肿消炎、长骨、通舒筋脉、逗损。

二、二号接骨葯羔

葯物： 飞天蜈蚣三錢　苧麻根三錢　水麻桑二錢　鉄綫草三錢　金石草四錢　金沸草三錢　千里光二錢　鉄杆蒿三

钱　夏枯草三钱　合骨花三钱　接骨桃四钱　见血飞四钱
追风七四钱　透骨消二钱　五味子根四钱　竹叶七三钱

制法： 同一号接骨羔。

用法： 同一号接骨羔。

功用： 活血消肿、祛瘀止痛。

三、生肌散

药物： 钮子七三钱　尸儿七三钱　射香三分　白皮铁棒
锤钱半

制法： 共研细末，装瓶密封备用。

功用： 收敛生肌、长肉消炎、止血止痛。

用法： 外敷骨折局部。

四、内服活血消肿汤

药物： 桃儿七三钱　铁棒锤三分　长虫七三钱　红毛七
三钱　钮子七三钱　太羌三钱　九眼独活二钱　搬倒挣二
钱　过江龙三钱　伸筋草二钱　木通二钱　土木香三钱　追
风七三钱　仙桃草三钱　尸儿七三钱　金柴胡三钱　竹根七
三钱

功用： 活血、消肿，用于骨折及跌打损伤的局部肿胀疼
痛。

五、用药原则及方法

1.正好骨后，敷药夹板固定。在敷药时要掌握两种情
况：一种是一般骨折，只用二号接骨羔均匀涂在油纸或消毒
纱布上，厚度为0.3—0.5厘米。另一种是复杂性骨折（如开

1949
新中国
地方中草药
文献研究
(1949—1979年)
1979

放性粉碎骨折、合併內出血、瘀血、軟組織損伤等），敷药要分內外两层，伤面上敷生肌散，內夹板內层敷一号接骨羔（內夹板厚不超过2毫米，长不超过外夹板，寬窄可根据患者部位取之），敷药厚度为1毫米，然后再給內夹板外层敷二号接骨羔，厚度为0.3—0.5厘米，再用油紙或紗布包好，最后再用外夹板固定。

2.若患者骨折局部肿胀过甚时，则暂不宜急于正骨复位，应即給患者一剂活血消肿湯，待肿消除后，再进行正骨复位。

3.换药时間間隔：5—7天一次。

六、疗效观察

凤县医院三年来門診治疗各种骨折共12例，其中脊椎压陷性骨折3例，肋骨骨折3例，肱骨干骨折2例，肱骨下段骨折、脛腓骨骨折、足掌骨骨折、股骨骨折各1例，一般首次用药后平均3—5小时疼痛緩解，5天后疼痛消失，患处肿胀消失时間平均4·5天，骨折癒合时間也大大縮短，尤其对过去西医治疗需一月以上者均縮短到一月以內。

洛南县战备一号接骨方

藥物： 接骨丹　上山虎　下山虎　伞草　大救駕　小救駕　柳叶草　粘扎毛　粘蔓草　土牛夕　土元（去头）　黄酒　成人諸药各二錢，黄酒半斤；小儿酌减。

制法及用法： 将上药同入鍋內，加水五碗，煎至多半碗取汁顿服，将药渣捣碎敷于患处，二十四小时后去掉，进行复位，夹板固定。

功用： 活血祛瘀、消肿止痛、长骨强筋。

疗效： 經洛南县战备中草药组临床应用 8 例骨折患者，只服一、二剂，一小时止痛 5 例，两小时止痛 2 例，二十四小时患处消肿的 8 例，局部肌肉松弛的 8 例。

病例： 崔××，X光拍片诊断左股骨中段斜形骨折，用药二剂，二小时止痛，27天骨折治癒。

韓城县李云亭正骨經驗方

藥物： 馬錢子八两　汉三七四两　广木香二两　川牛夕四两　苏土元二两二錢　粉甘草四两

制法： 将馬錢子用香油炒制去毒（炒至紫紅色为度，生则毒大，过熟则药效减低），与它药共为細末，混匀。

用法： 成人每服二分五厘，紅糖为引，忌醋。儿童及体弱者酌减，孕妇忌服。如有抽搐反应，服醋即解。

功用： 治跌打扭挫，伤筋断骨等。外用有止血、抗感染作用。

华县高塘公社接骨方

藥物： 扇子草根　刘寄奴全草　桑枝(雨淋后的枯枝)等量。

用法： 正骨后煎服上药二——五錢，小儿酌减。

· 白 页 ·

陕西省中草药新医疗法展览参考资料之三

目　　录

1949

新 中 国
地 方 中 草 药
文 献 研 究
(1949—1979年)

1979

一、局麻止痛剂

藥物: 金牛七三錢、鉄牛七三錢、祖师麻二錢、茉莉花根二錢。

用法: 上药共为細末,加入白酒內浸泡备用;絕不能內服!用时加热以棉花蘸酒擦伤处;主要用于骨折正骨前。

疗效: 临床試用外擦生效时间: 5分钟后疼痛消失;有效时間約一小时。局部反应: 痛→热→麻→凉→痛觉消失。

来源: 凤具叶××。

二、拔牙麻醉剂

藥物: 細辛、生半夏、生草烏、生南星 各10克;薄荷脑、樟脑各4克。

制法: 共搗碎浸泡于75%酒精100毫升中,两天后即可使用。

用法: 以小棉球蘸少許涂抹病牙牙齦上, 约5～10分钟后即可分离牙齦, 边分离边涂药, 然后拔除病牙。

适应症: 肺气肿、心脏病及奴夫卡因过敏等需要拔牙的病人;当然一般病人也可应用。

疗效: 用此麻醉剂拔牙共300多人次,其中有二、三度松动的病牙和切开引流者占90%以上;实践証明,用此麻醉剂經济、簡便、效果良好。

来源: 西安鉄路局中心医院。

三、拔彈一汉拔8号

藥物: 推屎爬 (大的1个或小的4个)、地牯牛 (倒退牛）（大的 4 个或小的 6 个）、土狗 3 个、水葫芦根三錢、石白荣（全草）四錢、喉鼻草（全草）三錢、对叶红綫草（叶、嫩茎）二錢、小蓟叶一錢二分、大救駕（全草）六錢、苧麻根三錢、魚腥草二錢。

制法： 三种虫用新瓦焙黄研细，以蓖麻油調均，敷在伤口上。再将八种草药搗烂敷在上面，包紮固定。

用法： 24 小时换药一次。如伤筋加过路黄三錢，如骨折加刺龙包根皮一两。

功用： 拔弹（土枪弹）、止痛、消肿、提脓、生肌。

病例： 张××，女、15 岁、洋县汉江区人。70 年 6 月 16 日下午被土枪打伤，第二日下午 4 时入院。检查：右小腿外侧中段以下至踝关节以上，有长十三公分宽三公分深一公分之創伤。右外踝及足背皮肤有散在大小不等之弹道入口 5 个，直径大者一公分，深 3.4 公分，浅者一公分；局部肿胀。X 光拍片（正侧位）：显示右小腿及足部有散在大小不等，密度很高，园形边緣正齐之阴影及不规則形阴影共十五处。诊断：右小腿土枪伤并有金属异物存留。治疗：伤后第六天，給上药外敷；48 小时拔出鉄砂三粒，小石砂一粒；72 小时拔出鉄砂一粒，，小骨片一块；91 小时拔出鉄砂二粒；109 小时拔鉄砂一粒 120 小时拔鉄砂二粒；168 小时拔出小骨片二块。用药七天，共拔出鉄砂九粒（小的菉豆大，大的直径 0.8 公分），小骨片三块，小石砂一粒（菉豆大）。自 6 月 24 日至 7 月 4 日，弹道先后癒合。用药当天，局部疼痛即减輕。第四天消肿。

实驗見表：

· 3 ·

1949

新中国
地方中草药
文献研究
(1949—1979年)

1979

动物拔弹三例实验表

动物	異物进入方法	部 位	異 物 名	大小	进入深度	拔出时间
猪	切开皮肤进入	背中段	鋼 珠	直徑0.8公分	2公分	6天
猪	〃	背后段	〃	〃	〃	9天
猪	〃	后腿跟外侧	54式手枪弹头		1.7分公	8天

来源: 省战备中草药科研組。

四、不全断指再植

藥物: 六股筋叶、八角茴叶各等量。

制法: 晒干,研末。（方名六八散）。

功用: 消肿止痛、止血生肌、消炎长骨。

病例: 邓××、男、20岁、于70年3月3日,砍伤左手食指,四小时后就诊。检查:左手食指掌指关节背侧完全横断;横行伤口长约3厘米,深1.5厘米,仅掌侧1.5厘米皮肤连接。治疗:伤口涂桐油少許,撒六八散一层,复位后再撒一层,夹扳固定。用药后疼痛消失,第二天患手肿胀,第三天换药,四天后肿胀消退。十二天伤口痊愈;功能恢复正常,半月后可持锄劳动。

疗效: 共治三例均痊愈,功能恢复良好。

来源: 鎮坪县战备中草药科研組。

正、一例不全断掌再植

藥物: 水蛭二錢、地龙二錢、土別一錢、植物油二两。

黄蜡三钱。

制法： 将前三味药烘干，共研细末，将植物油煎后加入黄蜡，溶解后放凉与上药混合即成羔。

用法： 隔日一次涂抹患处。

病例： 刘××，男、5岁，70年4月23日中午手掌被铡刀铡伤，8小时后就诊。检查：右手掌指关节处铡断，四个关节囊全部切开。仅掌挠侧有2厘米长的皮肤和食指屈指肌腱连着。除食指桡侧指血管未断外，其他血管全断。立即缝合关节囊、各指伸层肌腱，吻合无名指动脉根及手背静脉两根。伤口橡皮条引流。术中输血300毫升。局部涂上药羔。术后24小时，伤指手掌明显肿胀，有大量渗液自引流处溢出。又给伤口、手指、手掌涂上药羔，肿胀逐渐消退，渗液逐渐消失，患指血运一直良好；术后第五天伤口初步粘合，第九天部伤拆线，十二天全部拆线，伤口一期愈合。二十天痊愈出院。无功能障碍。

来源： 西安医学院第二附属医院。

六、烧伤油

药物： 黄连、大黄、地榆炭、白蔹各4两；香油一斤、羊毛脂一两六钱。

制法： 将前四味药用砂锅水煎三次，每次煎一小时，取出煎液，过滤浓缩（每斤药料的煎液浓缩至一斤），再将香油、羊毛脂熬滚，离火后待油微温倒入乳钵内，再将浓缩液徐徐加入，边加边研，使成乳状即成。

功用： 清热、行瘀、消炎、解毒。

用法： 用时将药摇匀，涂患处。

1949

新中国
地方中草药
文献研究
(1949—1979年)

1979

来源: 西安鉄路局中心医院。

七、破伤风綜合疗法

1.內服、外用药

內服葯物: 天南星（姜汁炒）二錢、防风二錢、白芷二錢、明天麻二錢、羌活二錢、白附子二錢五分（方 名 玉 真散）

用法: 共研細粉，每日三次，每次1～3錢。

外用葯物: 射香五分、硫黄一錢、玉真散二錢。

用法: 上药共为細末。将鲜鸡蛋的大头开一直径約1公分之口，倒出清黄，然后取上药适量装入蛋內搖盪，使其均匀贴于蛋壳內壁。在伤口（若伤已愈，可在大腿前外侧或足三里穴处切一长約0.8公分之小口）周围涂面糊，将蛋壳扣在伤口上，周围以面糊密封。再在蛋外涂香油(或花生油)，并以香油（或花生油）点灯均匀反复烧烤蛋壳。为防止烧伤，可用厚紙将中間剪一蛋大之洞，穿过蛋壳置于皮上，以保护皮肤。烤后，常规处理伤口。一般烤6～8次，每次20～40分钟。总之，烤至无抽搐为止。

2.針刺（六、二六机通电）

穴位: 角弓反张：①体針：风府、大椎、委中、承山、足三里等穴。②耳針：神門、交感、頸、胸、腰椎等部位。

牙关紧闭: ①体針：合谷、曲池、頰車、下关、少商等穴。②耳針：口、神門等部位。

痰多气喘: ①体針：中脘、足三里、丰隆等穴。②耳針：肺、神門、交感等部位。

通电时，电流不能太强，也不能太弱，适可而止。据观察对角弓反张、牙关紧闭及肌肉痉挛有显著效果。针刺通电后，能很快张口；留针时间宜长；根据临床体会，打破了过去"破伤风不能用针刺"的错误论点。

3.ＴＡＴ应用

一般入院后肌注破伤风抗毒素一万单位，即可停用。如伤口可能继续产生破伤风毒素者，可适当增加。

来源： 西安医学院第一附属医院

八、治破伤风方剂

药物： 蜈蚣六条、全虫三钱、黄芪六钱、甘草三钱、斑蝥一个。

制法： 将斑蝥放入一小盅米内，在锅中炒，炒至米为微黄色，取之斑蝥与前药共研细末。（方名三虫息风散）

用法： 上药分六包，日服三次，每次一包，白开水送下，若腹部有硬块，可服八珍汤。

病例： 吴××，女，42岁，左足内踝受伤约4寸许，兼有闭合性骨折。六天后突然四肢抽搐、颈项强直，牙关紧闭，苦笑面容，频频发作，服上药一剂而愈。

疗效： 计治三例均全愈。

来源： 西乡县堰口区卫生院

· 白 页 ·

陕西省中草药新医疗法展览参考资

料之四

結 石 症

目　　录

中西医結合治疗胆結石72例体会

陕西中医学院附属医院

我們遵循毛主席"人类总得不断地总結經驗，有所发現"

1949
新 中 国
地方中草药
文 献 研 究
(1949—1979年)
1979

有所发明，有所创造，有所前进"提出有关中西医结合的伟大教导，根据中西医理论和临床实践，内服中药"利胆排石汤"治疗本病七十二例，取得良好效果（其中：阳性结石68例，阴性结石2例，胆管残余结石2例，并发胆道感染者43例，胆道大出血1例），除2例中途出院，未坚持治疗外，70例临床症状均消失，排出结石者49例，溶化结石者2例（阴性结石），占全部病例70.8%。

治 疗 方 法

一、基础方:

广木香3—6錢 枳壳3—4錢 枳实3—4錢 厚朴3—4錢 大黃3—4錢 芒硝4—6錢 金錢草1—2两 栀子3—4錢 茵陈1—2两

每日一剂，水煎分二次服

二、加减法:

1.久病体弱脉沉細者加党参、黃芪扶正祛邪。或攻补彙施或寓攻于补之中，八珍湯加金錢草。

2.合併感染，实热邪盛时减逕行气导滯药量，加蕈清热解毒药量及連翘、公英、敗酱、薏仁等。

3.痛著者加川楝、延胡、当归、芍药等。

4.根据病情可配合予补液、針刺及对症处理。

5.本方剂药专力猛，一般可連服3—6剂停服三、四日，給予八珍湯加金錢草。

典 型 病 例

例一:

患者夏××，女，60岁，家属。主诉上腹部阵发性剧烈痛疼二天，并有恶心、呕吐、痛向右肩背部放射，65年7月入院。以往有类似发作，无吐蛔虫史。

检查：体胖、神清，精神差，痛苦容，巩膜无黄染，心肺正常，右上腹壁紧张，右肋下可触及鸡卵大包块，压痛明显，茂菲氏征（＋）。白血球12200，中性82％，淋巴16％，大单核2％。肝功及转氨酶正常。超声波检查提示：结石波型及胆囊增大。十二指肠液酸性，虫卵（－），红血球少许，上皮细胞及脓球（＋＋），找见革兰氏阴性球菌及杆菌。胆囊造影：各张X线片，胆囊、胆管均显影不满意，边缘不清，密度不均匀。

临床诊断：胆结石并胆囊炎。

处理：给以利胆排石汤加减治疗，于入院第十二、十五天先后大便出结石六块，如花生米及黄豆大不等，继之症状消失。血象正常。十二指肠液酸性，其它正常，超声波复查结石波消失。胆囊造影复查，胆囊胆管显影满意，脂餐后胆囊影未缩小。意见：无胆结石，功能轻度障碍。最后给以调肝利脾而痊愈出院，随访至今，患者无不适感。

例二：

患者张××，女，33岁，工人，以右上腹痛，厌油腻三年而入院。近来阵发性痛疼加剧，并向右肩背部放射，经胆囊造影确诊为胆囊阴性结石（为13×15厘米大小）。

入院检查：体胖，发育良好，神清，巩膜无黄染，心肺正常，腹软，右上腹有压痛，茂菲氏征（±），未触及包块，肝触及，脾未触及。血象及二便正常，肝功正常。

1949
新 中 国
地 方 中 草 药
文 献 研 究
(1949—1979年)
1979

临床诊断: 胆結石。

經用利胆排石湯加减治疗，自觉症状基本消失，胆囊造影复查：結石阴影消失，胆囊浓縮功能不良。继服原方加减，調肝健脾痊癒出院。随訪观察至今无不适。

胆道結石祖国医学认为多由飲食不节，湿热結聚，郁而成石所致，病在于胆，胆为府以通为順，本病以胆絞痛为主症又常并发胆道感染等。所以治疗当以逐邪才能安正，运用行气导滞，利胆排石，清热解毒，疏肝和胃为主。

方中木香、芒硝、厚朴、枳实等具有攻下逐邪，行气导滞，通腑，止痛，疏肝和胃之功；栀子、茵陈、金錢草，郁金及鸡內金具有清热除湿利胆退黃和消石之效。

通过临床观察：认为本方有利气导滞，利胆排石，清热解毒，通泄退黃的作用，起到解毒、止痛利胆、消黃及调理消化系统机能的功效。初步看法：本方能促进胆汁排泄，胆囊收縮，增强胆管蠕动加快和奥狄氏括約肌弛緩等从而达到促使結石的排出或脆化結石的目的。在服药期間，常伴有疼痛发作，仍宜继续服药。痛剧烈时可給阿托品。

在治疗中对直径在1.2厘米以下的阳性結石多能排出，超过1.2厘米的阳性結石在收入院时或治疗前均經篩选，动員其手术治疗，至于阴性結石可加重郁金等药用量，而促使其溶解脆化。

"利胆排石湯"具有功效好，药源广，成本低，付作用少，能以解除患者因手术带来的痛苦，符合多快好省的原則。

· 4 ·

中西医結合用"通淋排石湯"治疗泌尿系結石31例介紹

陕西中医学院附属医院

几年来我們用"通淋排石湯"治疗泌尿系結石31例，其中男29例、女2例，腎結石21例、輸尿管結石7例、膀胱結石3例，直径大于0.5厘米的11例、最大的1.0×0.8厘米。經治疗排出結石的29例，治癒率达93.6％，为非手术治疗泌尿系結石闖出了一条新的道路。

治 疗 方 法

一、基础方:

瞿麦4—5錢　扁蓄4—5錢　木通3錢　滑石4—6錢　当归3—4錢　金錢草1—2两　石葦4—5錢　枳实3—4錢　海金沙5錢　冬葵子5錢　广木香3錢　甘草稍2—3錢

二、加减法:

1949

新　中　国
地方中草药
文　献　研　究
(1949—1979年)

1979

1.体虚：平素体弱、脉沉細者加党参4—5錢，黃芪6—10錢，以扶正祛邪。

2.气滞瘀：体状、溲涩滞、脉沉迟者加桂枝2錢，酒軍3錢，以通阳导滞。

3.尿道灼痛及血尿者加焦栀3—4錢，仙鹤草1兩，側柏炭5錢，茅根炭1兩

三、用法及用量：每日1—2剂.水煎液量宜大（在800毫升以上）多次分服。

四、辅助疗法及注意事項：

1.鼓厉病人多飲水，吃西瓜，或用金錢草、綠茶泡水飲。以增加尿量，冲利尿路。

2.服药后如有絞痛时給注射阿托品，以緩解平滑肌痉攣。

3.对于盐类結石，鼓厉病人食醋，防止結石再生。

典　型　病　例

患者李××，男，39岁，干部，于68年11月20日突患血尿，继則腰疼及下腹部疼痛，小便时中断。經西安医学院二院拍片診断为右側輸尿管結石。結石呈紡錘状，約1.0×0.6厘米。在12月10日以血尿，尿疼及下腹疼十余天入院。經服"通淋排石湯"二剂后，先后排出砂粒样結石多个，服药21剂后，又排出与拍片相吻合之結石一块，症状消失，拍片复查已无結石影，痊愈出院。

患者徐××，男，10岁，学生，于1969年以小便发紅入院。发病后拍片确診为右腎結石，約1.0×0.6厘米之結石影，經用青霉素等治疗无效。用"通淋排石湯"加减治疗，

X 线片动态观察，結石不断下移，最后排至阴 茎 前1/3处，疼痛难忍，局部水肿，后用鑷子夹出，拍片复查已 无 結 石 影，痊癒出院。

体 会

运用西医诊断，中医中药辩証論治，选用具有利气导滞、破癥散結、清热利尿、通淋排石的"通淋排石湯"治疗泌尿系結石，不但能推动結石下移，而且还有消磨溶解結石的作用，使結石由大变小，从而打破了"泌尿系結石直径大于 0.5 厘米难于排出"的洋框框。对于排石、溶解和预防再生等机制尚待进一步研究。

实践証明"通淋排石湯"，价廉，效果好，可免除手术痛苦，深受广大工农兵欢迎。

· 白 页 ·

陕西省中草药新医疗法展览参考资料之五

草药"硃砂莲"的临床应用和抗菌作用的初步实验

陕西省镇坪县战备中草药科研組
陕 西 省 中 草 药 科 研 組
西安医学院第二附属医院检验科

在伟大領袖毛主席关于"**备战、备荒、为人民**"、"**中国医药学是一个偉大的宝庫，应当努力发掘，加以提高**"的光輝指示指引下，我們把从民間发掘的草药硃砂莲，广泛应用于临床实践和实驗室研究，已初获成效。现将情况报告如下：

1949

新　中　国
地 方 中 草 药
文　献　研　究
(1949—1979年)

1979

硃砂蓮，又名硃砂七，猴血七。

蓼科植物，多年生草本，长于水沟边及乱石丛中。具块状根，发达，黄褐色。茎长，中空有节，不能直立。箭形叶，互生，托叶膜质。六月間开穗状白色小花。以根供药用。性涼味苦涩。药源較广，加工簡便，临床应用范围广，疗效显著，实为一簡、驗、便、廉的新药物。

一、药物的配制和用法

将其根用水洗淨，切成片晒干或文火烘干，碾碎过篩成粉，再制成片、丸、膏等剂型，装瓶密封备用，防潮湿。目前制成的剂型有以下几种：

①**硃砂蓮粉、片、丸**：供內服，成人每次1.0—2.0克，一日3—4次。小儿用量酌减。用于潰瘍病，急、慢性胃腸炎，单純性消化不良，菌痢，急、慢性膀胱炎，兰尾炎，胆道蛔虫症，頑固性呃逆，外伤感染等。

②**砂三泥膏**：內含硃砂蓮20％，羊三七20％（經实验无抗菌作用），凡士林60％，外用于疖、痈、蜂窝織炎等炎症感染早期，且对脓痂疹、毛囊炎及外伤性、炎症性、风湿性腰疼等均有明显的消炎、消肿、止痛和促进脓液形成的作用。

③**硃砂蓮軟膏**：內含硃砂蓮30％，凡士林70％，用途同泥膏。

④**1％硃砂蓮溶液**：硃砂蓮10.0克，加入1000毫升蒸餾水中，加热后过滤，高压消毒后备用。外用于冲洗伤口或浸紗条换药。

• 2 •

二、临床资料

我們于70年 6 月下旬至 7 月，在安康地区医院和鎮坪县医院进行了临床使用，現将有結果的 126 例整理如下：

病　　名	例数	給藥方法	用藥天数	治疗效果			备　　註
				治癒	进步	无效	
潰瘍病	14	内服	2—12		10	4	无效一例系併幽門梗阻
急性胃腸炎	26	″	2—6	20	3	3	无效一例系併腸粘連
慢性胃炎	8	″	2—8		8		
慢性腸炎	7	″	1—6		6	1	
胆道蛔虫症	4	″	2—5	4			
单純消化不良	5	″	1—4	4	1		
慢性闌尾炎	2	″	2—4		2		
頑固性呃逆	1	″	7	1			
急性膀胱炎	2	″	4—6	2			
慢性膀胱炎	2	″	2—4		2		
菌痢	8	″	2—4	7		1	
慢性鼻炎	1	″	2		1		
齿齦炎	1	″	2	1			

1949
新　中　国
地　方　中　草　药
文　献　研　究
(1949—1979年)
1979

疗	15	膏外用	2—3	8	2	5	其中5例内服硃砂蓮
蜂窩織炎	4	〃	2—3	4			
頜下淋巴結炎	2	〃	1—3	2			同时内服硃砂蓮
乳　腺　炎	2	〃	2—3	2			
膿　疱　瘡	2	〃	2—3	2			
急性脊柱炎	1	〃	5		1		明显止疼
右腎周圍炎	1	〃	12	1			
胸椎骨折	1	〃	3		1		明显止疼
右腕扭伤	1	〃	2	1			
感染伤口	14	膏外用	3—7	6	7	1	其中一例用1%溶液换药，六例服硃砂蓮
右臀硬结	1	膏外用	5		1		系注射依米丁所致
深Ⅱ燒伤	1	同　下	2		1		
皮膚瘻道	1	1%溶液外用	2		1		伤口长平，痂未脱口服金霉素
包　皮　炎	1	溶液外擦	2	1			
总　　　计	128			66	47	18	

　　本組病人年齡在3月到50岁之間。对于慢性病。如潰瘍病、慢性胃腸炎、慢性膀胱炎等，經治疗虽然临床症状消失，但由于我們观察时間短，不能肯定有无复发，仍以好轉計算。

典型病例

例一： 任××，男，24岁，省公路十一队炊事員。

病史： 70年6月20日突感右上腹持续性钝痛，后转为阵发性绞疼，伴恶心，呕吐蛔虫三条。

查体： 急重病容，剑突下偏右侧有压疼。

临床诊断： 胆道蛔虫症。

治疗： 病初四天，门诊給服四环素、颠茄合剂及注射阿托品均无效，且症状渐加重，不能进食。于六月二十五日改服硃砂莲，每次1.0克，每日三次。服药两次后，疼痛即减輕，服四次后治癒。

例二： 武××，男，35岁，新华书店干部。

病史： 呕吐、腹疼、腹泻两天。水样便，日二十余次，门诊用四环素、颠茄合剂治疗两天无效而住院。

查体： 急病容，二度脱水，舟状腹，肠鸣音亢进。

临床诊断： 急性胃肠炎併脱水。

治疗： 入院后輸液，硃砂莲1.0克，一日四次，連服二日，呕吐止，大便呈糊状，又連服二日痊癒。

例三： 周××，男，50岁，安康公路总段工人。

病史： 右腰部起包块，疼痛、发冷发烧二十余天，曾用青、鏈霉素及中药治疗半月无效。

查体： 重病容，消瘦，右肾区飽満，皮肤水肿，压疼（++），白血球总数12600个/立方毫米，中性84%，尿蛋白（+），脓球（+）。

临床诊断： 右肾周围炎。

治疗： 70年6月16日用硃砂莲粉加水調成糊状外敷患

。5。

1949

新 中 国
地 方 中 草 药
文 献 研 究
(1949—1979年)

1979

处，次日自觉症状大减，能下床解小便。后用砂三泥膏外敷四天，肿块明显缩小变软，十二天后痊癒出院。

例四：徐××，男，33岁，紫阳县高滩供销社干部。

病史：上腹疼，反酸，嗳气十余年。59年住院治疗未癒，仍常发作，近一月来症状加重。

查体：剑突下压疼（+），胃肠钡餐透视：十二指肠球部溃疡合并幽门狭窄。

临床诊断：十二指肠球部溃疡。

治疗：硃砂莲1.0克，一日三次，三天后上腹疼减，不反酸嗳气，六天后疼止，食纳增，要求出院，继续服药。

例五：李××，女，42岁，安康医院职工。

病史：反复发作尿疼、尿急、尿频二年余。近一周加重，约15分钟要解小便一次，曾用青、链霉素、四环素及乌洛托品治疗一周无效。

尿化验：上皮细胞（++），脓球（+）。

临床诊断：慢性膀胱炎。

治疗：硃砂莲1.0克，一日三次，服药二日后症状大减，仅尿急，再服二日治癒。

例六：郝××，男，40岁，安康医院职工。

病史：胃溃疡十余年，67年曾作胃次全切除术，术后仍感上腹疼，持续呃逆，失眠；曾用埋线疗法无效。

查体：消瘦，上腹正中可见12厘米长刀口痕，剑突下轻度压疼。

临床诊断：顽固性呃逆。

治疗：硃砂莲1.0克，一日三次。服药一周后呃逆完全消失，疼止，且睡眠良好，精神佳，大便通畅。

· 6 ·

三、討 論

1.硃砂蓮药理作用机制的探討。

㈠抗菌作用。

临床使用硃砂蓮软膏或砂三泥膏治疗疖肿，一般2—3天即可痊癒，1％溶液换药，伤口脓液迅速减少。頜下淋巴結炎、齿齦炎用药后迅速見效，說明它对革兰氏阳性細菌有一定的抑菌作用。用其治疗胃腸炎、菌痢、膀胱炎等，一般2—3天即癒。其中有三例腸炎，二例膀胱炎，均对靑、鏈霉素、四环素、磺胺等药物不敏感，而改用硃砂蓮治疗后迅速見效。說明它对革兰氏阴性細菌亦有一定的抑菌作用。应用平板滤紙片抑菌环法，对硃砂蓮的抗菌作用进行試驗，結果表明它对所試革兰氏阳性球菌六种与杆菌二种均有显著的抑菌作用，其中对金黄色葡萄球菌的抑菌作用最强。对所試革兰氏阴性杆菌八种，除对变形杆菌、副大腸杆菌及大腸杆菌、綠膿杆菌的部分菌株无作用外，对綠膿杆菌、大腸杆菌的另一部分菌株及伤寒杆菌、付伤寒甲杆菌、宋內氏痢疾杆菌，分别呈中等度或低度的抑菌作用，而对福氏痢疾杆菌則呈高度抑菌作用。（見附表）

1949

新　中　国
地方中草药
文　献　研　究
(1949—1979年)

1979

碟砂蓮对各种不同細菌的抗菌作用一覽表

試驗方法 菌种	碟砂蓮对各种不同細菌的抗菌作用		碟砂蓮的不同稀釋度对不同菌种的抗菌效果										
	抑菌环直径(毫米)	抑菌程度	2	4	8	16	32	64	128	256	512	1024	对照
金黄色葡萄球菌	24—28 15,11	高 中等度	—	—	—	—	—	—	—	—	—	+	+
白色葡萄球菌	13	中等度	—	—	—	—	—	—	+	+	+	+	+
甲型鏈球菌	10,12	中度	—	—	—	—	+	+	+	+	+	+	+
乙型鏈球菌	18,8	中等度或低度	—	—	—	—	+	+	+	+	+	+	+
类鏈球菌	10	中等度	—	—	—	—	—	—	—	—	—	—	+
肺炎双球菌	10	〃	—	—	—	—	—	—	—	—	—	—	—
枯草杆菌	13,15	〃	—	—	—	—	—	—	—	—	—	—	—
类白喉杆菌	10	〃	—	—	—	—	—	—	—	—	—	—	—

		低毫无作用	3—10	大 肠 杆 菌
		无 作 用	0	付大肠杆菌
		中毫无作用	16—30	绿 脓 杆 菌
		无 作 用	0	普通变形杆菌
		中 等	12—14	伤 寒 杆 菌
		中 等	10—11	付伤寒乙杆菌
		强	9	某内氏痢疾杆菌
		最 强	23	福氏痢疾杆菌

註：①药液滤纸片直径5.5MM。

②经第一克阴滤至一克死，是为原液。

③（一）代表有抗菌作用，（十）相反。

1949

新 中 国
地 方 中 草 药
文 献 研 究
(1949—1979年)

1979

临床应用及实验的結果均表明硃砂蓮对多种革兰氏阳性菌与阴性菌均有不同程度的抑菌作用。

㈡硃砂蓮对胃腸、胆道、膀胱平滑肌的运动有調节作用。潰瘍病及胃腸道炎症用硃砂蓮后，疼痛迅速减輕或消失，其中有三例胆道蛔虫症、两例腸炎、一例膀胱炎、一例頑固性呃逆，曾均用顚茄和阿托品解痙无效，而改用硃砂蓮后，症状迅速消失，且无便祕現象，說明它对胃腸道、胆道、膀胱平滑肌的强烈蠕动有显著的抑制作用，而对其正常的生理运动无影响。其中五例便祕患者服药后大便通暢，又說明它对較弱的平滑肌运动还有調节作用。

㈢硃砂蓮对局部組織血循环的影响。

炎症性肿块，外伤性、炎症性、风湿性腰疼用硃砂蓮糊剂或泥膏外敷后，有明显的止疼和消肿作用，說明它对改变局部組織血管的通透性和血液循环亦有調节作用。

㈣硃砂蓮对潰瘍病的作用机理。

硃砂蓮溶水后呈酸性，經高压消毒后变为近中性。一般潰瘍病病人服药后，疼痛、反酸、噯气均緩解，又无口干、舌燥及心动过速感觉。由此推測，它的作用机理是选择性的抑制胃液分泌，而不是中和胃酸。外用硃砂蓮溶液换药，发现伤口較快地干燥和癒合，由此推測它对潰瘍面可能有收歛和促进癒合的作用。比其它制酸药物有其独特的优点，实为一治疗潰瘍病較好的新药物。

㈤对中枢神經系統有輕度的抑制作用。

临床上发现有四例体弱患者在服用硃砂蓮 1.0 克量后，有嗜睡感，原有失眠症状的一例患者服药后睡眠良好，說明硃砂蓮对中枢神經系統有輕度的抑制作用。

· 10 ·

2.药物的付作用。

临床治疗的 126 例患者中，其中四例服药后上腹有輕度胀感。服药量过大，可有头昏。有二例服药后三小时感手麻，持续二小时消失。均不影响继续服药，因此，硃砂蓮对末稍神經有无作用，尚待进一步临床实践証明。

3.药物在体內的吸收和排泄途径。

一般患者服药后尿色均变黄色（其水溶液为黃紅色），个别腸炎患者大便中发现有硃砂蓮粉末排出。說明口服硃砂蓮从胃腸道吸收一部分，經过血液循环，再由泌尿系統排泄。未吸收的一部分由腸道排出。因而它对胃腸道泌尿系疾患有明显的疗效。

四、总　結

1.本文对用草药硃砂蓮治疗的126例作了初步总結,从临床角度,对其药理作用作了初步分析。其中細菌感染性疾患为104 例，疗效达91.4％。实为一新型广譜抗菌药，由于它有抑制胃腸强烈蠕动的作用，因而是胃腸道的一种理想解痙药。本文由于季节限制，未能对呼吸道感染加以观察，但它对金黄色葡萄球菌有高度抑菌作用，对其它七种革兰氏阳性菌有中度抑菌作用。肯定疗效是非常显著的。此药药源較广，加工使用方便，深受广大工农兵欢迎，应广泛应用于临床，反复实践，不断提高。

2.**实踐証明**:

㈠硃砂蓮与一般抗菌素相同，在連续应用过程中，部分菌株可以逐渐形成耐药性，以金黃色葡萄球菌为例，硃砂蓮于第11—13代出现耐药现象。

1949

新 中 国
地 方 中 草 药
文 献 研 究
(1949—1979年)

1979

㈡硃砂蓮与金霉素呈交叉耐药作用，与青霉素有单向耐药性。但与鏈霉素呈交替敏感现象，即对鏈霉素耐药的細菌对硃砂蓮敏感，当細菌产生对硃砂蓮的耐药性后，又对鏈霉素敏感。故交替使用硃砂蓮与鏈霉素有可能消除細菌产生耐药性的威胁。

因此，我們在临床应用时，必須注意其耐药性的形成以及和其它抗菌素交替应用的問題。

㈢硃砂蓮有显著的解痙作用，且无阿托品类之付作用，如口干、舌燥、心跳过速，因而是一种理想的解痙剂，应广泛应用于临床。

㈣临床实践和实驗，証明硃砂蓮溶液經高压消毒和活性炭处理后，其抗菌效果不受影响，因此，給我們在提取有效成份，制造注射液方面提供了可靠的資料。

陕西省中草药新医疗法展览参考资料之六

中西医結合治疗胆道蛔虫症
1153例总結报告

胆道蛔虫为临床最常見的急腹症之一。我院自一九六四年以来，共收治两千余例，采用中西医结合的方法，辩証选用利胆驱蛔湯治疗，治癒率达100％，现对记录較完整的1153个病例，作以下分析报告。

临 床 資 料

一、一般情况： 本病发生于幼儿以后的任何年龄，以青壮年占多数，据統計18—50岁者占947人，其性别及职业統計如表：

1949

新　中　国
地 方 中 草 药
文　献　研　究
(1949—1979年)

1979

分类	总　计	性	别	职			业	
		男	女	农民	工人	干部	学生	其它
人数	1153人	317	836	814	71	34	26	208
百分比	100	26.5	73.5	70.6	6.2	2.9	2.3	18

　　二、就診时间：发病后一天內就診者377例，三天 就 診者584例，三天后就診者192例，就診越晚幷发症越多。本組有幷发症者401例（三天及三天后就診者占305例）。其中胆道系統感染者三百五十四例，胰腺炎四例，肝累及右肺底反应性炎变二例，大腸杆菌敗血症一例。

　　三、症状和体檢：主要症状为右上腹陣发性剧烈疼痛和放射右肩及腰背痛；发作时患者嚎叫不安，弯腰弓背，以拳頂按，出冷汗，面色蒼白，四肢发冷等，幷常伴有恶心呕吐或吐蛔虫。有幷发症时恶寒发烧，右上腹压痛增强，肌緊张扩大，体檢情况統計如表：

症 状 和 体 檢 統 計 表

项　目	典型腹痛	放射痛	恶心呕吐	吐蛔虫	四肢厥冷	恶寒发燒	腹肌緊张	莫菲氏症	肝大压痛	胆囊肿大	黄疸
例　数	1153	1094	988	478	574	594	645	514	91	34	23
%	100	95.8	86	41.5	49.5	51.5	56	44.6	7.9	2.9	2

　　四、实驗室檢查：白細胞增高。大于 1 万者754 例， 占65.3%，大便检見蛔虫卵者998例，占86.5%。

　　· 2 ·

五、其他检查： 21例作了超声波检查。治疗前均证明胆囊有异常反射波，其中7例胆囊增大，治疗后复查19例异常反应波消失，胆囊正常。16例作了十二指肠液引流。结果证明治疗前该液均显碱性或中性反应，治疗后该液显酸性反应，11例治疗前在该液中查见蛔虫卵。

治 疗 方 法

一、基础方： 乌梅五錢——一两半　苦楝根皮五錢——一两　黄連或黄柏三錢—四錢　玉片四錢—六錢　广木香二錢—三錢　川椒二錢—三錢　細辛六分——一錢　干姜三錢　使君子四錢—五錢　大黄三錢。

二、加减法：

1.**虚：** 素体衰弱，脉沉細者或久病正虚者酌加党参四錢　当归四錢或芍药二錢　甘草二錢　蜂蜜一两—二两以益气养血。

2.**寒：** 肢厥冷訴，面色蒼白或青，脉沉迟者酌加制附子三錢　桂枝二錢，以温中助阳，調和营卫，散达气血。

3.**积（实）：** 此二症临床常同时出现，如右上腹持续疼痛阵发性加剧，拒按，恶心呕吐，恶寒发烧，白细胞增高，脉弦滑洪数，舌质紅，苔黄厚腻或伴黄疸者为胆腑郁热，湿遏于胃则须用連翹一两　茵陈一两—二两　栀子四錢　黄芩三錢，以清热解毒，利胆泻黄。便祕者加芒硝四錢—五錢（冲），枳实三錢，以宽肠散結，軟坚滌腑。

三、用法与用量： 每日一剂，分二次。重者每日二剂，分4—6次服。

四、方药分析： 綜上用药，酸、苦、辛、甘具备，对蛔

1949

新 中 国
地 方 中 草 药
文 献 研 究
(1949—1979年)

1979

"聞甘則起，聞酸則伏，聞苦則定，聞辛則使头向下"的特性而辩証选用的，方中以乌梅、川椒、細辛、干姜、黄連、黄柏、大黄为主，泄肝滌热蕩府，取其酸、苦、辛、辣之味，使蛔靜伏而下，佐以木香理气消滞止痛，同时苦栋根皮、川椒等具有驱蛔杀虫之功。然該症临床表現虚、实、寒、热錯杂，务于临症时，更应审因求治，严重的并发症要提高警惕。

五、輔助疗法：腹痛呕吐剧烈时，給針刺合谷、內关、足三里、阴陵泉、肝胆俞等穴，强刺激，留針30—40分钟，或痛点皮下堆針一、二日，或用阿托品一支分别在上述穴位注射。我們观察中药驱虫较差，为防止再发，对所有患者均在症状緩解后二、三天給用枸櫞酸哌嗪驱虫治疗。其中数例并发症较严重者我們給加用抗菌素及补液等对症处理。

六、其中１００余例因乌梅缺乏，我們分别用食醋二两或阿司比林六片，一日三次分服，或山查五錢替代，均取得同样效果。

典 型 病 例

例一：臧××，女，26岁，农民。65年８月24日因右上腹部剧烈陣发性疼痛四天而入院，痛时嚎哭打滚，并向右肩及腰背部放射，伴有恶心呕吐，头晕汗出肢冷等症状。

体查：体温39°C，右上腹肌紧张，压痛明显，右肋下可触到鸡卵大一包块，白血球12,200，中性88%，大便鏡检蛔虫卵（卄）超声波提示胆道蛔虫症胆囊增大。诊断为胆道蛔虫症并发胆道感染。脉弦数，舌红，苔黄膩。方用利胆驱蛔湯，一日两剂，共煎成800毫升分四次，每六小时服一次，

· 4 ·

痛时配针刺足三里（双）合谷、内关，重刺激，留针30分钟，次日腹痛大减，已能入睡，知饥欲食，再继服二剂后，症状均消除，白血球恢复正常范围，超声波探查无异常，后给驱蛔灵共便蛔虫18条，继上方加减调理，七天痊瘉出院。

例二： 姚××，女，21岁，农民。65年6月28日以右上腹部阵发性绞痛一天而入院，痛时全身麻木，肌肉紧张，呕吐频作，吐蛔虫一条，痛向右肩部放射，面赤颧红，口干苦，舌质红，苔薄黄，脉滑数，曾在当地卫生所注射阿托品及服西药无效。

体查： 体温37.5C，白细胞10,200，中性90%，大便镜检蛔虫卵（＋），超声波提示胆道蛔虫症。十二指肠液治疗前为中性反应，有革兰氏阴性杆菌及蛔虫卵，治疗后该液为酸性反应。诊断为胆道蛔虫症。用本汤剂，每日一剂，分四次，每六小时服一次，连进二剂后止痛，便出蛔虫20余条，后仍用上方加减调理，五日痊瘉出院。

讨 论 与 体 会

一、58年以前我们认为胆道蛔虫症必须手术治疗，死亡率约3%，复发率约5%，一个病人的费用都在百元以上，且患者痛苦甚大。在党的中医政策的指引下，我们遵照毛主席**"古为今用""推陈出新"**的教导，辩证选用利胆驱蛔汤，疗效高，患者痛苦少，费用低，一般只几元钱，服用3—5剂即症解，最少者1剂，最多者12剂，如服3—5剂后，症状无明显缓解者，多伴有併发症或其他病，服药后，便出蛔虫最多者70余条，一般均在10—30条左右。

二、胆道蛔虫症的根本病因，中西医均认为是蛔虫引起

· 5 ·

1949

新 中 国
地 方 中 草 药
文 献 研 究
(1949—1979年)

1979

胆道痉挛而致剧烈疼痛等，因而在治疗过程中控制痉挛，驱出蛔虫，通利胆道，即可止痛，预防感染。我们认为该汤剂具有麻醉虫体，（体外实验证实）增强胆汁排泄，可使胆囊及管壁收缩力增强蠕动加快，又可使十二指肠液逐趋于酸性，破坏了蛔虫停宿条件。从而便于冲利、洁净胆道，具有解痉、止痛、驱虫、抗感染的协同作用，故而疗效满意，又不受条件的限制，便于农村推广使用，符合简、验、廉的优点。

三、我们根据蛔虫"得酸则静"的道理，抽引十二指肠液试验结果用食醋、山查或阿司匹林代替乌梅，收到同样的效果，但单味应用则疗效较差。

陕西中医学院附属医院

· 6 ·

陕西省中草药新医疗法展览参考资料之七

中药治疗精神病31例临床观察

陕西省扶凤县揉谷公社卫生所

遵照伟大领袖毛主席"**中国医药学是一个伟大的宝库，应当努力发掘，加以提高**"的教导，半年来我們应用"防风通圣散"等中药，共治疗三十一例精神病患者，經过观察，有效率为93.5%。现介紹如下：

一、临床表现与分型

根据临床表现，共分三型：

1.**狂症**：狂症多怒，登高而歌，弃衣而走，咒駡不避亲疏，面紅目赤，力大异常，舌质紅，苔多黃

1949

新 中 国
地 方 中 草 药
文 献 研 究
(1949—1979年)

1979

腻，脉象弦大滑数。

2.**癲症**: 喜笑悲泣无常，精神抑郁，表情淡漠，語无伦次，不知秽洁，飲食少思，苔薄腻，脉弦細。

3.**癲狂混合型**: 二症具备，或狂多癲少，或癲多狂少，或癲狂均衡。

經我們治疗的三十一例患者当中，狂症者19人，癲症者12人，无混合型者。

二、治疗方法：根据临床表现，分型辩証論治

1.**狂症**:

①**治則**: 泻肝清火，鎮心逐痰。

②**处方**: 加减防风通圣散：

当归、杭芍、荆芥、栀子、連翘、生石膏、滑石、防风、黄芩、桔梗各三錢。

桃仁二錢　紅花一錢　半夏二錢　川連二錢　川軍四錢　麻黃一錢　白术二錢　朴硝二錢　川芎二錢　甘草二錢　薄荷一錢半引。

③**用法**: 每日一剂，水煎，分两次服，連服三剂即可。

④**上方葯物不备者，可用"鉄落飲承气湯"**:

生鉄落二两　石羔八錢　龙齿三錢　茯神三錢　防风三錢　元参二錢　秦艽二錢　川軍三錢　川朴三錢　栀子二錢　芒硝二錢　竹瀝一錢为引。

用法同前，效果与前方相似，也可用单方皂角粉三錢（去皮，去子）开水冲服。

· 2 ·

⑤有时也配合针刺：取后溪、神门、大敦、丰隆、人中等穴，强刺激以达镇静。

⑥对**患者先进行冬眠疗法**：冬眠灵100—200毫克，肌注，每日二次，安静后服中药。

2.**癫症**：

①**治则**：养心安神祛痰。

②**处方**：党参三钱　白术五钱　茯神三钱　薏米五钱　牛夏二钱　肉桂一钱　白附子一钱　柴胡一钱　天南星一钱　菖蒲二钱　菟丝子五钱　牙皂一钱　粉草一钱　山药三钱　生姜引。

③**用法**：每日一剂，水煎，分二次服，连服六剂，有效后可酌情继服。

④**加减**：如患者为妇女，上方去山药、牙皂、肉桂，加丹皮二钱、白芍五钱、焦栀二钱为宜。

⑤**配合针刺**：取心俞、脾俞、肾俞、足三里等穴。

3.**癫狂混合型**：

①**治则**：清热逐痰。

②**处方**：云苓二钱　牛夏二钱　陈皮三钱　夕角一钱　川连一钱　枳实三钱　沉香一钱　胆星一钱　远志三钱　菖蒲二钱　竹茹二钱　白矾二钱　玉金三钱　粉草二钱　砵砂一钱　姜汁一匙　竹瀝一瓶共为引。

③**用法**：每日一剂，水煎，分二次服，连服三剂即可。

三、疗效评定标准

1.**痊愈**：症状全部消失，智力完全恢复，可以参加一般日常工作。

1949

新 中 国
地 方 中 草 药
文 献 研 究
(1949—1979年)

1979

2.**基癒**: 症状基本消失，自知力基本恢复，生活能够自理，能参加一般輕度劳动。

3.**好轉**: 症状部分消失，智力稍有恢复，仅能料理簡单生活。

4.**无效**: 經治疗始終无效者。

四、疗效观察

經我們治疗的三十一例精神病患者，十九例狂症全部治癒，平均治癒时間为8.7天；十二例癲症之中，7例痊癒，平均治癒时間为16.8天，1例基癒，3例好轉，一例經治疗30天无效。

总計: 經治疗有效者30例，有效率为93.5%，其中痊癒者26例，治癒率为83.9%。

应用本法治疗精神病对我們来說，还是个开始，由于病例少，观察时间短，复发問題有待进一步总結。

陕西省中草药新疗法展览参考资料
之八

中西医结合治疗子宫颈癌59例观察报告

　　　　　　　　　　　　　　　　　　

一、临床资料

1.**治疗对象:** 共接收子宫颈癌59例。其中早期宫颈癌1

1949
新 中 国
地方中草药
文 献 研 究
(1949—1979年)
1979

例，第二期18例，第三期25例，第四期15例。均采取西医诊断，配合病理組織学确诊，定期观察。详見表1。

2.**发病年令**：以41—60岁为最多，占77.96%，其它年令次之，详見表1。

表1　　59**例子宮頸癌診断分期与年令統計**

診断例数＼年令（岁）	34—40	41—50	51—60	61—67	小計 例	%
早期宫頸癌			1		1	1.69
宫頸癌 2 期	2	7	6	3	18	30.51
宫頸癌 3 期	6	9	9	1	25	42.37
宫頸癌 4 期	1	9	5		15	25.42
小計 例 ％	9 15.25	25 42.37	21 35.59	4 6.78	59	100

3.**婚姻史**：子宫頸癌59例中，14—18岁結婚者28例，19岁以上結婚者8例，未登記結婚年令者23例，此中一部分系够婚年令結婚，一部分系未登記，以早婚占多数。

4.**診断分期**：根据临床表現。采取国际分期法，共分为四期。其各期表現参考有关資料。

5.**疗效評定**：見表2。

表2　　　　　疗　效　評　定　标　准

项目＼内容 标准	痊　愈	基　愈	明显好轉	好　轉	无　效
症　　　状	全部消失	全部消失	明显减輕	减輕。体重食慾增加	全身症状恶化，局部症状有所减輕。
体征（妇科檢查）	无异常所見	无异常所見	癌組織大部分脱落	癌組織部分脱落	全身其它部位有癌組織轉移，局部癌組織部分脱落。
病理組織学改变	宫頸鱗状上皮細胞分化良好	局部有分化較差的上皮細胞	癌組織明显消退	癌組織呈退行性变	癌組織有不同程度之退行性变。

二、治疗方法

（一）**总治疗原則**：取塞疮热治，以攻为主，攻补結合。內服外用幷施。

（二）**內服方剂介紹**：

A、1号方剂：

· 3 ·

1949

新 中 国
地 方 中 草 药
文 献 研 究
(1949—1979年)

1979

1、**作用**：滋阴利水。

2、**适应症**：二便不利、臌胀水肿、不思飲食。

3、**处方及用量**：

处方：猪苓三錢　赤茯苓四錢　五味子三錢　麦冬三錢党参三錢　灯草三錢　元胡三錢　竹叶三錢　車前子三錢小茴香三錢　枳壳三錢　白术四錢

4、**用法**：水煎服一日一剂，連服3—5剂

5、**加减原則**：

腹胀加大肤皮3—5錢。腹部有包块加連翘5錢—1两。大便干燥加酒軍3—4錢。

6、**禁忌**：刺激性食物：辣子、醋。

B、**Ⅱ号方剂**：

1、**作用**：软坚、破瘀、逐寒、止痛。对癌組織亦有抑制作用。

2、**适应症**：各期子宫頸癌。

3、**处方及用量**：

处方：附子五錢　砂仁三錢　白叩三錢　当归三錢　芦巴子三錢　党参三錢　炙甘草二錢　元胡三錢　韭叶五錢白术四錢　夏枯草三錢　黑木耳五錢　天丁五錢　金銀花一两　灶心土二两

4、**用法**：水煎服一日一剂，12—15剂为一疗程。

5、**注意**：　1　开水煎服

　　　　　　　2　忌生冷

6、**加减原則**：

不呕吐者，去灶心土。大便干燥加酒軍三錢、火麻仁3—5錢。貧血加黃芪3錢—1两、熟地三錢，血热加生地。

· 4 ·

C、Ⅲ号方剂:

1、**作用**: 調脾胃、补气血。

2、**适应症**: 失血过多,头目眩暈、气血两虚諸病。

3、**处方及用量**:

处方: 党参一两 白朮一两 陈皮四錢 归身五錢 炙甘草三錢 黃芪五錢 升麻三錢 柴胡三錢 鸡內金三錢 神曲三錢 麦芽三錢 五味子三錢

4、**用量**: 水煎服一日一剂,連服3—5剂。

5、**加减原則**:

失血过多加人参三錢、生地三錢。睡眠不好加酸枣仁三錢、远志三錢。

（三）**外用方剂介紹**:

① "702":

1、**作用**: 抑制癌組織生长,促使癌組織液化、脱落。

2、**适应症**: 各期子宮頸癌。

3、**处方**:

雄黃二两 藤黃一两 大黃一两 姜黃一两 硫黃二两 冰片二两 白矾二两 五倍子二两半 輕粉二两 官粉二两 桃仁一两 杏仁二两

4、**制法**: 共研为細末,攪拌均匀,备用。

5、**用法**: 将已制成的 "702" 粉用布包成小袋,每袋17—20克放入阴道。4—6天交換一次,治癒为止。

6、**注意事項**: 密封保存。

② "703":

1、**作用**: 抑制癌組織生长,促使癌組織液化、脱落。

1949

新 中 国
地 方 中 草 药
文 献 研 究
(1949—1979年)

1979

2、**适应症**：各期子宫颈癌。

3、**处方**：

白矾二两　桃仁一两　五倍子二两　官粉二两　輕粉一两半　硇砂一錢　雄黄二两　大黄一两　藤黄一两　蛤粉一两　冰片二两　射香五分

4、**制法**：共研为細末攪拌均匀，备用。

5、**用法**：将已制成的"703"粉用布包成小袋，每袋17—20克放入阴道，4—6天交换一次，治愈为止。

6、**注意事項**：密封保存。

（四）**輔助治疗**：

1.**大出血搶救**：止血药：凝血质、維生素K3、仙鹤草素、中药，补液：10％葡萄糖、林格氏液等，鎮靜：多眠灵、苯巴比妥鈉。

2.**新疗法**："251"、"513"等穴位割治。

3.**对症**：止痛药：索米痛、新針。患者不能进食：补液、健胃等。

三、疗效分析

（一）**总疗效**.

59例子宫頸癌患者經治疗，痊愈：5例，占8.4％；基本治愈：4例，占6.8％；明显好轉：8例，占13.6％，好轉：38例，占64.4％；无效死亡：4例，占6.8％。详見表3。

59例子宫颈癌治疗效果

诊断＼标准	痊愈	基愈	明显好转	好转	无效	总计
早 期 宫 颈 癌	1					1
宫 颈 癌 Ⅰ 期						
宫 颈 癌 Ⅱ 期	4	4	3	7		18
宫 颈 癌 Ⅲ 期			5	19		24
宫 颈 癌 Ⅳ 期				12	3	15
小 结　例 数	5	4	8	38	4	59
小 结　％	8.4	6.8	13.6	64.4	6.8	100

　　註：好轉患者其所以占的比例較大，其一是有8例中斷治疗，其二是有17例刚刚开始治疗十天左右。无效死亡者4例，其中3例系晚期广泛轉移，但这些病例局部和病理检查均有好轉。一例死于过敏性剝脱性皮炎。

　　（二）症状和妇科檢查結果：一般經內服Ⅱ号方剂3—4剂，患者精神明显好轉，食慾增加。外敷药一次后，腐烂的癌組織大量脱落，未脱落者色稍紅，接触出血减輕。继续用药，一般Ⅰ—Ⅱ期宫颈癌一月左右时間癌組織基本可脱完，达到临床治癒。Ⅲ—Ⅳ期宫頸癌需1—2月以上时間癌組織基本可脱完。

　　（三）病理組織学变化：

　　A、材料和方法：选取24例宫頸癌标本，全为途检宫頸癌

1949
新 中 国
地 方 中 草 药
文 献 研 究
(1949—1979年)
1979

活体組織，95％酒精固定，石腊切片，苏木精～伊红染色。治疗前，都首先取活检确定癌的病理組織学診断，在治疗过程中，分別在半月，一月，四十天，五十天第二次取材送检，二月，三月，四月作第三次或第四次病检。

B、观察情况：24例宮頸癌鏡检全为鳞状細胞癌，二例为早期癌（原位癌），其他全为浸潤性癌。其中 1 — Ⅱ 期者十四例，Ⅱ — Ⅲ 期者九例。

1、**早期宮頸癌組織的变化：**

一例治疗30天后，第二次取材鏡检，未見癌組織，送检組織全为新生的鳞状上皮，細胞分化良好，排列整齐，細胞境界清楚，基底細胞排列規則，有輕度增生情况，其表层細胞多呈水泡性变。

治癒 2 月后作第三次病理检查，鏡检仍为分化較为良好的鳞状上皮。

2、**浸潤性癌組織变化：** 治疗后的癌組織都出現不同程度的坏死、退縮性变化，坏死后在表层多出現新生的分化基本良好的鳞状上皮，間质中有肉芽組織增生和明显的炎症反应。其中有一例 1 期癌患者組織变化显著，第二次第三次病检未查見明显的癌組織。有17例病理組織改变显著，有 5 例Ⅱ — Ⅲ 期癌治疗后組織变化不明显。

A、**癌細胞的变化：** 在表面的癌細胞巢和間质多呈現凝固性坏死或紅染纖維素样的坏死，常常形成一条規則的坏死带。近表层的癌細胞多呈退縮性变化，原浆和核內多出現园形小空泡，幷出現一些散在的单个的嗜酸性細胞坏死。

B、**新生上皮：** 有12例患者，显示癌組織表面坏死后或坏死的同时新生分化出基本良好的复层鳞状上皮。这些新生

· 8 ·

的上皮，細胞分化基本良好，棘細胞层多肥厚，細胞間桥清晰，基底膜完好，有乳突或无乳突，有 4 例新生上皮的表层出現数层乃至数十层角化和不全角化的上皮。这些新生上皮的基底細胞有时也显示增生状态。有 2 例发生在宫頸內膜处的癌組織坏死后的上皮新生仍然是由宫頸內膜的高柱状上皮新生复盖。

C、間質反应：在病变表层的坏死带下，有新生的肉芽組織形成，其中有大量的中性多核的白血球浸潤。表面若为新生的上皮，其下面常为新生的纖維結締組織，浸潤的細胞主为慢性炎細胞，常見的有浆細胞，淋巴球和中性白血球。个別病例有较多的嗜酸性白血球出現。

四、討　論

1. **发病原因**：关于子宫頸癌的病因,至今尚不十分明确。根据我們系統調查,详细观察，发现早婚及农村妇女,尤其是山区卫生条件差者患病率高,并且病前多有白带史。由于局部炎症形成长期慢性刺激，加之早婚青年妇女局部組織发育不够健全以及农村旧法接生易形成宫頸撕裂，这些均致局部抵抗力降低，經过一定时期，则由量变产生了质变,发展为癌。

2. "702"等治疗宫頸鱗状細胞癌，其病理組織学改变主要是抑制了癌組織的无限增生，使癌組織坏死退縮，同时恢复其正常生长过程，使之新生分化良好的上皮，在这个变化的过程中，伴随着肉芽組織的增生和明显的炎症反应。

五、典型病例

（一）**患者**：张××，女，52岁，河北省人，宝鸡国棉

1949

新　中　国
地方中草药
文　献　研　究
(1949—1979年)

1979

十二厂子弟小学教员，1970年3月以腰痛四个月，白带多一年余之主诉就诊。四个月来经常腰痛，白带多，色黄，臭，一月前宫颈癌普查时病理诊断"早期宫颈癌"。既往体健，无急慢性传染病，绝经三年，三胎三产，足月顺产。

查体：体温、脉搏、呼吸均在正常范围，发育营养中等，身体较消瘦，面色稍灰黄，浅在淋巴结不大，头颈未见异常，心肺(一)，腹平软，肝脾不大。妇科检查：阴道通畅，伸展度好，宫颈充血、肥大，12—3点处有 1×1.5厘米大小稍灰白浸润面，接触出血，宫体活动度良好。

病理组织检查：早期宫颈癌（原位癌）。

临床诊断：早期宫颈癌。

治疗经过：口服 宫颈癌Ⅱ号方剂，阴道放置"702"药袋，同时配合新医疗法进行割治，经过20余天治疗后，自觉症状明显减轻。妇科检查：阴道光滑通畅，伸展度良好，宫颈口轻度充血，稍红，无接触出血，宫体活动度好。于4月21日在宫颈12—3点取活组织送检，病理报告："呈分化良好的宫颈上皮细胞"，为了巩固疗效，继续用药一月，自觉症状基本消失，仍有轻度腰痛，妇科查体：宫颈光滑、无充血，亦无接触出血，分泌物少，宫体活动度好，7月20日取活组织送检复查，病理报告"呈分化良好的宫颈鳞状上皮组织"。六月病人已上班工作。

（二）**患者**：马××，女，37岁，农民，现住：宝鸡县陵原公社陵玉大队。于1970年6月4日以阴道流血、白带多、腹痛、消瘦四月之主诉就诊。4个月来经常阴道流血，量多，色暗红，有血块。白带多、色黄，粘稠、臭。伴有下

·10·

腹部及腰背疼痛，身体渐消瘦。一康诊断为"宫颈癌Ⅱ期"。

既往：体弱有慢性胃病史。

查体：脉搏：100次/分钟，血压：82/62毫米汞柱。一般情况差，消瘦，慢性重病容，面色灰黄。浅在淋巴结不大。头颈未见异常。两肺呼吸音清晰，心率：100次/分钟，心音低弱，未闻及病理性杂音。腹胀，下腹部压痛（＋），腹水征（－），肝脾未触及。妇科检查：阴道上1/3受浸，穹隆消失，宫颈外形消失，宫颈上有菜花状生长物，色灰白，组织脆弱，触之易出血。

病理组织检查：宫颈鳞状上皮癌Ⅱ级。

临床臆断：子宫颈癌Ⅱ期。

治疗经过：开终口服Ⅲ号方剂5付，外用"702"二次，自觉精神好转，食慾增加，腹胀消失，腹痛减轻，查体：面色稍红润，精神良好。6月19日换用Ⅱ号方剂，共12付，外用"702"，配合"251"穴割治，结果阴道流血停止，白带减少，腹痛消失。妇科检查：阴道光滑通畅，伸展度良好，宫颈上唇仅有1×1厘米大小之糜烂面，触及不出血。下唇有小豆粒大之赘生物，质略硬，色灰白。继用上药，自觉良好，体重、食慾增加，于8月13日检查：宫颈光滑，无充血，上唇有1×1厘米大小之充血区，下唇之赘生物质软，色灰白，二处取活组织送检，报告："鳞状细胞癌基本消退"。

· 白 页 ·

陕西省中草药新医疗法展览参考资料之九

对荨麻疹、皮肤搔痒病（包括女外阴搔痒病）的病因及其治疗的初步探讨

陕西省人民医院皮肤科

荨麻疹（俗称风团块）是一种最常見的皮肤病。该病至今原因不明，目前还缺乏有效的治疗方法。我们从1958年就在我們伟大領袖毛主席关于西医学习中医，中西医結合，創造祖国新医学、新药学的伟大号召鼓舞下，在毛主席伟大哲学思想的指引下，对六百多份荨麻疹病的病历逬行了仔細的調查研究，逐步发現荨麻疹病的发病与外界气候条件的变化和一昼夜二十四小时时間的轉变有着密切的联系，于是我們根据毛主席"**外因是变化的条件，內因是变化的根据，外因通过內因而起作用**"的伟大教导，經过分析研究，初步确

· 1 ·

1949

新 中 国
地 方 中 草 药
文 献 研 究
(1949—1979年)

1979

定蕁麻疹的主要发病因素是"风、寒、湿、热"。又根据每个病人不同的发病因素，归纳成几个类型，在治疗上依照毛主席**"不同質的矛盾，只有用不同質的方法才能解决"**的教导进行辩証施治。統計414人，其有效率达90％。

一、临床分型

为了进行辩証施治及配方用药，根据我們的临床体会，分为以下几型：

（一）湿热型：

1.在外界溫度和湿度同时增高时发病者（如在天气悶热时发病的）。

2.患者在洗热水澡或运动出汗后发病者（多数人是热偏重，但也有湿偏重的）。

3.一天二十四小时內不定时发病的是湿热具重（一般是热偏重）。

4.早晨、中午、晚上8、9时都发病者（早晨发病重者为湿偏重，中午和晚上8、9点发病重者为热偏重）。

5.半夜睡在被內继续发病或加重者（是热偏重）。

6.皮疹发作部位多在头面部、躯干、上肢为重者（是热偏重）。

（二）**风寒湿型**：

1.在寒冷潮湿的环境中发病的。

2.接触冷水或冷东西发病者（如用冷水洗衣服）。

3.天阴下雨时发病者。

4.早晨起床后出外发病者（湿偏重）如遇风加重者（应加大祛风药）

中药性能，各有异同，我们治疗蕁麻疹病的常用中药有以下几种：

1.**祛风药**：白芷，紫苏，細辛。

2.**散寒药**：法半夏，干姜，丁香，木香，菟絲子，桂枝，川附子（用川附子时应去法半夏）

3.**除湿药**：秦艽，羌活，独活，蒼耳子，蒼术，白术，木瓜，豨签草，威灵仙，蛇床子，高本。

4.**清热药**：升麻，柴胡，牛蒡子，菊花，薄荷，白茅根，竹叶，竹茹，麦冬，生地，黄柏，滑石，知母，生石膏，紫草，黄芩。

四、疗效統計

疗效	蕁		麻		疹	
	痊 癒		减 輕		无 效	
	322		55		37	
	77%		13%		10%	

五、治癒标准

完全治癒是指治疗后半年以上不再复发者。

有效是指治疗后症状明显减輕，以后发作，但不再加重。

1949

新 中 国
地方中草药
文 献 研 究
(1949—1979年)

1979

六、对皮肤搔痒病及女
外阴搔痒病的治疗

毛主席教导我們說："**通过实踐而发現眞理，又通过实踐而証实眞理和发展眞理**"。

在治疗荨麻疹的基础上，我們又对皮肤搔痒病及女外阴搔痒病（除苔癣化者外）进行了中西医結合的治疗研究。通过对160多人的調查研究，我們认为他們的发病因素，也是以"湿热"为主，（湿热各有偏重），于是根据"湿热"型荨麻疹的診断，治疗用药的原則，对163例皮肤搔痒病及女外阴搔痒病进行了辯証施治，也都收到了极其显著的效果。見下表

病 名	皮肤搔痒病				女阴搔痒病				合 計			
疗效	治疗	痊癒	减輕	无效	治疗	痊癒	减輕	无效	治疗	痊癒	减輕	无效
	116	78	34	4	47	37	8	2	163	115	42	6
%		67.2	29.3	3.4		78.9	17	4.2		70.5	25.7	3.6

另外，在皮肤搔痒病患者中，有极少数的病人属寒湿型，其主要表現是遇热或到被內睡热了就不痒了。其用药原則与"风寒湿"型荨麻症相同。

疗程：一般病人服药 8 — 15剂，极个別病人服药20剂以上。治癒标准，見荨麻疹。

· 6 ·

陕西省中草药新医疗法展览参考资料之十

中草药"樟救湯"治疗
克山病效果观察

陕西省黄龙县医院
陕西省毛泽东思想卫生工作队

在长期与克山病作斗争的实践中，"不断地总结經驗，有所发现，有所发明，有所創造，有所前进"，挖掘和总结出治疗克山病的中草药方剂"樟

1949

新 中 国
地 方 中 草 药
文 献 研 究
(1949—1979年)

1979

救湯"。从一九六一年至今用此方先后治疗好黄龙、宜川、洛川、延安等县克山病患者一百四十余人，并治疗其他心脏病三百多人，取得了良好的效果，使古老的祖国医学焕发出燦烂的光輝。

一、方 剂 介 紹

处方：小救駕草3錢　樟木5錢　五灵脂2錢　紅花2錢

煎制方法：上述四味药加水1500毫升，煎一小时左右，取澄清药液，加黄酒1两为引。

用法：每次服100毫升，早晚分服。急性克山病患者服时加射香1分。若不能口服时，可将射香放入紙烟中吸之。

药物作用特点：

小救駕草为败酱科續草属植物，药用其根，根中含揮发油，主要为异戍酸龙脑脂，功效为驅风鎭靜等，

樟木含揮发性精油，能通关竅、行滞气，治心腹寒痛，解轉筋，为兴奋强心剂，兼有利尿、解热之效。

五灵脂、紅花均有散瘀、活血、止痛之功。

射香含有射香精油，为兴奋强心剂，能兴奋中枢神經系統，强壮心脏，促进新陈代謝。

禁忌：服药期間，禁食糖和鸡蛋，并較长时間禁食生冷（因吃糖和鸡蛋引起腹胀不适）。

二、临床疗效观察

由于临床資料不全，仅就我們用"樟救湯"治疗資料較

· 2 ·

全的31例各型克山病患者进行观察分析。

各型克山病共31例，其中急型輕症克山病20例，心功能Ⅲ級3例，Ⅱ級17例；慢型克山病Ⅱ度心衰者5例，均为Ⅲ級心功能；慢型克山病Ⅲ度心衰者3例，均为Ⅳ級心功能；小儿克山病3例，Ⅱ級心功能2例，Ⅲ級心功能1例。

本組年龄最小3岁，最大52岁。男11例，女20例。病史最短者3个月，最长达10年之久。

应用"樟救湯"治疗克山病，根据我們31例临床观察結果，对各型克山病患者症状緩解快，如头昏、心慌、气短、食慾差等症状服药后两日明显好轉；服药后患者夜間睡眠好。七日后体征渐改善，心音有力，肝脏縮小，浮腫消失（詳見表1、2）。

表1　　　治疗前后症状改变情况

疗效 症状		食慾不振	头昏	乏力	心慌	心口难受	气短	咳嗽	恶心	嘔吐	尿少
治疗前（例）		25	18	16	19	16	21	15	9	6	4
治疗后（例）	消失	24	14	14	17	15	16	11	8	6	3
	无变化	1	4	2	2	1	5	4	1	0	1

1949
新 中 国
地 方 中 草 药
文 献 研 究
(1949—1979年)
1979

表2　　　　　　治疗前后体征改变情况

疗效＼体征		口唇发绀	颈静脉怒张	心扩界大	浮肿	心杂音	心不律齐	心音低	肺罗音	肝脏肿大	奔马律
治疗前（例）		3	12	20	14	16	8	24	6	13	2
治疗后（例）	消失	3	6	18	7	8	4	17	4	10	2
	无变化	5	6	2	7	8	4	7	2	3	0

表3　　　　　　治疗前后心电图改变情况

		心损肌伤	期收前缩	心纤房颤	资导房阻传滞	完全右侧性束阻滞	1°阻传导滞	低电压	室动上过心速
治疗前（例）		22	6	2	1	8	3	4	2
治疗后（例）	好转	15	消失3		1				
	无变化	7	3	2		8	3	4	2

根据心功能的改善，基本治愈22例，显著好转6例，有效2例，无效1例。有效率为96.77%（见表4）。

表4　　　　　　治疗前后心功能改善情况

	IV	III	II	I
治疗前　（例）	3	9	19	
治疗后　（例）	1	2	6	22

· 4 ·

三、典型病例

例 1： 张××，女，27岁，贫农，黄龙县坎坮公社冯家塔人。1970年3月27日入院。

病史： 一年前因劳累自觉食欲差、心慌、气短、心口难受，经当地卫生所治疗好转。一月来病情加重，因胃纳差、不能吃饭、饭后腹胀、恶心、心慌、气短、心口难受而入院。

查体： 面色发绀，舌有白苔，颈静脉怒张，两肺呼吸音粗糙，无干湿鸣，心界扩大，心率130次/分，有多发期前收缩，每分钟12次，心尖区有Ⅱ级收缩期杂音。肝大，肋缘下8厘米，压痛（十），腹水征（－），下肢浮肿（＋）。

心电图检查： 室性期前收缩，中度心肌损伤。

诊断： 慢性克山病，Ⅲ度心衰，心功能Ⅳ级。

治疗经过： 入院后即每日给以"樟救汤"100毫升，早晚分服，前两次每次加射香1分，治疗一周后病情好转，精神食欲好，心慌、气短减轻，偶而咳嗽。

查体： 面色红润，颈静脉怒张（－），心界大，心率78次/分，律齐，肺（－），肝大肋缘下1厘米，软。下肢浮肿（－）。

心电图检查： 轻度心肌损伤。

于1970年4月4日出院，出院时可抱上孩子下床活动。

例 2： 程××，男，13岁，黄龙三岔街人。1970年2月8日入院。

病史： 两天前因出汗受凉感冒，发冷、发烧、恶心、呕吐、心口难受、头昏、精神紧张急诊入院。

1949
新中国
地方中草药
文献研究
(1949—1979年)
1979

查体：血压96/60毫米汞柱,面色黄白,口唇輕度发紺,頸静脉怒张(-)，肺(-)，心界不大，心率110次/分，律齐，心尖区第一心音低沉，$P_2 > A_2$，P_2分裂，肝（-），下肢浮肿（-）。

心电图检查：心肌损伤。

诊断：急輕型克山病。

治疗經过：入院后即給"樟救湯"治疗，前两次各加射香1分，第二天即好轉，不恶心、呕吐、能吃飯，自訴心不慌，头仍昏，于1970年2月24日出院。

例3：陈长安，男，3岁，黄龙县红石岩人，1970年2月18日入院。

病史：其父代訴："廿多天以来全身浮肿．恶心、呕吐、吐出黄水，口唇发紺，不玩耍。"

查体：面色黄，輕度浮肿，口唇发紺，頸静脉輕度怒张，肺底有小水泡音，心界扩大，心率92次/分，律齐，心尖区第一心音低沉，且$P_2 > A_2$，肝大肋緣下2厘米，軟，腹水征（-），下肢浮肿（+）。

心电图检查：低电压，輕度心肌损伤。

诊断：小儿克山病，心衰Ⅱ度。

治疗經过：經"樟救湯"治疗，前两次加射香1分。一周后食欲增加，不恶心、呕吐，玩耍,面色已紅潤。于1970年2月26日出院。出院时查体：面色紅潤，心率86次/分，律齐，心尖区第一心音低，肺（-），肝（-），下肢不浮肿。

四、体　会

1."樟救湯"主要功效为芳香开窍、鎮静、强心、散瘀、活血。对各型克山病症状缓解快而明显。服药两天后食欲增加，睡眠好，头昏、心慌、气短好转。

2.心电图 sT--T 改变可恢复正常，心功能改善，一周后心功能降低为Ⅰ级者占70％。我们认为服"樟救湯"后主要是改善患者心脏功能状态。

3."樟救湯"对急型轻症克山病和小儿克山病疗效显著，本组疗效为100％。对慢型克山病Ⅳ级心功能患者，单用此药效果较差，需并用其他强心、利尿药物治疗。

4."樟救湯"治疗克山病的疗效是肯定的，深受群众欢迎。对于小救駕草药理机制、临床疗效及用于預防性治疗，有待今后进一步深入研究。

· 白 页 ·

陕西省中草药新医疗法展览参考资料

之十一

X綫胶片再生和自制
X綫紙片操作过程

旧片脱膜：

用2.5%氢氧化钠溶液，加温至30℃——35℃，将旧片浸入溶液中。脱膜后用清水冲洗，至片基完全清洁透明时止，然后提出凉干。

上底膜：

1.胶片上底膜：

配方总量　1500毫升。

蒸溜水　　1380毫升。

1949

新 中 国
地 方 中 草 药
文 献 研 究
(1949—1979年)

1979

照象明胶 30克，撒于蒸溜水中，升温 至40°C，使之完全溶解。

95％乙醇 75毫升。

10％硫酸鉻鉀 15毫升，攪拌后降至常温，即可上底膜。

2 紙片上底膜：

配方总量 1500毫升。

蒸溜水 1400毫升。

硫酸鋇 150克，加入蒸溜水中，攪拌后取其混悬液，去掉沉淀部分。

照像明胶 30克，攪拌升温至40°C，使之完全溶解。

10％硫酸鉻鉀 15毫升，攪拌后降至常温，即可上底膜。

将胶片或紙片，在药液中一浸而过，涼干后备用。紙片可贴于玻璃上，干燥后取下，表面平光。如药液有气泡，可用95％乙醇噴雾消泡。

乳剂配方：

总量：1500毫升，分甲、乙、丙液三种：

甲液：配制时勿見强光。

蒸溜水 300毫升。

照象明胶 15克，撒于蒸溜水中，升温至 48°C，使之完全溶解。

溴化鋂 90克，攪拌使之完全溶解。

碘化鉀 1.8克，攪拌使之完全溶解。

1％三氮吲哚利井 12毫升，攪拌并保持48°C。

乙液：配制时勿見强光。

蒸溜水　110毫升，加温至40°C

硝酸银　90克，搅拌使之完全溶解。

氨水（适量），一般约80余毫升（氨水在使用前，先冷冻一小时）加时不停搅拌，先快加后慢加，直至溶液透明时止。加蒸溜水至345毫升。分为两份：乙(1)150毫升，乙(2)195毫升。

丙液：

照象明胶　82克。

在完全红灯下混合。

乙(1) $\xrightarrow{\text{加入}}$ 甲液　1分钟加完，不停搅拌。

　　　　搅拌　　　　　5分钟

乙(2) $\xrightarrow{\text{加入}}$ 甲液及乙(1)，25分钟加完，不停搅拌。

　　　　搅拌　　　　　5分钟

丙液 $\xrightarrow{\text{加入}}$ 甲＋乙(1)＋乙(2)，搅拌20分钟。

以上操作需在48°C下进行，总计约56分钟。搅拌完降至常温后，冷凝1.5——2小时。

冷凝好的乳胶块，用不锈钢刀切成小块，装入绸袋内，在自来水池中，冲洗浸泡2小时，并不停换水，直至无氨味时止。

冲好的乳剂块，装入容器内，升温至53°C，完全溶化后，加水至1350毫升，再依次加入下列药品：

1． 5％E、D、T、A　12毫升　搅拌1分钟

2． 5％溴化钾　15毫升　搅拌1分钟

3． 照象明胶　60克，搅拌20分钟，使之完全溶解。

· 3 ·

1949

新 中 国
地 方 中 草 药
文 献 研 究
(1949—1979年)

1979

4． 20％苯亚磺酸钠15毫升　搅拌1分钟

5． 1％硫氰酸钾　15毫升　搅拌1分钟

6． 0.2％硫氰酸铵　12毫升　搅拌1分钟

7． 1％三氯化金　4.2毫升

　　加完后恒温至53°C，搅拌1.5小时，依次再加入

8． 正丁醇　15毫升　搅拌1分钟

9． 1％石碳酸酒精　75毫升　搅拌1分钟

10． 10％硫酸铬钾　12毫升　搅拌5分钟

靜止15分钟，后倒入乳剂槽内，准备挂药膜。槽放入热水盆内，不断加入热水，使乳剂保持28°C——30°C。将已挂好底膜的胶片或纸片，由乳剂内慢慢的一漂而过（勿与槽边或底相碰）。若乳剂有气泡时，仍用95％乙醇喷雾消泡。片子涂药膜后，应迅速冷凝。如迂夏季，可在防空洞内进行操作。纸片如涂单面药膜时，可将纸片一面，慢慢放于乳剂面上，勿带入气泡，然后慢慢提起，冷凝、干燥。

来源: 陕西省人民医院放射科

· 4 ·

陕西省中草药新医疗法展览参考资料

之十二

白降丹在割点疗法上的应用

一、葯物組成（白降丹）

水銀二两、火硝三两、皂矾三两、食盐三两、白矾三两、硼砂一两、朱砂四錢、雄黃四錢、錫鉄五錢。

二、配　制

1. **制焙**：将火硝和皂矾；食盐和白矾；硼砂、雄黃和硃砂，分为三組研末后混合，另将錫鉄放入鉄勺中熔化后，再将水銀置入鉄勺与錫鉄混合后再倒入上述药末中，研至不見水銀星为度即成药焙。

2. **温罐**：取阳城罐(山西阳城所制)一付(雌雄各一个)。分别用盐泥封固微火加温烘干。

3. **坐胎**：雄罐放入木炭火中傾斜45度放入药焙去，經过

1949
新 中 国
地 方 中 草 药
文 献 研 究
(1949—1979年)
1979

翻泡,待药焙将固时轉动药罐120度;再放药焙$\frac{1}{2}$,过程同上,再轉动120度;再放入药焙$\frac{1}{2}$,使药将固时.把雄罐放直,上盖雌罐片刻,揭开查看,使雌罐底內无水珠或黄烟冒出时胎即坐成。

4.**上炉**:雌雄罐对口,用盐泥封固,顛倒雄雌罐,雌罐置于盛水的碗中,外用胚夹固以隔两罐。雄罐上用火烧一小时（为了固胎），再用武火、平火各一小时,药即成。

5.**下炉**:将雌罐中的药取出研成細末备用。

三、主 治

大骨节病、急性乳腺炎、风湿性关节炎、类风湿性关节炎、膀胱炎、半身不遂、坐骨神經痛、小儿麻痺症、小儿尿床、毒蛇咬伤、流行性腮腺炎。

四、治疗方法及割点部位

1.**部位**:一般割点在病变的阿是穴和經絡穴位上。大骨节病在四肢关节处割治。

膀胱炎、盆腔炎、小儿尿床症在曲骨、气海、关元、中极、三阴交等穴位及沿腹股沟的两侧割点。偏瘫在患侧肢体上及对侧头部割点。乳腺炎、腮腺炎、毒蛇咬伤在肿胀部位割点。类风湿性关节炎在脊柱旁开2寸两侧割点或指趾关节处。

2.**割点方法**:沿人体經絡走向,每隔1.5—2寸;局部割点每隔0.5—1寸（同身寸）,用手术刀輕挑皮肤,有少許渗血后,用白降丹点涂。三日割点一次,八次为一疗程。两个疗程間隔15—20天。

五、典型病例

1.**大骨节病**:从1967年开始,有兰田、临潼、渭南、麟遊等地相继治疗200余例，均有明显疗效。

张××、男、18岁、贫农，麟遊县人。58年开始四肢关节肿大、疼痛，经当地诊断为大骨节病。膝肘关节不能伸直，早晨下床不能馬上走动，经卤碱治疗无效。70年5月来所治疗，经割点四肢关节处外涂白降丹，初感发热发痒，一个疗程后四肢可伸直，早晨下床可行走，关节不痛、肌肉逐渐丰满。

2.腮腺炎：70年6月华县少华公社×大队三天內有32人患流行性腮腺炎，经割点疗法一次后全部痊愈。

3.急性乳腺炎：69年以来，治疗20余例，全部治愈，其中一例高烧39.5°C，白血球11000，中性92%，加用土霉素內服外，其余均割点1—3次痊愈。

王××、女、成人、国棉三厂工人，69年12月20日右侧乳房紅肿，約有10×10Cm大的肿块、有压痛。只割点治疗一次，第三天炎症全部消失。

4.风湿性关节炎：57年开始治疗1000多人。疗效在80%以上。对急性风湿性关节炎效果特别明显。

东××、女、50岁、华县西关人。68年患急性关节炎，四肢关节肿痛，右下肢严重，在西安某医院诊断为风湿性关节炎，经治无效来我所治疗，经在四肢关节割点治疗两次痊愈，至今未复发。

5.膀胱炎：经治20多例，对急性有明显疗效，一般在2—3次即痊愈。

杜××、女、36岁、华县城关公社人。63年患膀胱炎经割点四次而愈，至今未发。

6.小儿夜尿症：经治100余例，疗效为80%，患者年龄越小疗效越好。顽固性的效果差，也有复发的。

杨××、女、19岁、赤水车站人。自幼尿床，65年4月

1949
新 中 国
地 方 中 草 药
文 献 研 究
(1949—1979年)
1979

25日来所治疗，經割点一次，停止尿床，連续割治三次而癒，至今未复发。

7.类风湿性关节炎：經治疗10余例，一般需六至八个疗程，多数有症状、体形的明显好轉。

路××、女、33岁、大荔县城內人。全身关节痛一年多，67年3月病情加重，右手中指关节疼明显，8个月后痛肿明显，趾关节加剧，頸部发硬，行走困难，68年3月已不能自动坐起，經当地医院诊断为：类风湿性关节炎，服止痛片，考的松等药无效，于69年5月来我所诊治。經割点脊柱两侧及四肢关节处，一个疗程后症状减輕，四个疗程后，行动自如已恢复工作。

8.半身不遂：經治30余例，疗效在70％以上。

馬××、女、59岁、华县候坛公社人。患高血压病多年，67年3月份，头昏跌倒右上下肢瘫痪，經在偏瘫上下肢及对侧头部割点十余次，活动恢复正常，可劳动。

9.毒蛇咬伤：經3例观察，其中两例服用过季德胜蛇药片。

方××、男、43岁、杏林公社人。68年被毒蛇咬伤，右下肢及右臀以下发青，在县医院服季德胜蛇药片后轉西安治疗，因无床位而回家，右腿肿的很厉害，經在发青的部位割点一次，肿减輕，連割点三次而癒。

来源：华县少华公社卫生所。

· 4 ·

陕西省中草药新医疗法展览参考资料之十三

紙 片 檢 驗

目 录

1949
新 中 国
地方中草药
文 献 研 究
(1949—1979年)
1979

酸碱度(PH)試紙檢驗法

試剂: 0.02%溴麝香草酚兰溶液。

制法: 用上远試剂浸湿滤紙，阴干，剪成紙条，备用。

用法: 将紙条在送检尿标本中浸湿后，立即观察结果。

結果判断: 原制紙片为淡黃色。

变兰（碱性）　变綠（中性）　黃色（酸性）

优缺点:

1. 将液体試剂吸附在紙片上，便于携带，检验时省去試管、滴管等用具。

2. 制作简单、敏感、准确，与现用方法对比完全一致。

3. 保存一个多月，不变质。

尿酮体試紙檢驗法

試剂: 亚硝基鉄氰化鈉　　　10克

无水碳酸鈉　　　　　50克

硫酸銨　　　　　　　40克

制法: 上三种試剂共为細末，用桃胶粘着于一般白紙条的一头，备用。

用法: 把紙片头上有药部分在尿中浸湿后2分钟以內記录结果。

結果判断: 变紫紅色者，为尿酮体阳性（＋）

不变色者为阴性（－）

优缺点:

1. 迅速、准确，紙片不变质。

2.代替三种液体試剂，不用試管、滴管。

尿蛋白試紙檢驗法

試剂: PH3.0枸橼酸緩冲液。

0.06%溴酚兰溶液。

制法: 将滤紙浸于上述两液的等量混合液中，取出在阴暗处涼干，放避光处或棕色瓶中保存，备用。

用法: 将試紙在尿中浸湿，立即观察結果。

結果判断:

深蓝灰色 （卌） 蛋白量 1.0% 以上

蓝灰色 （卅） 蛋白量 0.3% 以上

浅蓝灰色 （卄） 蛋白量 0.1% 以上

灰綠色 （+） 蛋白量 0.03% 以上

草綠色 （±） 蛋白量 0.01% 以上

淡黄色 （一） 蛋白量 0.01% 以下

优缺点:

1.便于攜带，方法簡便。

2.需严密保存，发现有变色斑点者，不能再用。

3.（+）号界綫不够明显，色譜尚未划出。

4.假阳性反应者，多見于黄疸尿、浓縮尿以及尿PH过高者。

5.反应不够稳定，須多作，多观察，才能掌握定量标准。

胆紅素試紙檢驗法

試剂: 氯化鋇　　10克

・3・

1949

新　中　国
地方中草药
文　献　研　究
(1949—1979年)

1979

三氯醋酸　　4克

三氯化鉄　　2克

制法: 将上述試剂溶于一百毫升蒸餾水中，然后用以浸透滤紙，阴干，备用。所制試紙呈中黄色。

用法: 将被检尿液一滴，滴于試紙上，待1—2分钟观察結果。

結果判断: 无变化　　（一）　　淡綠（＋）

明显綠色（卅）　　深綠（卅）

暗綠　　　（卌）

优缺点:

1.方法簡便，結果鮮明。

2.紙片放置过久，酸度降低，影响結果。

尿胆元試紙檢驗法

試剂: 对二甲氨基苯甲醛　　　　1克

硫酸　　　　　　　　3.4毫升

蒸餾水　　　　　　　50毫升

制法: 用上述試剂浸泡滤紙，凉干，备用。

用法: 将試紙在送检尿中浸湿后，观察結果。

結果判断. 紅色反应（＋）

不变色反应（一）

优缺点:

1.簡便，准确。

2.硫酸对滤紙有腐蝕性。

· 4 ·

隐血試紙檢驗法

試剂: PH4.8檸檬酸丙酮緩冲液 （1）

1%联苯胺丙酮溶液（2）

过氧化氢4份 吐溫80 2份 甘油1份混合均匀(3)

制法: 用滤紙按（1）（2）（3）順序浸泡，在暗处凉干，装于棕色瓶內备用。

用法: 将送检大便用水調成糊状，然后用試紙蘸上稀便少許，待2分钟观察結果。

結果判断: 变兰色（＋） 不变兰色（－）

优缺点:

簡便，准确，与现用方法一致。

2.阳性反应未定级。

谷——丙轉氨酶紙片快速测定法

原理: 谷——丙轉氨酶与基质液生成丙酮酸，丙酮酸与酮体粉作用生成蓝色，根据颜色的深浅判断酶活力。

試剂:

1.酮体粉：硝氰酸鈉0.5克 硫酸銨20克 无水碳酸鈉10克 研成粉末混匀，储于密閉瓶中备用。

2.谷——丙轉氨酶基质液配法与常法同。

制法: 将基质液移植于紙片上，凉干，备用。

用法:

1.取白瓷凹片（孔的直径在1厘米左右），每反应孔放紙片一个。

2.各反应孔加病人血清0.25毫升。

1949
新　中　国
地方中草药
文　献　研　究
(1949—1979年)
1979

3．37°C 孵箱内30分钟保温。

4．取出后每孔加酮体粉一小匙。

5．三分钟后观察結果。

（反应板及其它用具严禁与丙酮等羰基試剂接触）

結果判断:

粉　末　顔　色	結果　判　定	約相当Reifman's法　单　位　数
黄　色　或　粉　白	阳　性　（一）	120以下
黄　　　　　　白	可　疑　（±）	86～160
微　綠　或　綠　白	阳　性　（+）	100～200
深　　　　　　綠	阳　性　（卄）	200～300
綠　　　　　　藍	阳　性　（卅）	300～500
深　藍　或　墨　藍	阳　性　（卌）	600以上

优缺点:

1．不用光电比色計，操作簡便，节約試剂，縮短时间（本法仅一小时左右），可用耳垂血作检驗，适于农村推广。

2．系半定量法，单位幅度大，不如光电比色計精确細致，但可滿足临床的一般診断和治疗。

来源: 西安医学院第一附属医院检查科。

陕西省中草药新医疗法展览资料之
十四

外科感染中草药治疗方

目　录

七枝羔治疗蜂窝织炎

药物： 槐枝　柏枝　椿枝　楊枝　楸枝　桃枝　苦楝枝
各二两五錢　射香二錢　血竭五錢　几荼三錢　輕粉二錢

1949
新 中 国
地 方 中 草 药
文 献 研 究
(1949—1979年)
1979

紅粉三錢　黃腊一两半　白腊一两半　指甲三分　头发一錢半　广丹八两　乳香二錢　沒药二錢　防风一两　松香二錢　冰片二錢　香油二斤

制法： 熬制成羔药。

用法： 外贴。

病例· 张×× 女 五十岁 十五年前患右上肢大面积蜂窝織炎，扩散至正个患肢，西安某医院要給截肢，患者不同意，后来用七枝羔贴敷，五个月后痊癒。

来源： 蒲城县

三鲜羔治疗外科多种炎症

药物： 蒲公英　蒼耳　白蘚皮　比例为 2：1：1

制法： 将三药鲜草去根，白蘚皮保留根皮，溫水洗净后切碎，加水大火羹沸十五分钟，过滤去渣，将药汁用文火加热約一小时半，即浓縮成綠褐色之"三鲜羔"。

用法： 局部外敷。

疗效： 此羔在門診广泛应用，对疖、痈、蜂窝織炎、淋巴管炎、淋巴結炎、腮腺炎、乳腺炎等炎症，均有良好疗效。

病例： 高×× 男 23岁 腹部患疖肿数个，局部高度紅肿，发热，痛不可动，經內服四环素2·5克。外用中成药拔毒羔，效果不显著，經用三鲜羔，当日止痛，用药二次后治癒。

半枝莲治疗外科感染

来源： 佳县

药物； 半枝蓮　适量

制法： 鲜药搗烂。

用法： 药糊局部贴敷，干后可换或加汁保持潮湿，一日数次。汁可漱口或内服。

疗效： 經先后在八种疾病，五十六名病人身上应用，其消肿止痛明显，疗效满意。

病　　　名	例　数	用药时间 (天)	疗　　效	备　註
疖　　　肿	10	1 —— 3	治　癒	每日贴药
乳　腺　炎	8	1 —— 3	治　癒	1 —— 2次
瘢痕疙瘩	10	1 —— 2	变軟变平	
腮　腺　炎	10	3 —— 4	治　癒	
潰　　　瘍	10	5 —— 8	治　癒	
丹　　　毒	4	2	治　癒	
口 腔 潰 瘍	3	5	治　癒	
带 状 泡 疹	1	10	治　癒	

病例： 賈×× 血、痰、脓、骨髓培养均为金黄色葡萄球菌生长，长期高烧，体质很差，体表不断出现多发性脓肿。經过大剂量的紅霉素、新型青霉素、卡那霉素，万古霉素等八种抗菌素静脉和肌肉注射，又經过理疗病情毫无改善，其中一脓肿切开排脓60毫升，还有五个炎性包块。經过用新鲜半枝蓮贴敷一夜后，鸡蛋大的包块变成蚕豆大，疼痛明显减轻，又連续两天贴敷，包块及疼痛消失，骨髓炎也逐渐治癒。

来源： 西安西郊职工医院

1949

新 中 国
地 方 中 草 药
文 献 研 究
(1949—1979年)

1979

慢性疖病的中医疗法

药物: 荆芥三錢　防风三錢　黄芩三錢　黄柏三錢　升麻錢半　柴胡四錢　牛蒡子三錢　竹叶三錢　菊花三錢　薄荷三錢　蒲公英五錢　紫花地丁四錢　大黄三錢　二花六錢

加减: 舌质紅、苔黄膩者加川連二錢半　生石羔一两　大便干燥者加芒硝二錢半　时間較长服药无效者，加川連二錢半　天麻三錢　或去荆芥、防风，加少量羌活二錢半　独活二两半

用法: 一般病人連服 3 ～ 5 剂，每日一剂，水煎服。

疗效: 先后記載71份病例，其中 4 例未訪視，在67份病例中，完全治癒者59人，有效者 8 人。

病例: 李×× 男　成人　患疖病已半年多，屡用西药治疗无效，面部及頸部出黄豆大多数疖肿，疼痛。于七〇年元月十五日就診，服荆芥　防风　牛蒡子　天麻　大黄　菊花　薄荷　各三錢　羌活　独活　黄柏　各六錢　升麻一錢　二花五錢　柴胡　白芷　連翘　何首烏　各四錢　水煎服，連服五剂痊癒，未再复发与新生。

来源: 省人民医院

毛秀才治疗乳腺炎方

药物: 毛秀才（毛狗条）　适量

用法: 用鲜草煎服，每日二次，每次一两。还可口嚼外敷，日换药 1 ～ 2 次，或全草为末調凉水外涂，每日三次。

禁忌: 酒、辛、酸、辣等物。

来源: 嵐皋县医院

· 4 ·

陕西省中草药新医疗法展览参考资料之十五

目　　录

西　医　附　属　一　院

用中草药治疗黄疸型传染性肝炎

藥物：（Ⅰ号，輕型）蒲公英一两　土大黃五錢　車前草一两　一日一剂，煎湯，分两次內服

1949

新 中 国
地 方 中 草 药
文 献 研 究
(1949—1979年)

1979

加减：（Ⅱ号，中型）上方加茵陈一两

（Ⅲ号，重型）Ⅱ号方再加白茅根一两，配浓車前草五两煎剂。

配伍：以上均常规供給复合維生素B、C等。

病例：柯×× 男 工人 以食慾不振、乏力、全身发黃月余入院。查体：皮肤巩膜中度黄染，肝脾肋下未触及。肝功化驗：黃疸指数50单位，凡登白直接立即（＋），高田氏（＋），碘試驗（＋），麝浊7单位，鋅浊13单位， G、P、T，553单位。給Ⅲ号药，經治10天，黃疸消失，第十二天复查，除黃疸指数10单位外，余项全部正常。住院14天，药費2.52元。

疗效：共治疗38例，无一例发生不良反应。症状消失平均六日，黃疸消失平均十二日，住院平均廿二日，住院費平均25.3元。

陕西中医学院茵陈消黄汤加减治疗急性传染性黄疸型肝炎

藥物：茵陈一两 桂枝二錢 茯苓三錢 猪苓三錢 澤泻三錢 白术三錢 山梔三錢 黃柏五錢 炙草二錢 水煎服

功效：清热利湿。

加减：

1、热重型肝炎：发热目黃、皮肤黄如桔色，尿如浓茶，口渴喜飲，大便秘結，舌苔黃膩，脉弦数者，加連壳五錢，大黃三錢。

2、湿重型肝炎：困倦无力，脘满纳呆，口苦，黄疸明显，口渴不欲饮，溲黄便溏，舌滑润，脉濡缓者，加扁豆三钱，苡仁五钱，苍术三钱。

3、湿热极盛型：发热身倦，目黄，皮肤黄，尿深黄量少，不欲饮，恶心或呕吐，苔黄少津，脉濡数者，加大黄三钱，苡仁五钱。

4、急黄：发热，面目、皮肤俱黄，衄血，齿龈出血，皮下出血，神昏者，加丹皮五钱，犀角二钱（犀角可用水牛角代替）。

5、恢复期加当归三钱，丹参五钱，木香二钱或者用逍遥散、柴胡汤。

疗效： 230例一般在5～15天黄疸消退，最快者2天，最慢者有延至30多天，平均黄疸消退时间为8天半，患者百分之三十以上均有肝肿大，一般多在1～3厘米，肝大消失比较慢。肝功恢复最快者14天，最慢者二月以上，平均一月。好转的43例中在一月以后转氨酶多降为100单位以下，锌浊、麝浊接近正常，高田氏（土），二例无效病人经治疗二月余，黄疸持续不退，肝功能损害未见好转，而自动出院。

230例患者，经本方治愈185例，好转43例，无效2例，有效率达99.1%。

病例： 史×× 男 34岁 以身黄、目黄六天，皮肤现紫癜三天，胃纳差，倦困，胁痛，尿如茶色。体检：皮肤巩膜中等黄染，全身有散在大小不等紫色的皮下瘀血斑，肝在肋缘下2.5厘米，肝上界在右5～6肋间，脾可扪及，脉数、舌质红，苔黄燥。治疗：茵陈消黄汤加犀角二钱，丹皮五

· 3 ·

1949
新　中　国
地　方　中　草　药
文　献　研　究
(1949—1979年)
1979

錢，白茅根一兩，服四剂，紫癜渐少，黄疸渐退，后加入当归、白芍续服，黄疸于入院后半月退淨。尿三胆試驗(一)。入院后22日肝功恢复正常。

治疗前后肝功檢查結果

肝　功	黄疸指数	麝浊	脑絮	鋅浊	高田氏	磺試驗	G.P.T.
治　前	100 单位以上	8 单位	+	6 单位	(一)	(一)	640
治　后	3 单位	5 单位	—	6 单位	(一)	(一)	30

省中研所用中医中药防治钩端螺旋体病

一、辨証施治

伏暑： 用銀翘散、白虎湯、清营湯、清溫敗毒飲等。

湿溫： 三仁湯。

溫燥： 清燥救肺湯。

溫黄： 茵陈蒿湯或茵陈五苓散。

溫毒： 普济消毒飲。

暑痙： 清营湯配服至宝丹、紫雪丹、安宫牛黄丸；或菖蒲郁金湯配服苏合香丸。

共治647例，治癒率达98.1%。

一、予防

用"六一解毒湯"和黄疸出血型单价菌苗作对照观察。

· 4 ·

结果：菌苗組100人中，发病13人；而中药組100人中，发病仅 3 人。

运用中药防治本病的优点：收效快、无付作用、服用方便、易为贫下中农接受，符合簡、驗、廉的要求。（全疗程药費最少0.15元，最多7.27元，平均1.4元），群众反映說："中医中药治疗鉤体病，是一个多快好省的好方法"。

汉中麻风病疗养院麻风溃疡综合疗法

一、方剂

藥物（飞跃洗剂）：即多年泡菜酸水，以泡过大蒜、辣椒、蘿卜的为好（有臭味的不用），紗布过滤即成。

用法：先将溃瘍面清洁处理后，再以洗剂反复冲洗，然后以洗剂泡过的紗条覆盖包紮，每日或隔日换药一次。适于浅在性溃瘍。

藥物（生肌散）：血竭三两　輕粉一两　龙骨八两　甘石五两　乳香二两　没药二两　枯矾一两　广丹二两　月石一两　赤石二两　海螵蛸一两　儿茶三两　貝母二两　白芷三两　象皮三两　梅片六錢　寸香三錢

制法：共研細末，装瓶备用。

用法：无骨髓炎和脓液的創面，清洁后撒生肌散。

藥物（紅升丹）：水銀　硃砂　皂矾

制法：用一般升炼法。

用法：局部撒布，适于深部化脓，肌肉坏死者。

藥物（二一糊剂）：一枝箭　一枝蒿　等量

1949
新 中 国
地 方 中 草 药
文 献 研 究
(1949—1979年)
1979

用法: 洗淨，晾干水气，嚼成糊状，敷創面包紮。一日换一次。

藥物（六九泥羔），葱白三份　大蒜五份　辣子二份

用法: 共搗如泥外貼。

藥物（洗剂）: 二花一两　菊花三錢　連翹四錢　川椒三錢　黃柏四錢　茶叶三錢　蒺藜四錢

用法: 煎湯浸泡潰瘍面。

二、疗效

共治56例，潰瘍93处，治癒9例（潰瘍面17处），接近治癒8例，显著进步18例，进步12例。有效率达84%，无效9例，占16%。

三、病例

1、刘××，男，53岁，結核样型麻风晚期。右足踝外緣潰瘍面3×2.5×0.6公分，三年未癒。感染后右足全部紅肿，疮面有发臭的脓液。70年6月8日开始用洗剂，次日即无脓性分泌物，八天后渗液大大减少，幷有新生肉芽。18天后疮面开始痂皮形成。共治22天，完全癒合。治疗期間，未用任何抗菌素。

2、康××，男，54岁，結核样型麻风晚期。右足踝有潰瘍一处，約1.5×1.0公分，八年未癒，疮面有环死組織。經淸創一次外用生肌散，每日换药一次七天潰瘍癒合。

潼关用野桑椹（石龙芮）治疗疟疾

藥物: 野桑椹（石龙芮）

用法：取果实二个，搗为泥状，瘧疾发作前半小时敷于患者腕部横紋上正中二指处，上下各用牛皮紙一小块，并用布条扎住，待本次发作結束时取掉。

病例：崔×× 女 62岁 患間日瘧，一共发作六次，于第七次发作前，用石龙芮敷治一次痊癒，以后再未复发。

来源：潼关文卫局。

· 白 页 ·

陕西省中草药新医疗法展览参考资料之十六

一肿　瘤一

目　　录

紫石英散治疗宫颈癌

药物：紫石英一两　附子八錢　澤泻五錢　上元桂五錢　延胡索五錢　广木香五錢　梹榔六錢　血竭五錢　大黃八錢　桃仁三十个　三稜六錢　广三七一兩（无阴道出血者可不用）　方名："紫石英散"

1949

新　中　国
地 方 中 草 药
文　献　研　究
(1949—1979年)

1979

用法: （1）将各药研为細末，过罗瓶裝。

（2）每次服五分早晚糖水或蜂蜜服用。

（3）感冒、发烧、咳嗽时可暂停药。

主治: 子宮頸癌。

病例: 王××，67岁，68年9月发现阴道出血，于10月經西安市第四医院妇科检查: 子宮后位、萎縮，附件左侧肥厚，宮頸萎縮、触血，阴道寬松、穹隆狹小，随取宮頸組織活检，診断为: "宮頸鱗状細胞癌二期"，建議鐳疗而未进行。68年11月开始服紫石英散，共服六服，每日两次，每次5分。逐渐阴道排液减少，至69年9、10两月余，无阴道出血，后参加了月余較重之体力劳动，又出現間断性少量出血。患者一般情况良好，經常参加家务劳动。70年5月复查: 子宮前屈，活动度小，两附件（一）。宮頸組織活检: 宮頸鱗状細胞癌。70年7月2日血象: 白血球8400，中性60%，淋巴40%，血色素80%。

此例患者經21个月单純紫石英散治疗，发現对癌瘤有一定的抑制作用，能使症状改善，病情基本得到稳定。此外还随訪了曾用过此散治疗的10例宮頸癌患者。5例单純服紫石英散，3例服药后好轉，其中1例服药4个月好轉后中断服药两个月，出現腰痛三天。另外两例宮頸癌Ⅲ期患者，服药短暂无改变；另5例經放射治疗，服此药后有两例好轉，两例經放射治疗后又复发，再服紫石英散无效。一例放射治疗后，短期服紫石英湯剂好轉后停药而又复发。證明紫石英散对复发癌瘤效果不明显。

来源: 渭南。

一例乳腺鳞状细胞癌

药物: 乌贼骨 4～5 錢 夏枯草 4～5 錢 吳芋 2 錢 川玉金 2 錢 煨木香 1 錢 蒲公英 5 錢～1 兩 板兰根 3 錢 五灵脂 2 錢 絲瓜絡 1～2 錢 射干 3 錢 厚朴 1 錢 山豆根 3 錢 炙乳沒各 2 錢 （可据症加减）

用法: 每日一剂，水煎分三次服。

主治: 乳腺癌。

注意: 忌食带鱼、杏子、李子和山查；每餐以海带当菜吃；加强营养。

病例: 王×× 54岁 左侧乳房上长一硬块年余，近两月增大較快。56年 2 月作了肿块摘除（3.5cm³大、质硬）病理检查诊断为"鳞状细胞癌"。住院13天出院时肿块比手术增大一倍，局部疼痛，飲食减少，疲乏无力。腋下、鎖骨上凹淋巴結肿大。于65年 3 月 4 日开始用此药治疗，两月后肿块变软，服药80剂后肿块开始縮小，服药半年肿块消失。65年 9 月停药，至今五年病人健在。

来源: 石油第一机械厂医院。

血竭羔、散治癌瘤疼痛

药物: 香油二两 松香三两 血竭一两 羊或猪胆汁三个 射香二分 冰片二分 乳香沒药各五錢 方名为："血竭羔"。

松香二錢 血竭二錢 猪或羊胆汁二錢 方名为："血竭散"。共研細末，装100个胶囊备用。

制法: 血竭羔先将香油加热至沸，继把松香加入，再慢

· 3 ·

1949
新中国
地方中草药
文献研究
(1949—1979年)
1979

慢加入血竭，离火后把胆汁加入，加时要慢，以防泡沫溢出。瓶装备用。其余各药勿加入，研匀备用。

用法： 血竭散每日两次，早晚各一个胶囊、内服。

血竭羔用时制成羔药样，按病变大小，摊成 1 ～ 3 厘米不等，其余各药撒在羔药上，贴在患部外面之正常皮肤上，每天换药一次。

主治： 各种癌瘤疼痛。

病例： （1）陈×× 女 61岁 69年10月经西安医学院第二附属医院X綫拍片診断："右上頜寶肿瘤，眶下緣骨质破坏"。作放射治疗六次，返家后仍疼痛难忍。于69年11月外敷血竭羔，内服血竭散，疼痛逐漸减輕，用药1月疼痛消失，肿块縮小，今年已参加夏收劳动。

（2）成×× 男 34岁 七、八年前开始头痛，以前额部为重，視力减退，恶心。于70年元月20日住西安医学院第一附属医院检查：眼底乳突周界糢糊不淸，有渗出，乳突高起約4度，其它脑神経（一）。視力差，曾拍片及脑室造影，考虑采双额叶占位性病变稍偏右。于元月29日行幕上开顱肿瘤部分切除术，术中証实右側肿瘤已浸及对側。当日冰冻切片送检，病理診断为：右额叶星状胶质細胞瘤（Ⅰ級），70年2月21日出院。出院后仍感头痛，闪电式剧痛，視力差，看不清10米外人的面部，看书报极感困难，走路要用拐杖。70年3月以血竭羔治疗，贴药一天，头痛显著减輕，7天后加服血竭散，以后头痛逐漸消失。用药一月許，視力好轉，现可看书讀报，能担水翻地，騎自行車带人，感觉一切正常。

· 4 ·

血竭羔、血竭散止痛疗效統計

病　　　　　名	例数	用药前情况	显效时间	无变化	恶化
颅 内 肿 瘤	2	头痛剧烈	24小时止痛 一月无痛感		
上 頜 竇 癌	1	面部剧痛	24小时止痛 一月无痛感		
卵巢顆粒細胞癌 复　　发	1	下腹部痛	2小时止痛		
甲 状 腺 瘤	1	胸及右肩痛	7 天		
肝　　　　癌	2	肝区痛	4～7 天		
右眼肿痛(复发)	1	头痛剧烈	5 天		
食 道 中 段 癌	1	胸背部痛	4 天		
宫 頸 癌	2	腰及下腹痛		6天无变化者1例	1例
右扁桃体癌	1	右 面、頸部 痛		10天	
合　　　　計	12		9	2	1

血竭羔、散对癌瘤病人有止痛，减輕症状，改善体质等作用。特別是血竭羔止痛效果較著，可作为癌瘤患者对症和姑息疗法。

来源: 渭南。

治癌单、验方

葯物: 茯苓　太白米　沉香　广三七　丁香　見血飞 地苦胆　白术　各三錢　泡酒服

主治: 早期食道癌。

1949
新 中 国
地 方 中 草 药
文 献 研 究
(1949—1979年)
1979

　　疗效： 69年南郑汗山区一病人，經县医院确诊为早期食道癌，經用上药治癒。

　　来源： 南郑县新集区新集公社草药診所

　　药物： 水蛭三錢（用油炸至焦黃）海藻一两

　　制法： 共为細末。

　　用法： 每服一錢，酒冲服。

　　功用： 破瘀、散結、化痰、理气。

　　主治： 噎嗝病。

　　来源： 鎭巴县医院。

陕西省中草药新医疗法展览参考资料之十七

妇 科 疾 病

目 录

崩漏（功能性子宫出血）

药物（止血七号）：刘寄奴，土三七（或小蓟），血見愁，侧柏炭各三錢，如流血时間长加地錦，馬齿莧。

用法· 煎服，一日一剂，分两次。

1949

新　中　国
地方中草药
文　献　研　究
(1949—1979年)

1979

病例： 李×× 女 18岁 持续性阴道流血2月余，时多时少。检查：子宫偏右稍小，中等硬度，活动无压疼，附件（一），诊断：崩漏（功能性子宫出血）。給止血七号及胎盘粉四天后，流血完全停止，共服九剂后出院。

来源： 西安医学院第一附属医院。

妊　娠　水　肿

药物： 車前　萹蓄　各三錢　煎服

疗效： 共治七例，效果良好。

病例： 刘×× 女 27岁 二胎一产，过期妊娠，下肢水肿(卅)腹　壁水肿(＋)，入院后第一天給双氢克尿塞未見效，次日即改服上方，服一剂后，夜間尿量即增多，服第二剂夜尿即增加三次一上，服三剂后水肿完全消失。

来源： 西安医学院第一附属医院

念珠菌性外阴阴道炎

药物（蟾风散）： 陈石灰一斤四两　蟾蜍三只　韭菜十二两　地骨皮一两　野地黄根一两　小叶茶（小叶远志）一两半

制法： 青石上放陈石灰，将蟾蜍放石灰中砸烂，合匀，然后依次放各味药，砸均匀后阴干，研細，过蘿，贮存备用。

用法： 取桃叶一摄（勿水洗）煎水一盆，然后放入蟾风散40～50毫克，乘热熏洗阴部，每日2～3次。

将桃叶适量砸烂，放入蟾风散40～50毫克，用纱布包好，放入阴道，次晨取出。

病例：孙×× 女 医生 患念珠菌性外阴阴道炎，經制霉素治疗无效，痛苦难忍，用蟾风散治疗一周痊癒。

来源：西安医学院第二附属医院

膀 胱 尿 道 炎

药物：銅絲草四錢 細木通四錢 生甘草二錢 海金砂三錢 瞿麦三錢

用法：煎20分钟，分早晚温服，一日一剂。

病例：赵×× 女 34岁 木业社干部 尿频，少腹胀、尿后灼热刺痛，用此药三剂痊癒。

来源：华县医院

· 白 页 ·

陕西省中草药新医疗法展览参考资料之十八

常见病中草药治疗方

目　录

痰饮丸治痰饮病

药物（痰飲丸）：蒼术三两　干姜一两　附片两半　肉桂一两　白术三两　炙草一两　白芥子两半　苏子二两　莱

1949

新 中 国
地 方 中 草 药
文 献 研 究
(1949—1979年)

1979

菔子三两

制法: 共为細末，水泛为丸如小豆大。

用法: 每年入伏始日服二次，每次二錢，飯前溫开水送下；11～16岁用$\frac{1}{2}$量；5～10岁用$\frac{1}{3}$量，直至立秋日止。

药物（痰飲羔）: 川椒　官桂　細辛　川烏　附子　干姜　桂枝各二两　黃丹适量。

制法: 香油熬羔（一般为药量的五倍）。

用法: 贴背部肺俞穴（双側），一周左右更换一次，从立秋日始，連贴五次。

疗效: 本病概括了现代医学的慢性支气管炎，慢性支气管炎合併肺气肿等。自五九年开始，共治一万多人次，其有效率为80.45％

来源: 陝西省中医研究所

锅巴盐治风湿性关节炎

药物: 鍋巴盐

用法: 內服法：成人每日3～4次，每次一錢，开水300～500毫升化服。儿童15岁以下，每日二錢，分三次开水化服。

换盐法：用量同上，調入无盐飯內，仃止食用一般食盐。

外用法：

局部湿热敷：用开水将盐化开，配成1％溶液，用适当大小棉垫蘸盐水敷于患处，棉垫上再放一热水袋，进行热敷。每日二次，每次30分钟。

局部浸泡法：用1％盐水溶液浸泡病手或足。每日二次，每次30～60分钟。

反应： 有个别病人服鍋巴盐后，出现蕁麻疹，食慾亢进，疼痛加重，腸鳴增强，大便稀。这些反应大都不用特殊处理即可自癒。

疗效： 共治疗70例患者，痊癒48人，好轉19人，无效3人。

来源： 陝西省中医研究所

定癇丹矾丸治癲癇

药物： 黃丹一两　白矾二两　硃砂三～四两　茶叶一两　猪心血一盅　蜂蜜三两

制法： 先将白矾放入瓦罐內，在炭火上化开（稀状即可）把黃丹边放边調合，大泡鼓起六～七次后，把罐提到地上放冷，将药取出，与茶叶混合研末。另将蜂蜜煎至滴水成珠即可，把猪心血与上混合細粉，用蜂蜜調合为丸，硃砂为衣，每丸約豌豆大。

用法： 成人每日服一次，每次三丸，用浓茶送服，用药后大便有粘液，服药到沒粘液时一般即癒，不再复发，如果还发現有粘液，再服当归承气湯即癒。

来源： 鎭巴

高血压一号注射剂治高血压

药物： 醋炒柴胡二两　黃芩二两　炒杜仲二两　生地二两　夏枯草二两

制法： 将药配成后水煎滤过，装入盐水瓶中，高压消毒后，放入冰箱备用。

1949

新 中 国
地 方 中 草 药
文 献 研 究

（1949—1979年）

1979

用法· 在风池（双）　曲池（双）　高压点（大椎穴平行旁开二横指处，双穴）等穴，每穴注射0.1～0.2毫升，每日注射一次，十次一疗程，休息4～5日再继用。

病例： 申×× 女 41岁 开始治疗时血压160/90毫米汞柱，注射一疗程后血压120/85毫米汞柱，自觉症状消失。

来源： 渭南地区医院

罗布麻叶治高血压

药物： 罗布麻叶

用法： 每天一钱半～三钱（5～10克），用滚开水冲泡（如泡茶），或放在暖水瓶内，不限时间服用，或中午睡前、晚睡前服，嗜茶者可少配茶叶，腹寒者配红茶，腹热者配绿茶。全年共服三斤。

疗效： 罗布麻降压作用缓和，有远期疗效，可先用其它药品使血压控制后用本品维持。

来源： 咸阳罗布麻试验厂、省中医学校、三原县医院

陕西省中草药新医疗法展览参致资
料之十九

苦素丹油疗法

苦素丹油即甜瓜蒂(苦丁素)配用生西瓜籽的简称。

药物：甜瓜蒂一包（50～60毫克）烘干研末，生西瓜籽半斤。

用法：四十天为一疗程，隔十天用甜瓜蒂一包，分成三等份，分三次，每隔40分钟，分别吸入双鼻孔中，于早上5～6点用药。每吸药一包，吃生西瓜籽半斤，于四天用完，全疗程共用生西瓜籽二斤。

适应症：各型肝炎（2～3疗程）、肝硬化及肝硬化併腹水（4～5疗程）。鼻息肉、付鼻窦炎、肾炎、术后瘢痕、其它原因引起的肝脾肿大。

· 1 ·

1949
新　中　国
地方中草药
文　献　研　究
(1949—1979年)
1979

禁忌症· 凡肝炎及肝硬化患者併发心、肺疾病、糖尿病、吐血、便血、习慣性流产等疾病，均不宜应用此法。肝硬化併食道靜脉曲张、吐血、便血者暫不能用此法。

付作用：患者吸药半小时～一小时后，鼻腔即流黃水或淡黃水，并伴有粘液样分泌物，并有咽喉干燥、輕微肿痛，胸感灼热，甚者有发冷、发烧、头昏、头痛、咳嗽、鼻翼紅肿、全身不适似重感冒，可酌情处理。少数病人在用药后，可出现胸部疼痛及肝脾区疼痛加剧，后可自行消失。

注意事项：凡接受此法治疗的患者，在用药期間需忌食酒类、辣椒、魚虾、生冷食物。

疗效：半年內治八百余例各种肝炎及各种肝硬化患者，疗效滿意。

病例· 梁×× 女 32岁 工人 患肝硬化已三年余，曾住两大医院治疗无明显好轉，于产后六月，突发肝硬化併巨腹水，原住二大医院拒收住院治疗而改苦素丹油治疗四个疗程，配安体舒通、双氢克尿塞利尿、經用一个半疗程治疗，腹水消失，第四疗程后，除脾大外，余均正常。

来源：西安市东郊第二职工医院

陕西省中草药新医疗法展览参考资料之二十

一五官疾病一

目 录

针 拨 内 障 法

方法: 坐位，眼区皮肤常规消毒，舖孔巾，局廊（4％奴夫卡因球后、結膜下注射）或針廊（合谷、內关），开睑器开睑，縫合固定外直肌。

1949

新 中 国
地 方 中 草 药
文 献 研 究
(1949—1979年)

1979

以左眼为例，用11号刀于3—4点角巩缘外5.5毫米处切2.5毫米长口，由结膜、巩膜至玻璃体直接刺通。

用障針垂直伸入切口内2毫米后，使其倾倒成水平位，干睫状体、虹膜后緩慢前进，至晶状体前过瞳孔中央，再将障針反轉使弯弧向晶状体靠囊壁，向下后滑动，直接断8—4点晶状体韌带，抽出拨針再至晶体前囊，同上法使障針直接断12—4点韌带，再将拨針抽出，至晶体近赤道部10点处向颞下压，使其沉于外下方。2—3分钟后抽出障針，整理刀口。結合膜下注射考地松0.3毫升，术后乙酰璜胺250毫克，一日二次，連服两日。术后次日换药取眼垫。

疗效：共治疗205例，243只眼，均系老年性成熟期或近成熟期的白内障患者。針拨术后205例不同程度的恢复了視力。据有记录可查的175只眼的統計，术后矫正視力0.6以上者95眼，占54.3%；0.5以下者80只眼，占45.7%。

体会：

（1）　　　　　　　　　　　　　每个动作要求稳、准、輕、快，这是保証手术成功的关键。

（2）采用扁头形拨針較好，这种針头鈍，不易刺破囊，另外針与晶体接触面宽，容易下压晶状体于理想的位置。

（3）切口位置，距角膜緣外5—6毫米处，3—4点处切2.5毫米长为宜。若切口靠角膜緣易伤睫状突而出血，如切口太后，不易断晶体韌带。

（4）断带，針进入眼内至晶体前囊前沿囊壁向后滑动，先下后上，直接将带划断，动作要准确，务必使带完全断

· 2 ·

裂。

（5）术后静坐八小时，确保病人不能低头。

（6）晶体再浮问题：手术中可见晶体不易下沉，有的第二天晶体又飘浮，或在低头时晶体又遮盖了瞳孔。这类病例，在243眼中发生29眼（占12％），查其原因：晶状体拨入玻璃体腔内；术前玻璃体液化；晶状体核小体轻不易下沉以及断带不完全所致。29眼中10眼作了二次手术，方得到满意效果。

併发症：243眼中併发症49眼，占21.7％。

（1）**玻璃体疝**：发生原因一是手术中障针在球内过度搅动，使玻璃体大量进入前房；二是术后剧烈呕吐，咳嗽或过度低头所引起。防治办法：手术操作要作到轻快，术后有炎症，应给予弱散瞳剂。

（2）**前房出血**：可能因为刀口出血未充分止血，随针进入球内，或进针时创伤睫状体所致。防治办法：刀口止血可用浸肾上腺素的棉球充分压迫，术后前房玻璃体有血，可内服三七、白芨粉。

（3）**囊破**：多半是第一次针进球内至晶体前扎破囊后或压破所致。防治办法：进针时要缓慢，针压晶体下沉时，要找重心，带未断全时，要缓慢下压，不可强行用力。若术中囊破，可用秃针头吸皮质或改作囊外摘除。

（4）**继发青光眼**：243眼中术后发生青光眼的有13眼，其中6眼用药物短期治疗即予控制，以后再未复发；7眼作了青光眼减压术。13眼中由于前房出血长期未吸收者2眼，囊破者3眼，玻璃体疝者二眼，术后前房极浅者3眼。可以看出，这些都是发生青光眼的因素。预防办法：除积极预防

1949
新中国
地方中草药
文献研究
(1949—1979年)
1979

出血、襄破和玻璃体体疝外，对术前眼压偏高、前房浅的患者，手术前后可给予乙酰磺胺内服，术中下压晶体时，应使其远离睫状突，靠近锯齿缘附近，以避免晶体刺激睫状体上皮，使房水产生增多。

来源：西安市中心医院

香橼树叶治疗中耳炎

药物： 香橼树叶（臭蛋子树叶）

制法： 七、八月间采集，将叶晒干，研为极细之粉末。

用法： 先清洗耳道，后将药粉吹入耳道约五厘。每日一次，每次均需清洗耳道。

疗效： 两年共治300例，均获痊愈。

病例： 李××，一岁，患中耳炎，用此方治疗两次痊愈。

来源： 华县杏林公社李家庄合作医疗站

红香羔治疗酒渣鼻

药物： 红粉5克 冰片4.3克 卜荷脑3.7克 香脂100克

制法： 将红粉分为两等分，分别加入冰片和卜荷脑中，分别研细，然后把红粉冰片加入香脂中调匀，再把红粉卜荷脑加入，均匀搅拌即成。在制作过程中，严防把冰片和卜荷脑同研或同时加入香脂，否则即会有乳状液析出，药效大减。

用法： 清洗患部，薄薄涂上一层，早晚各一次。

疗效： 37例近期疗效统计、痊愈4例，显效16例，进步

14例，无效 3 例。

来源：西安医学院第一附属医院

细辛贴脐治疗阿费他口炎

藥物： 細辛、甘油各适量

用法： 細辛研为細末，甘油調合，摊在紗布上，面積約 7 平方厘米，不可太厚。貼在臍上，胶布固定。

疗效： 治疗20例，貼药30余人次，其中貼药第二天痊癒者 9 例，第四天痊癒者 7 例。由于复发貼三次者 1 例；疗效不显著者 3 例。

付作用· 3 例貼后腹鳴，1 例貼后腹泻一次。

病例： （1）魏××，男，1岁3个月，病后口烂，流涎，吃奶时哭鬧。下唇內側粘膜潰瘍6处，上顎5处。用上药貼臍，第二日流涎减少，可吃奶，第三日潰瘍消失。

（2）张××，女，34岁，上唇內側灼痛，吃飯飲水不便，上唇內側有潰瘍4处，上顎有血泡性炎症，周围浸潤，以上法治疗，三日后痊癒。

来源：西安鉄路局中心医院

牙 痛 方

藥物： 香白芷一两　細辛二錢　卜荷三錢　射香五分冰片一錢。

用法： 上药共研細末，每次鼻內吸入少許。可連续应用。

主治： 牙痛，头痛，鼻炎。

病例： （1）任××，女，27岁，牙痛 5 日不止，右側

1949

新　中　国
地　方　中　草　药
文　献　研　究
(1949—1979年)

1979

第二大臼齿有蛀孔。就诊时疼痛难忍，不断呻吟，吸上药后痛即止。

（2）孙××，女，37岁，牙痛、头痛，面部肿胀20余日不愈，吸药后痛即止。并配清胃散一剂。

来源: 华县西关医院。

陕西省中草药新医疗法展览参考资料之二十一

零号疗法介绍

一、概念:

零号疗法是根据毛主席"……**外因是变化的条件,內因是变化的根据,外因通过內因而起作用**"的哲学思想,在一定外因条件下,刺激机体原始的防卫系统——淋巴組織,通过神經,体液調节,唤起和加强机体的非特异性免疫能力,从而达到制控和治愈疾病的一种方法。

二、操作方法:

1.热針操作方法:

(1)取适当体位,选择好淋巴結,局部消毒。

(2)操作者左手拇、食、中三指,提起或固定好淋巴結,右手持針对准淋巴結中心,捻轉进入并穿通淋巴結与对侧皮肤,使两側端露出針体,距淋巴結中心点基本相等。

· 1 ·

1949
新中国
地方中草药
文献研究
(1949—1979年)
1979

（3）用橡皮布垫两块，分别垫在两侧露出之针体与皮肤接触处。

（4）将治疗机（见图）两根电极夹，分别夹住露出皮肤之两侧针体，针距3—4公分，并使两夹距淋巴结中心点基本相等。（特别注意电极夹应夹牢针体，以免引起疼痛。）

（5）接好治疗机电源，打开开关预热一分钟。

（6）调节电位旋扭，至患者稍有热感或稍有胀痛感即可。（温度约为55°C左右，电流量约为10—15安培）

（7）留针15分钟，然后逐渐将电位旋扭调节到零位，关闭电源，依次取掉电极夹、橡皮布垫，迅速拔出针具，局部消毒，并轻微按摩治疗部位片刻。

2.冷针操作方法：

（1）准备同热针第一条。

（2）操作者左手拇、食、中三指提起或固定好淋巴结，右手持针对准淋巴结刺入皮下，然后捻转进入淋巴结中心，轻轻捣针数次，再将针捻转穿入淋巴结，每隔5分钟，将针捻转退到淋巴结中心，重复捣针数次，每次治疗15分钟，共捣针四次。

3.零液操作方法：

用林格氏液作为刺激源，也可用生理盐水或注射用水。

（1）准备同热针第一条。

（2）用2毫升注射器抽取零液0.5毫升—1.5毫升。操作者左手拇、食、中三指提起或固定好淋巴结，右手持注射器对准淋巴结中心，并将药液推入。

（3）迅速拔出针头，轻轻按摩局部片刻。

三、适应症及疗程：

适应症比较广泛，热针用于治疗肿瘤，结核……；冷针用于治疗感染……；零液用于治疗上呼吸道感染。

疗程应根据病程，病变性质及个体差异等不同情况，分

别对待。原则上，慢性病患者，每周二次治疗12次后休息1
一2周，再继续12次后复查。急性及亚急性患者，第一日视
病情轻重，12—24小时治疗一次，以后每日一次，3—4日
病情无好转者可改用其它疗法；病情好转，可继续治疗至痊
癒为止。重危患者可配合其他药物治疗。

四、注意事项：

1.每次治疗时，均应在患者进食之后。

2.机体反应能力低下的患者，治疗前，应首先给予适当
的辅助治疗。

3.治疗期间应注意休息加强营养。

4.除一般支持疗法外，麻醉**药**、抑制植物神經**药**、鎮痛
剂及內分泌制剂等最好不用。

5.每次治疗必須同时作二处淋巴結，并尽量选择与病变
部位引流有关的輸入或輸出淋巴結进行治疗。

6.淋巴結必須輪換采用，不要固定在一个淋巴結上，一
个淋巴結，一周內最多用两次。治疗前最好将患者能触及的
淋巴結分组编号，以便輪換治疗。

7.淋巴結的大小，弹性程度与患者个体对治疗的反应有
密切的关系，故治疗时应尽量选择柔软的，较大的淋巴結作
为針刺部位。

8.針准确地通过淋巴結的中心，是疗效好坏的关鍵。

9.应熟悉局部解剖，以免刺伤血管、神經。

10.急性化脓性淋巴腺炎，禁止选用发炎的淋巴結作为
針刺部位。

11.零号疗法既有局部作用，又有全身作用，因此，一
般局部眼、耳、口、鼻及咽喉疾患以采用耳前、領下、頸上
淋巴結较好，每次可双侧同时治疗；胸背部及胸腔疾患以采
用頸下部、鎖骨上、腋下淋巴結较好，每次可双侧同时治
疗；腹腔內脏疾患、下肢疾患可采用腹股沟、股內侧及腋下

1949
新　中　国
地方中草药
文　献　研　究
(1949—1979年)
1979

淋巴较好，每次可配合颈部淋巴結交叉进行治疗。

五、零号針具：

应由15%的紫銅与85%的純銀合金制成。針之长度分二吋、三吋、四吋三种。針之粗細分25号与26号两种。

新針应用三次后，应用〇号砂紙或玻璃絲将其表面之硫化銀薄膜除掉，針具禁用碘酒消毒，以免造成碘化銀薄膜，影响疗效。

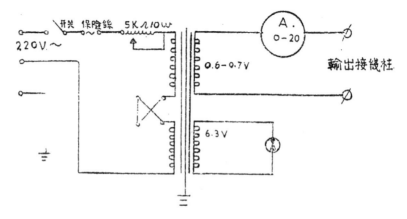

交流零号治疗机綫路图

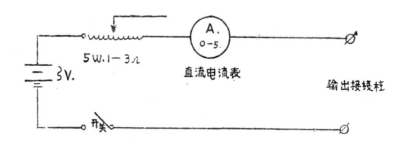

直流零号治疗机綫路图

来源：西安坝桥紡織职工医院

陕西省中草药新医疗法展览参考资料之二十二

新 医 疗 法

目 录

鼻 針 疗 法

一、鼻針是在鼻部进行針刺治疗疾病的一种方法。

二、鼻区的脏腑划分。（見图）

三、手法：

1.依病情选择針刺点，按常規消毒皮肤。

2.采用28～30号五分不銹鋼毫針刺入1～3分，留針10

1949

新 中 国
地方中草药
文 献 研 究
(1949—1979年)

1979

～30分钟。

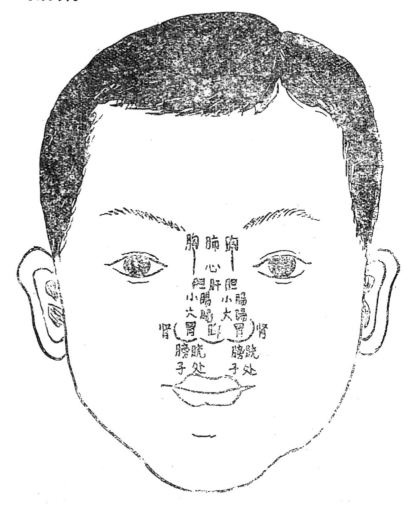

3.直刺、在进針二分钟內，患者的病灶部就会有沉，困、麻、热、凉等不同感觉。

4.先刺病体与鼻相一致的患侧，后刺健侧，一般均需刺双側，进出針需迅速以减少疼痛。

5.根据病情，严重者可一日数次，轻者一日一次。

四、适应症：

1.急慢性风、寒、湿所引起的痹症、

2.外伤引起的疼痛，如闪挫、扭伤等。

3.胸部及腹部疼痛。

4.外感头痛。

五、有关鼻针机理，有待进一步探讨。

来源： 陕西中医学院附属医院

灯芯烧"耳尖穴""光彩穴"
治疗流行性腮腺炎的临床观察

一、取穴及治疗方法：

1.取穴：

（1）耳尖穴：将耳轮向耳屏对折时，耳壳上面的尖端处。

（2）光彩穴：位于耳尖上0.5公分再平行向前约1～2公分凹陷处。治疗前剃去局部头发。

2.方法： 用灯芯一端蘸少許香油或菜油，点着后迅速准确地用灯芯草的火端耳尖穴或光彩穴，以发出清脆的"喳声"为准，一般烧1～2次即可治愈；根据病情烧单侧或双侧。

二、体会：

灯芯烧耳尖穴或光彩穴治疗流行性炎腮腺炎，是一种疗效高、簡便、易行的治疗方法，西安市反帝路中医門诊部五年来治疗千余例患儿，治癒率达95%；陕西中医学院附属医院治疗219例患儿，治癒率达100%。

註： 治疗时单独用耳尖穴或光彩穴。

1949
新中国
地方中草药
文献研究
(1949—1979年)
1979

来源: 西安市反帝路中医门诊部、西安市儿童医院、陕西中医学院附属医院、西安铁路局宝鸡医院马营卫生所。

突破针麻三个难关的初步小结

陕西省第一康复医院针麻小组，按照全国针麻会议的精神，积极研究探索突破针麻中存在的"腹肌紧张""止痛不全""内脏牵扯痛"三个难关，已初步取得成效。

方法: 采取腹膜通电和腰背取穴。

在原有针麻的基础上，用半导体麻醉机电线连接止血钳夹住腹膜，经过一个短时期的兴奋期后，即进入比较长期的抑制，使腹部手术整个过程都保持了腹肌松弛。在腹膜通电针麻的同时，再在患者腰背部取 1～4 穴，这样，就基本上解决了止痛不全和内脏牵扯痛的现象。这种方法: 使腹肌松弛极为良好，手术野暴露比较清楚，关腹顺利，术后反应轻，恢复快。

典 型 病 例 附 表

姓 名	性别	年令	诊 断	手 术	麻醉	效果
马××	女	37岁	脾功亢进	脾切除术	针麻	良好
王××	女	22岁	阔韧带囊肿(双)	囊肿切除	针麻	良好
卫××	女	29岁	子宫破裂	子宫全切	针麻	良好
白××	男	咸	粘连性肠梗阻	肠切除术	针麻	有效

计共作 9 例腹部手术，用"腹膜通电，腰背取穴"的方法，取得了满意效果。

来源: 陕西省第一康复医院

· 4 ·

陕西省中草药新医疗法展览参考资料
之二十三

中药补液冲剂1号临床应用

在伟大领袖毛主席**"备战、备荒、为人民。" "把医疗卫生工作的重点放到农村去"**的伟大号召指引下，西安医学院第一附属医院，学习了广州以中药代替补液的先进经验后，结合临床，大胆革新。并根据陕西药源情况，改变了方剂，并将煎剂改成冲剂，临床应用效果良好。

处方：何首乌五钱　白芍三钱　白术三钱　茯苓四钱　太子参四钱　木香三钱　大蓟三钱　土大黄三钱。

制法：

一、按照上述处方内容，将诸味药按剂量一次称好10剂。

· 1 ·

1949

新 中 国
地 方 中 草 药
文 献 研 究
(1949—1979年)

1979

加水6—7倍，浸泡30—60分钟。

二、将浸泡好的药和水，分数次砂锅煎熬40—60分钟，后用纱布滤过，留其滤液。

三、第二次煎熬：将上述药渣再加水4—5倍，在砂锅内煎熬40—60分钟，用纱布滤过，再将两次滤液混合一起待浓缩。

四、浓缩：将上述药液放入砂锅内，温火或间接加热，浓缩至200—250毫升。

五、加醇滤过、将上述浓缩液加等量95％乙醇，搅拌15—30分钟，滤过后，蒸馏提取酒精，至酒精接近提取尽。

六、将提取酒精后之药液，加4—5倍辅型剂（蔗糖）搅拌均匀后凉干或烤干。

七、将已干之药物稍加研磨，粗罗篩过，即成冲剂，分装10分置存待用。

註： 亦可省略工艺五，直接用浓缩药加辅型剂制成。

临床应用： 共用于临床12例，其中胃大部分切除7例，肠切除5例，全部成功。临床一般观察（未化验）未见明显脱水现象，病人感觉良好，为了使患者恢复快一些，同时配合针刺双足三里、天枢等穴位，病人8—12天出院。

病例：

一、张××，女，40岁，农民，住院号6334，以間歇性腹痛一年入院，經检查诊断为不全性腸梗阻、腹腔結核。于70年6月25日硬膜外麻醉下行腸切除吻合术。于6月26日开始服用冲剂，连服三剂，每日一剂，分三次口服，于6月29日开始进半流食，情况良好。

二、张××，女，36岁，农民，住院号6770，以飯后腹痛、腹胀8月。恶心、呕吐近半年之主诉入院，经检查诊断为幽门梗阻，手术证实系胃癌晚期，有广泛转移，故决定作胃空肠吻合术（70年7月2日手术）于7月4日开始应用冲剂，每日一剂，共两剂，7月8日开始下床活动，情况良好，无不良反应。

三、梁××，男，37岁，住院号5997，以上腹痛、反酸、嗳气18年之主诉入院，经检查诊断为十二指肠球部溃疡合并幽门梗阻，于70年6月6日手术，作胃大部分切除，于6月8日开始服用冲剂，术后四天进流质饮食，情况良好。

说明： 以上方剂亦可作水煎服，日一剂，分2—3次内服。用于手术后，代替输液。

附广州处方：（茯苓汤）何首乌五钱　白芍三钱　白术三钱　茯苓四钱　太子参四钱（无太子参可用党参代替）如口干、发烧加红粉、救必应。

· 白 页 ·

陕西省中草药新医疗法展览参考资
料之二十四

目　　录

经络疗法注射液制造工艺

原料：当归、防风、秦艽、川芎、紅花、威灵仙六种：

制作程序：

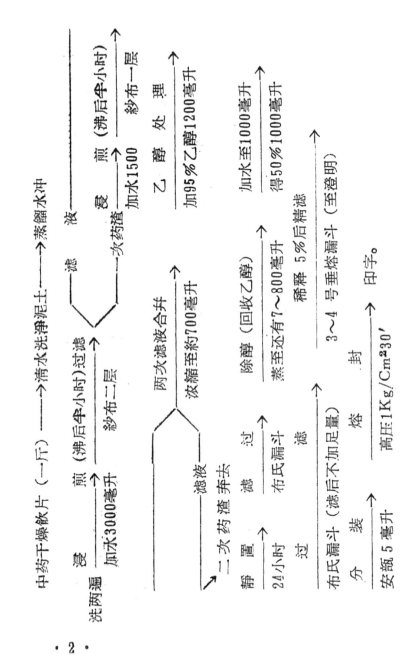

中药干燥飲片（一斤）——→清水洗淨泥土——→蒸餾水冲洗两遍

浸煎（加水3000毫升）→（沸后半小时）过滤（紗布二层）→ 滤液；次药渣

次药渣 → 浸煎（加水1500）→（沸后半小时）（紗布一层）→ 滤液

两次滤液合并（浓縮至約700毫升）→ 乙醇处理（加95%乙醇1200毫升）→

二次药渣弃去

静置（24小时）→ 滤过（布氏漏斗）→ 除醇（回收乙醇）（蒸至还有7～800毫升）→ 加水至1000毫升（得50%1000毫升）→

过滤（布氏漏斗（滤后不加足量））→ 稀释5%后精滤（3～4号垂熔漏斗（至澄明））→

分装（安瓿5毫升）→ 熔封（高压1Kg/Cm²30′）→ 印字。

来源： 陕西中医学院附属医院。

"6910" 注射剂介绍

方剂: 银花一两 连翘一两 黄连五钱 黄芩七钱 黄柏五钱。

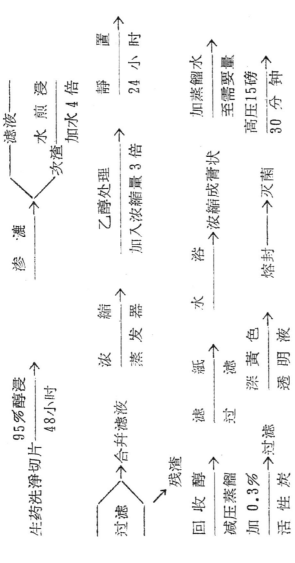

生药洗净切片 $\xrightarrow[48小时]{95\%醇浸}$ 渗滤 → 滤液

次渣 $\xrightarrow{加水4倍}$ 水煎浸 → 静置 24小时

回收醇 减压蒸馏 → 浓缩蒸发器 浓缩 → 乙醇处理 加入浓缩量3倍 → 静置

加0.3% 活性炭 → 合并滤液 → 滤过 → 浓缩成膏状 → 水浴 加蒸馏水 至需要量

过滤 深黄色透明液 → 熔封 → 灭菌 高压15磅 30分钟

"6910"注射液每支2毫升含生药1克，供肌肉注射用。

1949
新 中 国
地 方 中 草 药
文 献 研 究
(1949—1979年)
1979

安全試驗: 取体重相等之小白鼠五只，每只背部皮下注射0.5毫升药液，每日一次，連续观察五天。結果: 不发热，局部不紅肿，皮下无坏死、硬結和其它不良反应。

抑菌試驗: 对耐药金黃色葡萄球菌株，抑菌能力较好。以米尺测，其抑菌环为: 耐药"金葡"0.5厘米；痢疾杆菌0.3厘米；大腸杆菌0.2厘米。

临床观察: 小儿肺炎，支气管炎，腎炎，頜下淋巴腺炎，化脓性中耳炎，扁桃腺周围脓肿，共400例。用药2000支: 平均用药5支，最多8支，最少2支。收到退热快，炎症清退迅速之疗效。治癒率达百分之百。

来源: 西安市延安路中医門診部

土单验方汇编
（第一集）

提　要

陕西省宝鸡县卫生局汇编。

1970 年 6 月印刷。64 开本。共 99 页，其中前言、目录共 6 页，正文 88 页，插页 5 页。

平装本。

本书介绍了内科、外科、五官科、妇科、小儿科常见病的治疗处方，其中
内科部分包括 22 种疾病，外科部分包括 11 种疾病，五官科部分包括 4 种疾病，
妇科和小儿科部分也介绍了一些疾病处方。本书对每个处方的主治、处方（组成）
和服法都做了详细介绍。

本书所附土单验方基本上是效用较好且又容易掌握的。

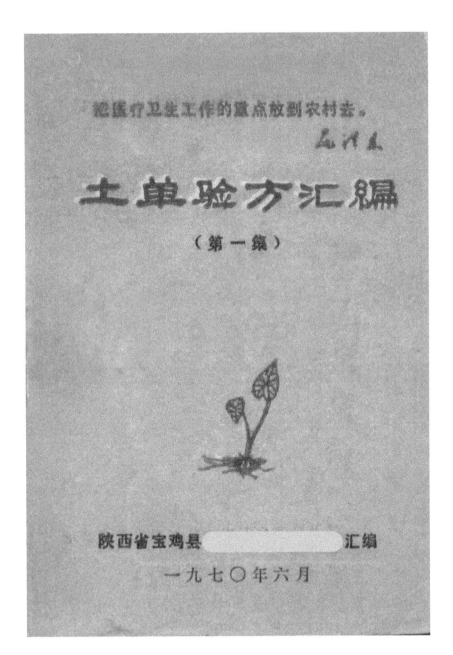

把医疗卫生工作的重点放到农村去。

毛泽东

土单验方汇编

（第一集）

陕西省宝鸡县 汇编

一九七〇年六月

目　　录

内　科

1

1949

新　中　国
地方中草药
文　献　研　究
(1949—1979年)

1979

2

3

1949

新 中 国
地 方 中 草 药
文 献 研 究
(1949—1979年)

1979

4

内　　科

一、风寒感冒

①主治：风寒感冒，发烧发冷。

处方：荆芥一钱　卜荷一钱半

柴胡二钱　狗尾草三钱

服法：水煎服。

②主治：风寒感冒，发热怕冷，**无汗**，

四肢痛，头疼。

处方：麦草炭五钱　红糖五钱

服法：将麦草炭用开水泡后滤过加红

糖，热服微出汗。

③主治：风寒感冒，发热怕冷，**无汗**，

四肢困痛。

1

1949
新 中 国
地 方 中 草 药
文 献 研 究
(1949—1979年)
1979

处方：淡豆豉三钱　　连须葱根六个
　　　生姜三片

服法：水煎热服，微出汗。

④主治：风寒感冒，发热怕冷，无汗，
　　　　头痛。

处方：生谷子一把

服法：用凉开水冲服，微出汗。

二、风热感冒

①主治：风热感冒，发烧怕风，汗少，
　　　　头痛。

处方：霜桑叶三钱　　西河柳三钱
　　　生姜三片

服法：水煎温服，微出汗。

②主治：风热感冒，发烧，怕风，
　　　　无汗，身痛。

2

处方：银花三钱　贯仲三钱
　　　路边菊三钱

服法：水煎服。

③主治：风热感冒，发热怕风，咽喉痛，
　　　小便黄。

处方：葱白五个　芫荽四钱
　　　淡豆豉三钱

服法：水煎服。

④主治：风热感冒，发热，头痛，口渴。

处方：凤尾草一两　葛根五钱
　　　水灯草三钱

服法：水煎服。

⑤主治：风热感冒，发热无汗，口渴舌
　　　燥。

处方：白茅根一两　凤尾草五钱
　　　水灯草三钱

服法：水煎服。

3

1949
新 中 国
地 方 中 草 药
文 献 研 究
(1949—1979年)
1979

⑥主治：风热感冒，发热无汗，头痛。

处方：猪毛菜一两　黑糖五钱

服法：猪毛菜煎汤冲黑糖温服微出汗

三、流行性感冒

①主治：流行性感冒，发热，怕冷，头痛。

处方：贯仲五钱　银花三钱　连召四钱　甘草一钱　白糖少许

服法：水煎代茶饮。

②主治：流行性感冒，头痛，鼻流清涕，打喷嚏。

处方：贯仲一两　卜荷二钱　甘草二钱

服法：水煎服。

③主治：流行性感冒，头痛，发烧，四肢疼。

处方：猪毛菜五钱　路边菊五钱　银花三钱　芦根五钱

4

服法：水煎服。

四、头痛

①主治：偏头痛。

处方：雄黄一分　西瓜霜一分
冰片二厘　麝香一厘

制法：共研极细末。

用法：用菊花少许，泡水调和药末，点
、内目眦睛明二穴，男左女右。

②主治：偏正头痛。

处方：细辛三分　公丁香三粒　瓜蒂
七粒　赤小豆七粒　冰片五厘
麝香一厘

制法：共研细末。

用法：将药末取黄豆大搐鼻内，左痛
搐左，右痛搐右。

5

1949

新 中 国
地 方 中 草 药
文 献 研 究
(1949—1979年)

1979

③主治：偏正头痛。

处方：蓖麻五分 乳香五分 麝香三厘

用法：将三昧捣成饼贴太阳穴。

④主治：偏头痛。

处方：蔓荆子三钱 野菊花四钱

草决明六钱 香付三钱

服法：水煎代茶饮。

⑤主治：两边头痛。

处方：葛根五钱 凤尾草三钱

服法：水煎服。

⑥主治：偏正头痛。

处方：天麻一两 当归一两

服方：用白酒一斤泡一星期后每次喝
一盅，每日三次。

⑦主治：偏正头痛。

处方：臭斑虫。

6

用法：去翅、去足将虫身压烂，放在
　　　百会穴或阿是穴。

⑧主治：头痛发烧。

　　处方：玄参三钱　竹茹三钱

　　服法：水煎服。

五、咳嗽

①主治：百日咳。

　　处方：金线吊葫芦粉二钱　鸡苦胆汁
　　　　　一个

　　服法：二味和匀分二次开水送服。

②主治：百日咳。

　　处方：红花一钱　五灵脂一钱

　　服法：水煎服。

③主治：百日咳。

　　处方：石胡荽四钱　红糖五钱

　　服法：将石胡荽煎汤后加红糖分四次

7

1949

新　中　国
地 方 中 草 药
文　献　研　究
(1949—1979年)

1979

服。

④主治：百日咳。

处方：酸浆草五钱　石胡荽五钱
　　　白糖五钱

服法：将二味煎后加白糖分四次服。

⑤主治：百日咳。

处方：柿饼霜三钱　薄荷脑二分
　　　月石一钱

服法：研细末，每日三次，每次二分。

⑥主治：百日咳。

处方：马齿苋二两　冰糖一两

服法：水煎每日分三次服完。

⑦主治：百日咳。

处方：瓜仁三钱　贝母三钱　冰糖五钱

服法：共研末。每次一钱，早晚温开
　　　水送下。

⑧主治：百日咳。

8

处方：半夏二钱　桔红五钱　生石羔
二钱　麝香二分　冰片三分
川贝母七钱　朱砂二分　薄荷
冰三分

服法：共研细末，6 个月至一岁服六
分，一至二岁服九分，二至三
岁服一钱，三至五岁 服 一 钱
半，日服三次，开水送下。

⑨**主治：**寒咳、痰多稀薄。

处方：生姜四两　红糖四两
核桃仁四两

服法：共合一处，捣泥，每次三钱，
一日两次或三次。

⑩**主治：**咳嗽、吐痰、痰中带血。

处方：百合二两　冬花二两

服法：研末蜜丸二钱重，每次一丸。
早晚服。成人量。

9

1949

新　中　国
地 方 中 草 药
文　献　研　究
(1949—1979年)

1979

⑪主治：咳嗽、气喘、吐痰。

处方：鱼腥草一两　桑白皮五钱
桔红五钱

服法：水煎后加白糖少许分四次内服。

⑫主治：咳嗽、无痰、喉咙干燥、久而
不愈。

处方：大梨一个　蜂蜜一两

服法：将梨中间挖一个洞，倒入蜂蜜
蒸服，早晚各一次。

⑬主治：咳嗽、气喘、口干舌燥。

处方：枇杷叶三钱　桑叶三钱
野菊花叶三钱

服法：水煎服。

⑭主治：风寒咳嗽、气喘。

处方：麻黄一两　马勃四钱　冰糖二两

服法：将前二味煎后滤过用冰糖收羔
内服，每次一食匙。

10

⑮主治：久咳、声音吱嗄或失音。

处方：生百合三钱　桔梗二钱　五味
一钱　鸡清二个

服法：将药煎后每次用药冲一个鸡清
温服。

⑯主治：咳嗽、潮热、盗汗、咯血。

处方：金樱子一斤　冰糖一两

服法：水煎成羔，每服五钱，一日三
次。

⑰主治：咳嗽、咯血、发烧、身瘦。

处方：白芨半斤

服法：研细末蜜丸二钱重，每次一
丸，早晚服。

⑱主治：咳嗽、咯血、寒热往来、身瘦
盗汗。

处方：童雌鸡一只　百部一斤

服法：将鸡去内脏，清炖烂去骨，忌

11

1949
新　中　国
地方中草药
文　献　研　究
(1949—1979年)
1979

盐，将百部研末同鸡汤肉共制成丸三钱重，每次一丸，日服三次。

⑲主治：咳嗽、咯血、盗汗、发热骨蒸。

处方：女贞子一两　旱连草一两　桑椹子一两

服法：共研末蜜丸三钱重，每次一丸，日三次。

⑳主治：咳嗽、吐血、盗汗、口干、颧红。

处方：黄精五钱　薏米三钱　土沙参二钱

服法：水煎服。

六、咽喉痛

①主治：白喉、咽喉肿痛。

12

处方：黄连三分　牛黄一分　硼砂四
　　　分　射香一分　朱砂三分　琥
　　　珀五分　真珠一分　冰片二
　　　分　玄明粉三分

用法：共研细末吹入喉内。

②主治：白喉、咽喉肿痛、红肿或白
　　　点。

处方：土牛膝根三钱　酸浆草二钱
　　　凤尾草二两

服法：水煎服。

③主治：白喉、咽喉肿胀疼痛、发高
　　　烧、呼吸不利。

处方：青蛙胆汁一个。

服法：用凉开水溶化送下，一日三
　　　次。

禁忌：晕油。

④主治：咽喉肿痛。

13

1949

新 中 国
地 方 中 草 药
文 献 研 究
(1949—1979年)

1979

处方：水灯草五钱

服法：水煎服。

⑤主治：咽喉肿痛。

处方：西瓜霜五钱　冰片一分

用法：研末喷喉内。

七、流行性脑脊髓膜炎

①主治：流行性脑脊髓膜炎，昏迷不醒。

处方：皂矾一两

用法：研末装入沙锅把内，泥封两头，放在火内烧红，冷后将皂矾取出装瓶内备用。每次用竹筒吹患者鼻内。

②主治：流行性脑脊髓膜炎。

处方：菊花五钱　桑叶五钱　荠菜五钱

14

服法：水煎当茶饮。

③主治：流行性脑膜炎。

处方：夜交藤三钱　白茅根三钱　金
线吊葫芦一钱

服法：水煎服。

八、痄腮

①主治：痄腮。

处方：甜葶苈一两

用法：研末凉开水和成糊状，涂患部。

②主治：痄腮。

处方：水杨柳根（鲜）一两　马兰根
（鲜）一两

服法：捣烂绞汁，白糖为引内服。

③主治：痄腮。

处方：翻白草根一把。

15

1949

新 中 国
地 方 中 草 药
文 献 研 究
(1949—1979年)

1979

用法：研末烧酒和成糊状，涂患部。

九、肝炎

①主治：黄疸型肝炎。

处方：茵陈蒿一两　鸡蛋一个

服法：用水煎茵陈蒿煮鸡蛋后，吃鸡蛋喝汤，连服十天。

②主治：急性黄疸型肝炎。

处方：鲜茵陈五钱　菊花五钱　白糖一两

服法：将前二味同熬后加糖当茶喝。

③主治：黄疸型肝炎。

处方：茵陈一斤　红糖一斤

服法，将茵陈煎后滤过加糖熬成羔，每日一匙，早晚服。

④主治：肝炎。

16

处方：酢浆草二钱　过山龙四钱

服法：水煎服。

⑤主治：肝炎。

处方：吐烟花三两　金钱草一两

服法：每日一剂、水煎早晚服。

⑥主治：慢性肝炎。

处方：糯米稻根二两。

服法：水煎服。

十、痢疾

①主治：大便脓血，发高烧，小肚胀，
肛门下坠。

处方：马齿苋半斤　红糖二两

服法：将马齿苋煎汤加糖当茶饮。

②主治：红白痢疾，腹痛下坠。

处方：山查二两生熟各半　糖一两

17

1949

新　中　国
地 方 中 草 药
文 献 研 究
(1949—1979年)

1979

服法：将山查煎服，红痢加白糖，白
痢加红糖。

③主治：红白痢疾。

处方：大蓟六钱　大蒜一个　红糖三
两

服法：将前二味捣烂和红糖加水四百
西西，泡十二小时后，分两次
内服。

④主治：红白痢疾。

处方：巴豆（去油）一粒　绿豆三粒
胡椒三粒　枣肉二枚

用法：前三味用布包住，捣细加枣肉
捣泥状，贴脐眼上，痢止除
药。

⑤主治：红白痢疾。

处方：白椿根皮一两　党参一两

服法：水煎服。

18

⑥主治：红白痢疾。

处方：包谷墨包包一两　红糖白糖各
五钱

服法：水煎服。

⑦主治：红白痢疾。

处方：棉花花二两

服法：切细和麦面烙成饼吃。

⑧主治：久痢不止。

处方：旱连草一两　骨碎补六钱　白
糖五钱

服法：将前二味煎后,加糖分二次服。

⑨主治：赤白痢疾。

处方：荠菜六钱　紫花地丁六钱

服法：水煎服,连服三剂。

⑩主治：赤白痢疾。

处方：翻白草四钱　马齿苋四钱　青
茶叶二钱

19

1949
新 中 国
地 方 中 草 药
文 献 研 究
(1949—1979年)
1979

服法：水煎服。

⑪主治：赤白痢疾。

处方：苦参六钱　广木香四两

服法：研末蜜丸二钱重，早晚各服一丸。

⑫主治：赤白痢疾。

处方：焦山查二两　炒来服子五钱
糖五钱

服法：水煎顿服、赤痢用白糖，白痢用红糖。

⑬主治：赤白痢疾。

处方：陈红萝卜英二两　蜂蜜五钱

服法：水煎服。

⑭主治：赤白痢疾。

处方：柿饼一两二钱

服法：焙干研末每服二钱，早晚服，赤痢加白糖，白痢加红糖。

20

⑮主治：赤白痢疾。

处方：石榴皮五钱

服法：水煎服。赤痢白糖引，白痢红
　　　糖引。

十一、腹泻

①主治：泄泻，大便清水。

处方：马齿苋一两　仙鹤草一钱
　　　旱连草一钱　红糖引。

服法：水煎服。

②主治：泄泻不止。

处方：青蒿三钱　凤尾草三钱
　　　马齿苋五钱

服法：水煎服。

③泄泻不止，大便清水。

处方：枸树叶　麦面　独头蒜

21

1949
新 中 国
地 方 中 草 药
文 献 研 究
(1949—1979年)
1979

服法：把枸树叶放在锅内煮烂抽筋合面，杆成面条，用独头蒜拌面吃。忌盐。

④主治：泄泻不止、或赤白痢疾。

处方：黄丹二钱　独蒜一个

服法：将黄丹炒，用蒜捣丸 如 绿 豆大，每日一丸，三岁小儿量。

⑤主治：小儿经常腹泻，大便清水。

处方：五倍子一个

服法：研末，面糊为丸如绿豆大，纳脐中，烝药贴之。

⑥主治：小儿腹泻，大便清水。

处方：木别子一个　丁香三粒

用法：木别去外壳将仁烤黄和丁香研末，用米泔水和匀贴脐上。

⑦主治：久泄不止。

处方：陈石榴皮一两

22

服法：用醋浸泡文火炒干研末，每次
二钱米泔水冲服，每日二次。

⑧主治：泄泻清水。

处方：高粱花二两　苍术三钱

服法：水煎服。

十二、疟疾

①主治：疟疾。

处方：五倍子二个　红糖五钱

服法：将五倍子微炒研末和糖，在发
病前两小时顿服开水送下。

②主治：疟疾。

处方：辣蓼叶一两　桃树叶一两

服法：研末用酒为丸，每早晚各服一
次，每次一钱。

③主治：疟疾。

1949

新 中 国
地 方 中 草 药
文 献 研 究
(1949—1979年)

1979

处方：地杨梅二两

服法：水煎服，在发作前4—8小时
内服。

④主治：疟疾。

处方：过山龙一两半

服法：水煎服，每周一至二次可以预
防。

十三、哮喘

①主治：实喘。

处方：卷柏三钱　马鞭草三钱

服法：水煎服。冰糖为引。

②主治：实喘。

处方：金线吊葫芦一钱　贝母一钱
桔梗一钱

服法：水煎服。

24

③主治：哮喘实症。

处方：制砒霜一钱　明矾三钱
豆豉一两

服法：共研为末。面糊为丸 如 绿 豆
大。每次五至七粒。

注：小儿禁用。

④主治：哮喘急性发作。

处方：洋金花四钱二分　远志四两二
钱　甘草三两

服法：共研末，密丸一钱重 。每次一
丸，晚服。

注：服后有酒醉反映，多喝一些开水。

⑤主治：冬季老年性咳嗽、气喘。

处方：核桃仁一两　杏仁一两　红糖
一两　生姜一两　大枣一两

服法：共捣为丸，每丸二钱，早晚各
服一丸。

25

1949

新 中 国
地 方 中 草 药
文 献 研 究
(1949—1979年)

1979

⑥主治：热喘。

处方：鲜羊胆汁二钱半　蜂密半两

服法：将二味调匀放碗中，再放锅内
蒸二小时取出，每天早晚各服
一次，每次一钱。

⑦主治：虚喘。

处方：棉花根一两　猪前夹肉半斤

服法：二味炖汤内服。

⑧主治：虚喘。

处方：紫河车一具　公鸭一只

服法：将紫河车切碎喂鸭，待鸭服后
眼发红即杀鸭炖汤服。

十四、血症

①主治：咯血。

处方：仙桃草二钱

服法：研末。冷开水送服。

26

②主治：咯血。

　处方：侧柏叶一两　血余炭一两

　　　　花蕊石一两

　服法：共研末冷开水送服，每次二至

　　　　三钱，早晚服。

③主治：咯血。

　处方：鲜水杨柳根二两　白糖五钱

　用法：将水杨柳根捣汁，白糖引，温

　　　　开水少许冲服。

④主治：衄血。（鼻出血）

　处方：小蓟一把

　服法：捣烂用纱布包拧水取汁和白糖

　　　　一起内服

⑤主治：衄血。

　处方：百草霜三钱

　服法：用开水、凉水各一半冲服。

⑥主治、衄血。

1949

新 中 国
地 方 中 草 药
文 献 研 究
(1949—1979年)

1979

处方：鲜小蓟根五钱　鲜茅根五钱

服法：水煎服。

⑦主治：衄血。

处方：鲜小蓟一把　陈石灰一钱

服法：先把小蓟砸烂取汁喝，然后把石灰研细开水泡，澄清服水，去渣。

⑧主治：衄血。

处方：鲜酢浆草一两

用法：捣烂揉成小丸塞鼻腔内。

⑨主治：衄血。

处方：紫皮独蒜

用法：切片擦脚心，左擦右，右擦左。

⑩主治：衄血。

处方：铁树叶三钱

服法：水煎服。日三次。

⑪主治：呕血。

28

处方：翻白草三钱　白茅根三钱

　　　　血余炭二钱　马兰二钱

服法：水煎服。

⑫主治：尿血。

处方：淡竹叶三钱　白茅根三钱

服法：水煎服。

⑬主治：便血（肠风下血）

处方：炒煨皮一两　炒槐角七分

　　　　椿树皮五钱

服法：水煎服。

⑭主治：便血（肠风下血）

处方：荞面二斤　柿饼二斤

服法：将柿饼用开水泡一夜，捣成

　　　　糊，加荞面蒸馍吃。

⑮主治：便血。

处方：翻白草根一两五钱　猪大肠二

　　　　两

29

1949

新 中 国
地 方 中 草 药
文 献 研 究
(1949—1979年)

1979

服法：二味炖后吃肠喝汤。

⑯主治：便血。大便时先见鲜血后见粪便。

处方：柿饼二两。

服法：微火焙焦黄为末，每次服一至二钱，开水送下，日三次。

十五、羊癫风

①主治：羊癫风。

处方：羊苦胆七个　密蜂四十九个

服法：将密蜂分装七个胆内，用麻纸包好，泥封烧干，每个胆研分七包，早晚黄酒冲服一包。

②主治：羊癫风。

处方：鸡蛋二个　酒精或烧酒二两

服法：将鸡蛋放酒内烧，待鸡蛋熟剥

30

壳吃鸡蛋，每早空腹服，连服
五十天。

③主治：羊癫风。

处方：鸡蛋五个　葱白五根　香油四
两　铅粉五钱

用法：将鸡蛋葱白用香油炸枯取渣，
熬至滴水成珠，再入铅粉，摊
布上，贴中脘穴。

④主治：羊癫风。

处方：白附子五分姜炒　半夏二钱姜
炒　南星一钱　乌蛇一钱
白矾三钱　全蝎一钱五分
蜈蚣一钱五分　姜虫一钱五分
麝香二分　珠砂二分　天麻一
钱　大皂角去子一钱

服法：将皂角捣炒煮水取汁，同白矾
熬干为度，共为末，姜汁打面糊

31

1949

新 中 国
地 方 中 草 药
文 献 研 究
(1949—1979年)

1979

为丸如白米粒大，珠砂为衣，成人每服二十丸，姜汤送下，小儿减量。

⑤主治：羊癫风。

处方：鲜酸古藤细茎三两

服法：水煎服。

⑥主治：癫症。

处方：朱砂三钱　甘草二钱

当归四钱　黄连三钱

服法：研末面糊为丸，每次二钱，早晚服。

⑦主治：癫症。

处方：蜈蚣三条　全蝎一钱

甘遂五钱　胆星二钱

朱砂五钱　牛黄一分

服法：将上药研末，新猪胆十四个，将药末分装在胆内，用线扎口

32

挂房内四、五日，用炭火烧，烟尽为度，凉冷为末，分八包，每隔一日服一包，白开送下，成人量。

⑧主治：羊癫风。

处方：朱砂二钱　半夏四钱

　　　磁石四钱　赭石一两

用法：共为末，每服一钱，早晚服。

⑨主治：羊癫风。

处方：生白附子五钱　生南星五钱

　　　生半夏五钱　生川乌五钱

用法：捣碎装布袋内泡凉水内共七天后，洗净白沫，晒干为末，密丸梧子大，每次五至七丸，白矾水泡头发引。

十六、水肿

33

1949

新 中 国
地 方 中 草 药
文 献 研 究
(1949—1979年)

1979

①主治：气肿、水肿。

　　处方：梨树根皮四两　黑丑四两　生
　　　　　熟各半

　　服法：共研末红糖为丸，每次三钱，
　　　　　日三次，禁盐。

②主治：营养不良性水肿。

　　处方：黄母鸡一个　黄芪二两

　　服法：共合煮熟后，吃鸡喝汤。

③主治：肾脏性的水肿即半截肿。

　　处方：二丑三钱　红糖五钱
　　　　　大枣十个　生姜三片

　　服法：水煎服。

④主治：水肿。

　　处方：青蛙一个。

　　服法：把青蛙去头足五脏后，放新瓦
　　　　　上焙黄色研末分四次，开水冲
　　　　　服。

34

⑤主治：水鼓。

处方：砂仁四十九个　蛤蟆七个

服法：每个蛤蟆嘴里塞砂仁七个，用
　　　黄土泥封固，用火烧成炭，
　　　细末，每日空心服一个，黄酒
　　　送下。

⑥主治：腹水。

处方：巴豆两个取油　大枣三个
　　　黑胡椒七个　绿豆七个共炒黄

服法：共为末，用大枣为丸，如梧子
　　　大，每次吃十丸。隔一日一
　　　次。凉开水送下。

十七、胃腹疼

①主治：胃寒气痛。

处方：辣椒根三钱　五加皮三钱
　　　勾藤三钱

35

1949

新 中 国
地 方 中 草 药
文 献 研 究
(1949—1979年)

1979

服法：水煎服。

②主治：胃痛。

处方：元胡一钱　五灵脂一钱

小茴香一钱　乳香一钱

服法：共为末，每服一钱，日二服，
开水送下。

③主治：胃疼恶心，呕吐酸水。

处方：生姜二两　鸡蛋清两个
面粉一两

用法：先将生姜捣烂如泥再用面粉、
鸡蛋清和匀制成饼敷胃脘处，
一日换一次。

④主治：胃疼胁痛。

处方：良姜三钱　香付四钱

服法：水煎服。

⑤主治：胃痛，胃胀吐酸水。

处方：鸡内金二钱　陈皮一钱半

36

服法：研末分为四包，白糖水送下每
次一包早晚服。

⑥主治：痧症

处方：无娘藤二两　猪肉四两

服法：二味合炖熟后，吃肉喝汤。

⑦主治：胸胁胀痛。

处方．瓜蒌一个　红花三钱

服法：水煎服。

⑧主治：胃气痛。

处方：刀豆壳二个

服法：煎汤加劳糟,红糖,童便冲服。

⑨主治：胃痛，胃溃疡。

处方：乌贼骨八钱　贝母二钱
生草一钱

服法．共研末每次二钱早晚服。

⑩主治：心胃气痛。

处方：乌梅三个　杏仁七个枣肉四枚

37

1949

新 中 国
地方中草药
文 献 研 究
(1949—1979年)

1979

服法：共捣为丸男用黄酒下，女用醋
下。

⑪主治：兰尾炎。

处方：红藤四两　黄酒半斤

服法：二味合煎去渣每次服一半。

⑫主治：胃痛。

处方：胡椒七个　杏仁五个　红枣七枚

服法：红枣去核共捣为丸。黄酒冲
服。

⑬主治：心胃寒痛。

处方：白胡椒一钱　元桂一钱

服法：共研末。黄酒一次冲服。

十八、反胃呕吐

①主治：干呕不止。

处方：鲜葛根一两。

服法：捣烂取汁一次服。

38

②主治：呕吐黄水。

　　处方：黄连五分　紫苏叶一钱

　　服法：水煎服。

③主治：呕吐不止。

　　处方：党参六钱　半夏六钱

　　　　　甘草三钱

　　服法：小煎服。

④主治：呕吐不止。

　　处方：伏龙肝二两　陈皮三钱

　　　　　红糖五钱

　　服法：先煮伏龙肝后滤过，用其水煎

　　　　　后二味温服。

⑤主治：干呕不止。

　　处方：鸡蛋黄三个

　　服法：生吞服。

⑥主治：噎食病，饮食难下。

　　处方：凤仙籽４９粒

39

1949

新 中 国
地 方 中 草 药
文 献 研 究
(1949—1979年)

1979

服法：将凤仙籽用温开水浸三日取出每日服七粒，七日服完。

⑦主治：呃逆。

处方：好醋一两　开水一两

服法．二味合一，随便饮之。

⑧主治：噎隔。

处方：苴蓿根五钱　鲜生姜四钱

服法．水煎服。

⑨主治：噎隔、反胃。

处方：初生无毛小鼠三只放瓦上焙干沉香五分

服法：研末。分三次，黄酒冲服。一日服完。

⑩主治：噎隔，反胃。

处方：猫衣胞一个

服法：阴干烧存性，研细末，每服一钱黄酒送下日三次。

40

十九、腰背痛

①主治：腰痛。

处方：威灵仙五钱研末　猪腰子一付

服法：将猪腰子削开刮去白膜，药末放入猪腰子内，白菜叶包煨熟服。忌盐。

②主治：腰酸痛，劳累后加重。

处方：胡桃仁五个　黑豆一两　生艾叶一钱五分

服法：水煎服。

③主治：腰痛腰冷。

处方：附子三钱　蛇床子三钱　吴芋三钱　肉桂三钱　马蔺子三钱　木香三钱　白面一两

用法：共为末姜汁调成羔，摊纸上，贴患处，自晚至晓，其力可代灸百壮。

41

1949

新　中　国
地 方 中 草 药
文　献　研　究
(1949—1979年)

1979

④主治：背冷。

处方：生姜半斤　阿胶三两　**乳香一钱**　没药一钱　川椒面**一钱。**

用法：将生姜汁入阿胶，乳香没药**化**搅成羔，再入川椒面和匀**摊在**硬纸上贴患处,五至七日**取下。**

⑤主治：老人腰痛，妇人白带。

处方：附子三钱　乌头三钱　干姜三钱　麝香五分

用法：研末蜜丸。姜汁为糊状，**摩腰**部。

⑥主治：肾虚腰痛。

处方：杜仲一两　猪腰子一对

服法：同炖汤服，连服三剂。

⑦主治：肾虚腰痛。

处方：刀夹豆根一两　糯米一两

服法：水煎服，连服五天。

42

二十、腿　痛

①主治：腿痛

处方：庵闾子一两　白酒四两

服法：混合浸泡一周，每日早晚各服一酒盅。

②主治：腿痛，关节酸困。

处方：白茄根一两　松节一两
　　　桑枝一两

服法：水煎温服，每日二次。

③主治：鹤膝风

处方：陈麦草（烧灰）　陈醋　大蒜
　　　各一两　冰片少许

用法：共和为糊状，敷患处。

④主治：关节疼痛

处方：蓖麻子一两　生乌头一两
　　　乳香二钱

43

1949

新 中 国
地 方 中 草 药
文 献 研 究
(1949—1979年)

1979

用法：共为细末，用熟猪油和成羔，
烘热，涂患处。再用手心摩热
为度。

⑤主治：半身不遂及腿痛。

处方：当归三钱　秦艽三钱　红花三
钱　甘草三钱　仙桃草二两
蜂蜜四两　烧酒二两

服法：先将前五味煎好渡过，加蜂蜜
烧酒，装磁罐内，封闭。放锅
内煮五小时后，每早晚服一盅

⑥主治：腿痛脚跟痛。

处方：白芍五钱　甘草三钱　仙桃草
五钱

服法：水煎服。

⑦主治：脚气红肿。

处方：木瓜三钱　益智二钱

用法：煎汤洗患处。

44

二十一、疝 气

①主治：小肚子攻冲疼痛，睾丸隐隐作

痛。

处方：芦巴子一两　小茴香五钱

用法：研末，每服二钱，淡盐汤送下

早晚服。

②主治：疝气。

处方：土狗一个　鸡蛋一个

用法：将鸡蛋打一小孔，把活土狗装

入，封闭，烧熟去土狗，吃鸡

蛋，每日一个。

③主治：疝气，睾丸肿大。

处方：山甲珠二钱　广木香二钱

全蝎二钱。

服法：共研末分七份，以七个鸡蛋，

每个各打一小孔，将药装入搅

45

1949

新　中　国
地方中草药
文　献　研　究
(1949—1979年)

1979

匀，微火烧熟，每日服一个，青盐引。

④主治：先天性半边疝气。

处方：小香四钱　巴豆十一个

服法：共炒以巴豆黄为度，去巴豆不用，将小香研为末，分四次兑烧酒服。

⑤主治：疝气。

处方：香元片四两　鸡蛋一个

服法：将香元炒研末，再炒鸡蛋吃。

⑥主治：疝气。

处方：鸡蛋一个　白胡椒面五分

用法：将鸡蛋打一小口，把胡椒面装入，蒸熟吃鸡蛋。

⑦主治：疝气。

处方：蒜杆一把　花椒一撮　艾叶一把

46

用法：将蒜杆烧成半生半熟时，加艾
　　　叶贴在小肚上。

⑧主治：疝气

　　处方：七星蜘蛛十四个　桂枝四钱

　　服法：将蜘蛛用土炒后加桂桂研末分
　　　　　七次黄酒冲服。

⑨主治：疝气

　　处方：好醋二斤　麦麸一斤　葱根三个

　　用法：将药用铁勺温热，搅匀，趁热
　　　　　摊在布上，放在小肚上熨之，
　　　　　见汗得效。

二十二、二　便

①主治：二便不通

　　处方：白矾为末

　　用法：以布浸水，先将药末填肚脐眼
　　　　　上，再用布贴上一时即通。

47

1949

新 中 国
地 方 中 草 药
文 献 研 究
(1949—1979年)

1979

②主治：男女卒然小便血作痛。

处方：旱莲草二钱　车前草三钱

服法：水煎加白糖服。

③主治：小便不通，脐下胀痛发烧。

处方：独头蒜一个　枝子廿个　盐一匙

用法：共为细末，加水调敷脐孔上，
数小时即通。

④主治：小儿遗尿，日久不愈

处方：益智三两　巴戟一两　金英子
根二两　猪肚子一个

服法：炖服，分三次。

⑤主治：多尿病。

处方：木耳二两　猪肚子二个

服法：炖后分六次服。

⑥主治．小儿遗尿病

处方：黑豆二钱　益智二钱
桑螵蛸二钱　糯米一两

48

服法：水煎服。

⑦主治：小儿遗尿。

处方：益智二两　山药二两

　　　乌药二两

服法：研末炖猪尿胞饮之。分七天服
　　　完。

⑧主治：小儿遗尿。

处方：牙猪尿胞一个　天雄四钱

服法：同煎食尿泡喝汤。

⑨主治：小儿遗尿。

处方：山甲四钱　猪肝一个

服法：同炒食之。

⑩主治：小儿遗尿。

处方：猪胰子一个　薏米一两

服法：二味合煮食之。

⑪主治：小儿遗尿。

处方：元桂二钱　猪肝一个

49

1949

新　中　国
地 方 中 草 药
文　献　研　究
(1949—1979年)

1979

服法：将元桂研末，同肝煮熟连汤二
次服完。

⑫主治：尿床，遗尿。

处方：银子花根一两　猪尿胞一个

服法：共煮熟吃尿胞喝汤。

⑬主治：小便不通。

处方：葱　蜂蜜

用法：将葱捣烂与蜂蜜和在一起贴在
小肚上。

⑭主治：淋症。

处方：干杖花根二两　枸杞子根一两
椒树根土二钱

服法：红淋用红干杖花根，白淋用白
干杖花根，同其它药和在一起
焙干研末，用牙猪油为丸二钱
重，每晚一丸黄酒冲服。

⑮主治：大小便不利，腹部胀满。

50

处方：麝香少许　商陆二钱

用法：捣烂加热贴脐上

⑯主治：小便闭。

处方．大葱

用法：切细炒黄，用纱布包放在关元
穴托立效。

⑰主治：二便闭结。

处方：白矾五钱葱白二个

用法：捣烂放在脐口上，用沙布包之
便立通。

⑱主治：脱肛。

处方：牙猪大肠七寸，槐角

服法：将大肠洗净，内装槐角，两头
扎紧，煮熟后去槐角，吃大肠
并喝其汤。

⑲主治：脱肛。

处方：青茶叶一两　人中白二两
芒硝五分

51

1949

新　中　国
地 方 中 草 药
文　献　研　究
(1949—1979年)

1979

服法：煎汤带茶饮。

⑳主治：脱肛。

处方：蓖麻仁一把

用法：去皮捣烂贴百会穴。

㉑主治：糖尿病。

处方：翻白草根一两　生姜少许

服法：煎汤当茶饮。

㉒主治：痔疮疼痛，发痒或出血。

处方：猪胆一个　雄黄五钱

用法：把雄黄研末放在猪胆汁内搅匀，再用纱布块浸泡在胆汁内，夜间把纱布塞入肛门，每天一次。

㉓主治：痔疮。

处方：五倍子三两

用法：微炒研末猪油和之，用鞋底放火上熏之。

52

㉔主治：脱肛。

　　处方：田螺肉　猪肉各四两

　　服法：炖服四次。

㉕主治：肛门奇痒。

　　处方：樟脑五钱　雄黄五钱　凡士林
　　　　　二两

　　用法：把樟脑雄黄研末，用凡士林调
　　　　　和成羔，涂摸肛门内外痒处。
　　　　　每日两次。

㉖主治：痔核脱出发痒。

　　处方：皮硝四两　大葱头四个

　　用法：用水煎汤，先熏后洗，每日二
　　　　　次。

㉗主治：尿闭。

　　处方：红龙须一两

　　服法：煎汤当茶喝。

53

1949

新 中 国
地 方 中 草 药
文 献 研 究
(1949—1979年)

1979

外　科

一、刀　伤

①主治：刀伤止血止痛。

　　处方：金毛狗脊毛

　　用法：将毛直接贴在伤口上即止血。

②主治：刀伤。

　　处方：构树叶　石灰面

　　用法：二味互捣丸如核桃大，晒干，
　　　　　用刀刮面贴上立即止血。

③主治：刀伤。

　　处方：酸枣树根皮二两　当归一两

　　用法：研极细末贴伤口止血止痛。

④主治：受伤出血不止。

54

处方：大黄半斤　石灰一两五钱

用法：将大黄、石灰放在锅内同炒，等石灰变红，取出大黄，将石灰研极细，敷伤口。

⑤主治：受伤出血不止

处方：马勃三个

用法．打破放砂锅内炒干，研成细粉贴伤口。

⑥主治：刀伤止血。

处方．没药二钱　乳香一钱半　血蝎二钱　象皮二钱　龙骨二钱三七一钱半　冰片一分

用法：共为细末贴伤口

⑦主治：枪伤、刀伤。

处方：猪胆汁一两　黄连一两

用法：二味熬焦敷之。

⑧主治：外伤性出血。

55

1949

新 中 国
地 方 中 草 药
文 献 研 究
(1949—1979年)

1979

处方：天朋草二两　七叶一枝花二两
钮子七二两。
用法：研末贴伤口。

二、冻　疮

①主治：冻疮
处方：青杠炭五钱　冰片一钱
用法：研细末，撒患处，未溃者调凡
士林敷患处。
②主治：冻疮
处方：霜茄子根一大把
用法：切碎水煎熏洗冻疮，每日三次

三、水火烫伤

①主治：烫伤水泡破后
处方：生地榆五钱　川黄连五钱

56

用法：共研细粉，用香油调匀每日搽
二次。

②主治：烫伤。

处方：香油一两　鸡蛋清三个　生蜂
蜜一两

用法：三味调匀成羔搽伤处。

③主治：烫伤。

处方：地然二两

用法：研细末用香油调和成羔抹伤处

④主治：烫伤。

处方：蛇皮一个烧存性　狗骨烧灰存
性一两　南瓜瓤一两　博落回
根皮一两

用法：共为细末凉水调搽伤处。

⑤主治：火烧伤。

处方：川大黄五钱　黄柏二钱　寒水
石二钱　黄连一钱

57

1949

新　中　国
地方中草药
文　献　研　究
(1949—1979年)

1979

用法：共为细末，**用内腊**油调涂。

⑥主治：火烧伤。

处方：青槐树枝一斤

用法：猪板油熬黑，去槐枝，敷伤**处。**

⑦主治：火烧伤。

处方：初生无毛老鼠

用法：将老鼠放在清油瓶子里，**埋入**地下，百天后取出，搽**伤处。**

⑧主治：烫伤。

处方：绿豆皮一两　冰片一钱　**清油**

用法：前二味研细末，用清油调**成糊**状，涂伤处。

⑨主治：烧、烫伤。

处方：荞麦面一斤　刘寄奴四**两**

用法：共研细末撒伤面，结甲后**用清**油调匀抹伤面。

58

四、癣疮

①主治：癣疮、黄水疮、疼痒。

　　处方：轻粉二钱　土大黄四钱

　　用法：共研细末，用好醋调敷。

②主治：牛皮癣。

　　处方：老柿树皮一斤

　　用法：研末用生桐油和成焦涂在患处。

③主治：牛皮癣（神经性皮炎）

　　处方：山查一两　雄黄三钱

　　　　　斑毛十五个

　　用法：用75%酊精150毫升泡一

　　　　　周后涂之。

　　　注：此方涂后皮肤起泡后可愈。

④主治：癣疮。

　　处方：南瓜叶（鲜）

　　用法：捣烂以其汁搽癣。

1949

新　中　国
地 方 中 草 药
文　献　研　究
(1949—1979年)

1979

⑤主治：顽癣。

处方：鸦胆子二钱　黄柏五钱

用法：鸦胆子煎汁调黄柏末涂患处。

⑥主治：癣疮。

处方：羊蹄

用法：研末用米泔水调搽患部。

⑦主治：癣疮。

处方：搏落回叶适量

用法：将搏落回用醋浸七天，将叶贴患部。

⑧主治：癣疮。

处方：生半夏五个　醋一匙

用法：同放碗内磨成糊状，搽患处。

⑨主治：癣疮。

处方：猪胆汁一个　明雄黄三钱

用法：将雄黄研为细粉，用猪胆汁调成糊状，每日搽三次。

60

五、黄水疮 湿疹

① 主治：黄水疮。

处方：石羔二钱 轻粉一钱 黄柏一钱

用法：共为末，凉水或麻油调敷。

② 主治：黄水疮。

处方：黄柏三钱 轻粉二分

用法：共为末，香油调贴患处。

③ 主治：黄水疮。

处方：青槐枝

用法：烧炭，用香油和成羔，贴患处。

④ 主治：黄水疮。

处方：乌贼骨

用法：研末，香油和成羔，贴患处。

⑤ 主治：湿疹。

处方：枯凡二钱

用法：研末，凡士林和羔搽之。

61

1949

新 中 国
地 方 中 草 药
文 献 研 究
(1949—1979年)

1979

⑥主治：湿疹。

处方：鸡蛋三个

用方：煮熟去壳去黄用白、用香油一两捣为糊状涂之。

⑦主治：湿疹。

处方：苍耳子

用法：单味熬焦外敷。

⑧主治：湿疹流清水。

处方：百草霜一两　砒霜一分
线香三根　麻纸一张

川法：前二味共研细末，摊于麻纸上线香三根放于药面上，然后卷成药条，点燃熏之。

六、疔疮、痈疽

①主治：疔疮。

处方：雄黄一钱　鸡蛋一个

用法：将鸡蛋打一孔，把雄黄加入烧热后，涂之。

②主治：痈疽初起。

处方：指甲花全草一两　盐一钱

用法：捣在一处涂患处。

③主治：痈疽初起。

处方：商陆二两　盐一钱

用法：捣如泥涂患处。

④主治：痈疽初起。

处方：野生地一两　白矾二钱
鲜蒲公英二两　鸡蛋清两个

用法：共捣如捣贴患处。

⑤主治：痈肿。

处方：金果兰五钱

用法：捣烂为末醋润外敷。

主治：疔疮、痈肿。

63

1949
新 中 国
地 方 中 草 药
文 献 研 究
(1949—1979年)
1979

处方：甘遂全草二斤　秋树叶一斤
　　　枸杞子叶一斤
用法：用水煎后去渣，熬成羔，外贴
　　　患处。

七、老鼠疮

①主治：老鼠疮。
　处方：鸡蛋一个　全虫一个（研末）
　用方：将鸡蛋一头开口装入全虫粉，
　　　　蒸熟，每日分三次服。连服七
　　　　日。
②主治：老鼠疮。
　处方：蛇退八钱　食油一斤
　用法：将蛇退放油内炸焦，去掉蛇退
　　　　每日早晚用油炒吃鸡蛋一个，
　　　　吃好为止。

64

③主治：老鼠疮。

处方：麝香如小麦粒大

用法：将麝香埋藏在肩井穴内。

④主治：老鼠疮已溃未溃均可。

处方：燕子窝内的隔年粪不拘多少。

用法：为末用猪油调和成糊状涂之。

八、漆　疮

①主治：漆疮。

处方：杀鸡烫的水

用法：温洗患处，每日三次。洗好为止。

②主治：漆疮。

处方：生皮硝二两　鲜芫菜不拘量

用法：先将生皮硝用水煎开待凉洗后擦干，再用鲜芫菜汁擦之，每日三次。

65

1949

新 中 国
地 方 中 草 药
文 献 研 究
(1949—1979年)

1979

③主治：漆疮。

处方：刘寄奴一两。

用法：煎汤洗之。

④主治：漆疮。

处方：页虫一两

用法：煎汤洗患处。

⑤主治：漆疮。

处方：生绵羊油一两

用法：用纱布包擦之。

九、毒蛇咬伤

①主治：毒蛇咬伤。

处方：二郎箭二钱

用法：水煎服。也可外贴（外用不拘量）。

注：此药有毒，如中毒时可喝淡盐汤解之。

66

② 主治：毒蛇咬伤。

处方：地丁草三钱　铁杆蒿三钱

水芹菜三钱　一枝蒿三钱

用法：上药用鲜的捣烂敷患处。

③ 主治：毒蛇咬伤。

处方：独角莲一个　雄黄二钱　烧酒
少量

用法：将独角莲挖一孔，把雄黄烧酒
装入塞好，阴干后研末，再用
烧酒调成糊状涂患处。

④ 主治：毒蛇咬伤。

处方：臭虫血　雄黄研末

用法：二味和匀贴伤口。

⑤ 主治：毒蛇咬伤。

处方：鲜辣子叶。

用法：捣泥贴患处。

⑥ 主治：毒蛇咬伤。

67

1949

新 中 国
地 方 中 草 药
文 献 研 究
(1949—1979年)

1979

处方：观音草鲜的。

用法：捣烂敷患处。

⑦主治：毒蛇咬伤。

处方：鲜降龙草

用法：捣烂敷患处。

⑧主治：毒蛇咬伤。

处方：鲜二郎箭三钱　鲜六月寒三钱

用法：捣烂敷患处。

⑨主治：毒蛇咬伤。

处方：鲜花椒叶。

用法：捣烂敷患处

十、蝎　螫

①主治：蝎螫。

处方：枸杞叶七个。

用法：捣烂擦之可立即止疼。

68

②主治：蝎蜇。

　　处方：鲜紫堇

　　用法：捣烂擦之。

十一、其他

①主治：一切疔疮无名肿毒。

　　处方：白芨五钱　麦蒿蒿子四钱

　　　　　蜘蛛三钱　倒退牛二钱。

　　用法：共为细末泉水调敷患处。

②主治：猴子。

　　处方：陈石灰二钱　火纸灰二钱　土

　　　　　别五个。

　　用法：共捣一处擦患处。

1949
新 中 国
地 方 中 草 药
文 献 研 究
(1949—1979年)
1979

五 官 科

一、眼 病

①主治麦粒肿

　　处方：生南星二两　生地二两。

　　用法：研末用膏药贴在太阳穴。日换
　　　　　之。

②主治：眼睛红肿痛疼。

　　处方：煅芦甘石五钱　冰片五分　朱
　　　　　砂一钱

　　用法：共研极细点眼。

③主治：砂眼刺痛流泪。

　　处方：藏红花二钱　冰片五厘。

　　用法：开水泡洗眼，日四次。

70

④主治：眼红肿疼痛，泪多、眼睁不开

处方：鸡蛋二个　黄连素一片。

用法：将黄连素片研极细，用鸡清调
匀点眼，每日五至六次。

⑤主治：夜盲。

处方：鲜苜蓿根一两

服法：水煎服。

二、耳　病

①主治：耳内流浓。

处方：枯凡二钱　莘红一钱

用法：研末吹耳内。

②主治：耳内流浓。

处方：猪苦胆一个　白矾五钱

用法：将白矾装入胆内待干后取白矾
研末吹入耳内。

1949

新 中 国
地 方 中 草 药
文 献 研 究
(1949—1979年)

1979

③主治：耳内流浓。

　　处方：黄柏一两　青黛一钱

　　用法：研末吹耳内

④主治：诸虫入耳。

　　处方：韭汁或葱汁或生姜汁

　　用法：点入耳内。

⑤主治：耳内流浓。

　　处方：葡萄杆水

　　用法：点耳内。

⑥主治：中耳炎。

　　处方：人中白二分　冰片二分　木别
　　　　仁五分

　　用法：共研细末，人乳和成糊状，涂
　　　　于耳门内。

⑦主治：蜈蚣钻入耳内。

　　处方：猫尿

　　用法：滴入耳内。

72

注：用大蒜刺激猫鼻孔即尿。

⑧主治：化浓性中耳炎。

处方：木别一个　生菜油少许

用法：木别去油捣烂，用菜油浸二十四小时后取汁点耳。

三、鼻　病

①主治：鼻流清涕不止。

处方：昌蒲　皂角二味等分

用法：研末用棉花裹塞鼻孔内。

②主治：鼻生瘪肉。

处方：瓜蒂二钱　细辛二钱

用法：研细末用棉花裹塞鼻孔。

③主治：婴儿鼻塞不能吃乳。

处方：葱头七个　生姜一片

用法：捣烂摊纸上加温贴百会穴。

73

1949

新 中 国
地 方 中 草 药
文 献 研 究
(1949—1979年)

1979

四、口 腔

①主治．口疮。

处方：黄柏一两　青黛三钱

肉桂一钱　冰片二分

用法：研细末贴之。

②主治：口疮。

处方：百草霜二钱　冰片五分

用法：研末贴之。

③主治：口疮。

处方：霜后茄子一两　冰片二分

用法：研极细贴之。

④主治：舌上出血。

处方：青黛一钱　蒲一钱

用法：研末贴之。

⑤主治：口腔痛，红肿。

处方：吴芋二钱

74

用法：研末用醋调成糊状贴足心（男
　　　左女右）。

⑥主治：虫牙痛。

　　处方：川椒一钱　巴豆一粒

　　用法：研末用棉裹放入孔内。

⑦主治：虫牙痛。

　　处方：明雄二钱　元明粉二钱　石羔

　　　　　二钱　干姜五分　毕卜一钱

　　　　　白胡椒六个　冰片一钱

　　用法：研末撒痛处。

⑧主治：火牙、虫牙痛。

　　处方：防风三钱　白芷三钱

　　　　　细辛三钱　花椒三钱

　　　　　甘松三钱　毕卜三钱

　　用法：上药用７０％酒精浸泡七天，

　　　　　用棉花拈酒咬痛处。

⑨主治：火牙、虫牙痛。

75

1949

新 中 国
地 方 中 草 药
文 献 研 究
(1949—1979年)

1979

处方：青盐一钱　火硝二钱　月石二
钱　薄荷五分　细辛五分　白
碱一钱　樟脑三钱。

用法：研末贴痛牙。

⑩主治：虫牙痛。

处方、萱草根一两

用法：水煎温服。

⑪主治：牙痛。

处方：白细辛一两　毕卜一钱半　薄
荷八分

川法：研末用手指沾药压在牙上，实
火牙痛效果良好。

76

妇　　科

①主治：妇女月经不调，痛经。

处方：香附四制二两　仙桃草四两

服法：研末蜜丸二钱重每服一丸，早
晚服。

②主治：妇女赤白带下。

处方：石燕子一两二钱

服法：煅后研末每次二钱，红带用白
糖，白带用红糖，早晚服。

③主治：妇女白带。

处方：漆油　豆腐

服法：用油炒豆腐食之。

④主治：妇女白带。

处方：乌贼骨八两　白芷八钱
血余三钱

77

1949
新 中 国
地 方 中 草 药
文 献 研 究
(1949—1979年)
1979

服法：研末红糖为丸，每服三钱开水
送下。

⑤主治：闭经。

处方：地龙三钱

服法：焙焦研末，黄酒一次冲服。

⑥主治：血崩。

处方：莲蓬壳二两

服法：烧存性研细末，每次一钱，红
糖水冲服。

⑦主治：血崩属寒者。

处方：棉花籽炒黑二两　棕榈子炒三
两

服法：研末每次二钱，日三次红糖水
送服。

⑧主治：崩漏。

处方：葵花蒂一个

服法：炒成炭研末，每服一钱，日三

78

次黄酒送下。

⑨主治：血崩忽然昏倒者。

处方：鲜鸭血一小碗

服法：热加童便顿服。

⑩主治：妇女虚弱、子宫脱出。

处方：乌龟一个

服法：炖服。

⑪主治：产后遗尿不止。

处方：复盆子一两　白微一两
　　　白芍一两

服法：共为细末每服二钱,开水送下。

⑫主治：妇女产后胎盘不下。

处方：欠实一两

服法：甜酒煎服。

⑬主治：产后腹痛。

处方：淫羊藿三钱　铁扫帚一两
　　　白糖二钱

79

1949

新 中 国
地方中草药
文 献 研 究
(1949—1979年)

1979

服法：水煎，酒为引。

⑭主治：妇女产后抽风。

处方：秋豆角筋半斤　鸡蛋十个

服法：将鸡蛋黄清放于豆角筋上，蒸熟，用火炒黄焦，研细末每次三钱，早晚黄酒送下。

⑮主治：妇女乳疬红肿。

处方：蒲公英一两　忍冬藤二两

服法：水煎服。

⑯主治：妇女乳疬。

处方：马蜂窝五个　哑谷穗二枚
鸡蛋清四枚　菜油少许。

用法：将蜂窝谷穗研为细粉，与鸡蛋清菜油调成膏，贴乳房肿痛处，每日二次。

⑰主治：奶头痛，发冷发烧。

处方：鹿角五钱

80

服法：研细黄酒冲服，微出汗。

⑱主治：老妇血崩日久不愈。

处方：生芪一两　当归一两　三七三

钱　霜桑叶一钱

服法：水煎服。

⑲主治：妇女逆经，胃出血。

处方：犀角一钱　元参一钱

生地炭一钱

服法：水煎服。

⑳主治：妇女乳房发烧、疼痛。

处方：蒲公英五钱　二花五钱

土三七五钱

用法：捣烂用酒调贴患处。

㉑主治：妇女乳痈。

处方：二花一两　山甲三钱

鹿角一钱

服法：水煎服。

81

1949

新 中 国
地 方 中 草 药
文 献 研 究
(1949—1979年)

1979

㉒主治：妇女崩漏不止。

处方：牛舌头草五两　大蓟根五两

服法：二味煎后用水煮鸡蛋一个同服，四至十次即愈。

㉓主治：妇女崩漏不止。

处方：牛舌头草一两　红糖一两

服法：水煎服。

㉔主治：妇女崩漏不止、昏迷。

处方：人指甲炒二钱　血余炭一钱

服法：研末童便冲服。

㉕主治：妇女血崩不止。

处方：牛舌头草二两　棕炭一两

　　　红糖二两　涝糟半斤

服法：前二味煎后加后二味分四次服。

㉖主治：妇女阴户疼痒。

82

处方：蛇床子三钱　二花三钱

苦参三钱　毛硝三钱

用法：煎汤洗之。

㉗主治：催生及胎衣不下。

处方：蓖麻仁三钱　寸香一分

用法：共捣泥贴肚脐。

㉘主治：产后血晕。

处方：鲜韭菜三至四两。

服法：水煎兑酒温服。

㉙主治：产后血晕。

处方．益母草一两　当归五钱

服法：水煎服。

83

1949

新 中 国
地 方 中 草 药
文 献 研 究
(1949—1979年)

1979

小 儿 科

①主治．小儿夜啼。

处方：蝉衣五分

用法：去掉下半截及翅水煎服。

②主治：小儿夜啼。

处方：土狗一个

用法：捣烂贴儿脐孔上，男用雌，女用雄。

③主治：小儿夜啼，不发烧。

处方．胡椒三粒为末 艾叶三片揉绒葱白一个

用法：共捣烂入热米饭内，趁热放置小儿脐孔上，带子扎紧固定，日换一次。

④主治：小儿麻疹后声音嘶哑。

84

处方：儿茶一钱　硼砂一钱

用法：研末分三次、开水冲服。

⑤主治：麻疹不出。

处方：西河柳三钱　芜荽一钱

服法：水煎服。

⑥主治：小儿口流涎水。

处方：雄黄五分　生草五分

　　　吴于一钱　胡连一钱半

　　　黄连一分　大黄一钱

　　　芦荟一钱五分　皮硝一钱

服法：水煎服。

⑦主治：小儿高烧、四肢冷。

处方：黄连二钱　吴于二钱

用法：研末用醋调成糊状贴两足心。

⑧主治：小儿惊风。

处方：鲜牛夕二两

服法：捣烂挤水兑酒引服。

85

1949
新 中 国
地 方 中 草 药
文 献 研 究
(1949—1979年)
1979

⑨主治：小儿脱肛。

处方：胡基　醋

用法：胡基加热，将醋倒在胡基上用布垫好坐之数次可愈。

⑩主治：小儿痞积、腹胀发热。

处方：芦甘石　劳砂　海硝各等分

服法：研末，红糖为丸如梧桐籽大，一岁儿童服三丸，米泔水送下。

⑪主治：小儿吐泄。

处方：朱砂五分　琥珀五分
滑石二钱　黄芩三钱

服法：研末每次五分，开水送下（系二岁量）

⑫主治：小儿遗尿。

处方：破故纸一两

86

服法：研末、每服五分开水送下，日
二次。

⑬主治：小儿夜啼。

处方：**刘寄奴五钱**　龙衣一分

甘草一钱

服法：水煎服。

⑭主治：小儿痞块腹大面黄。

处方：白芙蓉花一两

服法：阴干研末，炒鸡肝食。

⑮主治：食积、奶积。

处方：酒大黄七钱　朱砂二钱　甘草
一钱

服法：共研细末，每服五分（三岁量）。

⑯主治：小儿疳积。

处方：二丑一两　玉片一两

服法：研末，每次一至二钱白开水冲
服。

87

1949

新　中　国
地 方 中 草 药
文　献　研　究
(1949—1979年)

1979

⑰主治：小儿吐乳、上吐下泄。

处方：大蒜一瓣　雄黄五匣

服法：共捣泥，分二次开水送下。

⑱主治：初生儿吐乳（属寒者）。

处方：肉豆蔻一钱

服法：研末，每次一分至二分，泡开
　　　水服。

⑲主治：小儿蛔虫。

处方：南瓜子一两六钱

服法：去壳捣烂，用白糖水调服，分
　　　四次服。

88

土单验方汇编
（第二集）

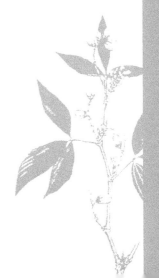

提　要

宝鸡县新医疗法中草药研究推广所编。

1971 年 3 月印刷。64 开本。共 118 页，其中编者的话、目录共 7 页，正文 108 页，插页 3 页。平装本。

本书按疾病科别分类，分为内科、外科、妇科、小儿科、五官科和肿瘤 6 部分，共涉及 60 多种疾病，其中内科部分介绍了 26 种疾病，外科部分介绍了 13 种疾病，妇科部分介绍了 11 种疾病（包括杂症），五官科部分介绍了 4 种疾病，肿瘤部分介绍了 12 种疾病，小儿科部分也介绍了一些疾病。每病下列有处方若干。本书对每方的主治、处方（组成）和服法都做了详细介绍。

本书所附土单验方基本上是效用较好且又容易掌握的。书中药物计量单位采用旧市制，即 1 斤等于 16 两。

土单验方汇编

（第二集）

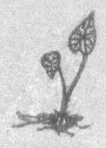

宝鸡县新医疗法中草药研究推广所编

一九七一年三月

目　录

内　科

1

1949

新 中 国
地 方 中 草 药
文 献 研 究
(1949—1979年)

1979

2

3

1949

新 中 国
地 方 中 草 药
文 献 研 究
(1949—1979年)

1979

妇　　科

4

5

1949
新 中 国
地 方 中 草 药
文 献 研 究
(1949—1979年)
1979

肿　瘤

内　科

一、风　寒　感　冒

㈠主治：感冒风寒。

处方：祖师麻三钱。

服法：姜葱煎服。

㈡主治：感冒。

处方：桑枝一两　　葱白五根。

服法：水煎热服，取微汗。

二、预　防　麻　疹

主治：预防麻疹。

处方：丝瓜络五钱。

服法：水煎服。

1

1949
新　中　国
地 方 中 草 药
文 献 研 究
(1949—1979年)
1979

三、头　　痛

（一）主治：头痛。

处方：太白花三钱　太白三七三钱

羌活、生地各三钱　藁本四钱

服法：水煎服。

（二）主治：头昏痛。

处方：藁本二钱　石花二钱　风尼七根

二钱　鹿寿茶二钱　长春七二钱

服法：水煎服。

（三）主治：偏头痛。

处方：偏头七二钱　　当归三钱

金毛七二钱　　川芎二钱

服法：水煎服。

（四）主治：头痛。

处方：八月瓜根二两　　天麻一两

服法：炖猪肉吃。

2

㊄主治：神经性头痛。

处方：偏头草三钱　　川芎二钱

　　　甘草二钱

服法：水煎服。

四、腮 腺 炎

㈠主治：腮腺炎。

处方：板兰根三钱　　夏枯草三钱

用法：水煎服

㈡主治：腮腺炎。

处方：大青叶三钱　　晕鸡头三钱

用法：水煎服。

五、眩 晕（高血压）

㈠主治：高血压。

处方：羊角参二两　　手掌参三钱

3

1949
新 中 国
地 方 中 草 药
文 献 研 究
(1949—1979年)
1979

太白黄精三钱　菜苓草三钱

服法：共细末，白糖四两，黄酒拌蒸，作五次服。

㈡主治：眩晕。

处方：飞天七花。

服法：九蒸九露，黄酒服。

㈢主治：头眩。

处方：晕鸡头五钱　　乌母鸡一只

服法：炖服。

㈣主治：头昏痛。

处方：蒿本　石花　风尾七根各二钱

鹿寿茶二钱　长春七二钱

服法：水煎服。

㈤主治：头晕。

处方：头发七　　瑞苓草　　羌活

蒿本各三钱　　石花五钱

用法：水煎服。

4

㈥主治：高血压。

处方：刺黄柏五钱　　马鞭草五钱
　　　灯芯草五钱。

服法：水煎服。

㈦主治：高血压。

处方：地锦草五钱　　野菊花五钱。

服法：水煎服。

㈧主治：高血压。

处方：丝瓜藤五钱　　丹皮三钱
　　　灯芯草五钱

服法：水煎服。

㈨主治：高血压。

处方：麦蒿屏一两　　八月瓜五钱

服法：水煎当茶饮。

㈩主治：眩晕。

处方：金刷把三钱　　鹿寿茶三钱
　　　太白花三钱　　蒿本二钱

5

1949

新 中 国
地 方 中 草 药
文 献 研 究
(1949—1979年)

1979

服法：水煎服。

㈡主治：高血压。

处方：太白茶五钱　　羊角参五钱
晕鸡头五钱。

服法：水煎服。

㈢主治：高血压。

处方：柴胡三钱　黄芩二钱　夏枯草
三钱　生地五钱　炒杜仲三钱

服法：水煎服。

六、咳　　嗽

㈠主治：劳伤咳嗽。

处方：桃儿七　　沙参　　太羌
太贝各二钱。

服法：水煎服。

㈡主治：肺病咯血。

处方：蝎子七五钱　　石江豆五钱

6

服法：共研细末，每服一钱半，加白
　　　糖三钱，开水下。

（三）主治：咳嗽气喘。

处方：太白米七至八分。（蜜炒）

服法：姜水煎，凉后服。

（四）主治：风热咳嗽。

处方：枇杷叶一两　　桑叶一两
　　　车前草一两

服法：水煎服。

七、哮　　　喘

主治：哮喘。

处方：华陀草二钱　　红糖五钱

服法：水煎华陀草后，和红糖分两次
　　　服。

7

1949

新 中 国
地 方 中 草 药
文 献 研 究
(1949—1979年)

1979

八、结　　胸

主治：痰火结胸。

处方：蚯蚓适量　　白糖适量。

服法：　蚯蚓研细，加白糖再研匀，
　　　　加水浸渍，取汁饮之。

九、虚　　劳

㈠主治：五劳七伤。

处方：石枣三钱　　石江豆三钱

服法：白酒半斤泡服，每次一钱。

㈡主治：劳伤。

处方：搬倒挣三钱　　赶三鞭二钱
　　　　红三七一钱

服法：水煎服。

㈢主治：心血不足。

8

处方：硃砂七三钱　　太白花三钱

　　　　炒枣仁五钱

服法：水煎服。

㈣主治：手脚发烧。

　处方：鸡爪参二两　北细辛一两

　　　　黄精一两　　黑洋参一两

服法：炖肉吃。

㈤主治：手足心烧，周身骨节痛。

　处方：太白洋参半斤。

服法：炖猪肉食之。

㈥主治：肾虚盗汗。

　处方：鹿寿茶一两。

服法：炖猪蹄服。

备注：又方：鹿寿茶，当茶喝。

㈦主治：肝脾肿大疼痛。

　处方：马鞭草一钱　　泽兰五钱

　　　　川栋子六钱。

9

1949

新 中 国
地 方 中 草 药
文 献 研 究
(1949—1979年)

1979

服法：水煎服。

(八)主治：虚劳。

处方：太白花五钱　　三白草五钱
　　　　乌金草五钱

服法：用白糖随乌母鸡炖服之。不放
　　　盐。

(九)主治：臌胀病逐水后，帮助恢复，以
　　　　防复发。

处法：黄芪一两　　大麦仁二两

服法：先煮黄芪，取汤入大麦仁煮
　　　食之，每日壹剂。

十、肝　　　炎

(一)主治：肝炎。

处方：茵陈三钱　　金钱草五钱

用法：水煎服。

(二)主治：肝炎。

10

处方：菌陈二两　　红枣一两

用法：水煎服。

㈢主治：慢性肝炎。

处方：猪肝一个　　白糖三两

用法：共煮后吃肝喝汤。

㈣主治：慢性肝炎。

处方：猪肝一个　　大茴香八个

黄腊四两

用法：把猪肝用竹签挫开将大茴香装

进去、和黄腊一起蒸熟。去渣

后吃。

注：忌铁器。

㈤主治：慢性肝炎。

处方：獾肝及心肺各一个。

用法：蒸熟吃，不用调料。

㈥主治：慢性肝炎。

处方：胡桃仁一斤　　黑芝麻一斤

11

1949

新 中 国
地 方 中 草 药
文 献 研 究
(1949—1979年)

1979

　　　　青茶叶四两

用法：共研末蜜丸二钱重，每次一

　　　丸，早晚服。

㈦主治：急性肝炎。

　　处方：蒲公英三钱　　大黄二钱

　　　　　白茅根五钱　　茵陈五钱

　　　　　车前草三钱

　　服法：水煎服。

十一、肝硬变　　腹水

主治：肝硬变、腹水。

处方：甘遂一两　　　二丑二两

　　　　沉香二钱　　　琥珀一钱

服法：细末，丸为绿豆大，每日两

　　　次，每次壹钱。

12

十二、水　　肿

㈠主治：水肿。

处方：西瓜　　蒜三瓣。

服法：装西瓜内煮至瓜熟内服。

㈡主治：男女虚肿。

处方：飞天七

服法：煮肉吃。

㈢主治：黄肿病，膨胀病，水肿病。

处方：黄芪八钱　　赤小豆一两

　　　大麦仁二两

服法：先煮黄芪，取汤入麦、豆煮食之。

㈣主治：风湿肤肿。

处方：老龙衣　　太羌　　茯苓草

　　　大黄各三钱

服法：水煎服。

十三、痨　　病

㈠主治：肺结核。

处方：金樱子一斤　　冰糖一两

13

1949

新 中 国
地 方 中 草 药
文 献 研 究
(1949—1979年)

1979

服法：熬成膏，每次五钱，每日三次。

十四、血　　　症

（一）主治：吐血。

处方：硃砂七四钱　茅根四钱　枸树
根皮四钱　　地骨皮四钱

服法：水煎服。

（二）主治：吐血。

处方：红毛七四钱　　一口血五钱

服法：水煎服。

（三）主治：吐血。

处方：尸儿七一钱　　地仙桃一钱

服法：水煎服。

（四）主治：肺病咳血。

处方：蝎子七五钱　　石江豆五钱

服法：共研末，每服一钱半，加白糖

14

三钱，开水送下。

㈤主治：吐血。

　　处方：卜硝一钱（城墙消土）

　　服法：水煎服。

㈥主治：肠风下血，崩带，红白痢。

　　处方：蝎子七四钱　小六月寒二钱
　　　　　椿树皮五钱。

　　服法：水煎服。

㈦主治：吐血不止。

　　处方：索骨丹三钱　石草霜三钱
　　　　　碟砂七三钱

　　服法：水煎服。

㈧主治：内伤疼痛及吐血。

　　处方：碟砂七二钱　　白酒少许

　　服法：水煎服

㈨主治：损伤吐血。

　　处方：白茅根一两　　鱼鳅串一两

15

1949

新 中 国
地 方 中 草 药
文 献 研 究
(1949—1979年)

1979

川法：水煎服。

㈡主治：尿血。

处方：旱莲草五钱　　车前草五钱

茅根五钱　　　地骨皮五钱

服法：水煎服。

㈡主治：尿血。

处方：大蓟七钱　　　凤尾草七钱

灯芯草一钱　　旱莲草七钱

服法：水煎服。

㈢主治：尿血。

处方：金钱草三钱　　凤尾草三钱

服法：水煎服。

㈣主治：尿血。

鲜马齿苋二两　车前草七株。

服法：水煎，每日壹剂，服三次，连

服三日。

禁忌：辛辣之品。

16

十五、癫　痫

（一）主治：羊痫风。

处方：鲤鱼鳔（大者一个）

服法：新瓦焙干研末，黄酒冲服。

（二）主治：羊痫风。

处方：羊角参一两　　扭子七四钱

太白茶三钱　　晕鸡头八钱

太白洋参五钱

服法：水煎服。

（三）主治：癫狂。

处方：太白茶　　硃砂七等分

服法：水煎服。

（四）主治：疯狂。

处方：鸡蛋七个　活全虫四十九只

服法：将全虫装鸡蛋内晒二十一天，

取出全虫焙干，研粉，每服五

17

1949

新 中 国
地 方 中 草 药
文 献 研 究
(1949—1979年)

1979

日，分二次，黄酒冲服。

㈤主治：疯子病。

处方：金柴胡五钱　　大菖蒲五钱
　　　　大白菜二两

服法：水煎服。

十六、胃　腹　痛

㈠主治：肚子痛。

处方：太白米二钱　枇杷玉二钱
　　　　蝎子七二钱

服法：水煎服。

㈡主治：小腹结痛。

处方：八月瓜五钱　红毛七二钱
　　　　小茴香五钱

服法：水煎服。

㈢主治：肚子痛，胃疼。

处方：太白米20—30粒。

18

服法：口服。温开水送下。

（四）主治：胃疼吐酸。

处方：鸡蛋壳焙黄。

服法：研末每次一钱每日三次。

（五）主治：食积腹痛。

处方：白鸡屎藤根三钱

服法：水煎服。

（六）主治：食积腹疼。

处方：莱菔子三钱　　菖蒲一钱

　　　　鱼鳅串五钱

服法：水煎服。

（七）主治：突然吐泻腹痛。

处方：鸡眼草五钱

服法：水煎服。

（八）主治：冷气腹痛

处方：淫阳藿根五钱　铁扁担二钱

服法：水煎服。

19

1949
新 中 国
地方中草药
文 献 研 究
(1949—1979年)
1979

（九）主治：积聚肚胀气短，胸膈不利。

处方：九牛造一钱　　大头翁一钱

碌砂七二钱

服法：水煎服。

（一）主治：肚胀。

处方：老龙皮二钱　狗腥草二钱

石耳子三钱　枇杷玉一钱

空萝卜为引。

服法：水煎服。

（二）主治：脾胃不和肚胀胃痛。

处方：盘龙七三钱　　碌砂七三钱

山楂三钱　　大头翁三钱

大黄三钱　　木通一钱

太白米一钱　生姜引。

服法：水煎服。

（三）主治：劳伤停血胸中，不能饮食。

处方：大头翁三钱　　破血丹一钱

20

服法：煎服。

㈢主治：溃疡，急慢性胃炎，胆道蛔虫膀胱炎，菌痢，蜂窝织炎，烫伤，烧伤，各种炎症感染。

处方：硃砂莲。

服法：研末每次一钱，早晚服。

十七、泄　泻

㈠主治：水泻不止。

处方：八月瓜五钱　丝瓜五钱　木瓜三钱　石榴皮五钱　百草霜盘龙七　紫骨丹各三钱

服法：水煎服。

㈡主治：腹泻。

处方：六合草一两。

服法：水煎服。

㈢主治：腹泻。

21

1949

新 中 国
地 方 中 草 药
文 献 研 究
(1949—1979年)

1979

处方：鲜萝卜秧二两　　红糖五钱

服法：将萝卜秧捣烂取汁，加红糖服。

（四）主治：腹泻。

处方：酸浆草二两。

服法：水煎服。

（五）主治：风寒夹食腹泻。

处方：鲜蓼子根一两。

服法：水煎服。

（六）主治：急性腹泻。

处方：鲜红薯藤五钱。

用法：捣烂取汁，开水冲服。

（七）主治：腹泻。

处方：白术五钱　　车前子五钱

用法：水煎服。

（八）主治：水泻。

处方：棉花花一两　　车前草五钱

22

红糖五钱

服法：先将前二味煎后，加红糖一次
　　　　服。

十八、痢　　疾

㈠主治：红白痢疾。

处方：赶山鞭二钱　盘龙七二钱

　　　　硃砂七三钱　生熟车前子各五钱

服法：水煎服。

㈡主治：红白痢疾。

处方：索骨丹　蝎子七各三钱

服法：水煎服。

㈢主治：红白痢疾。

处方：索骨丹三钱　　硃砂七三钱

　　　　蝎子七三钱　　荞麦七三钱

服法：水煎服。

㈣主治：红白痢疾。

23

1949

新 中 国
地 方 中 草 药
文 献 研 究
(1949—1979年)

1979

处方：蝎子七　索骨丹　黄柏各三钱

服法：水煎服。

㈤主治：红白痢疾。

处方：蝎子七三钱

服法：红痢加白糖五钱。白痢加红糖
　　　五钱。

㈥主治：红痢。

处方：刺梨根二两　　仙鹤草二两

服法：水煎服。

㈦主治：红痢。

处方：地榆三钱　　仙鹤草三钱

服法：水煎服。

㈧主治：痢疾。

处方：凤尾草五钱　　鱼鳅串五钱

服法：水煎服。

㈨主治：红白痢。

处方：马齿苋一两　　鱼鳅串一两

24

红糖五钱

服法：煎前二味后，加红糖服。

（一）主治：红白痢疾。

处方：棉花花一两　　冰糖五钱

服法：把棉花花煎汤，加冰糖，空心服。

（二）主治：赤白痢疾。

处方：大头翁四钱　　车前草四钱

服法：煎汤。红痢加白糖五钱，白痢加红糖五钱服。

（三）主治：赤白痢疾。

处方：白头翁四钱　　木槿花四钱

服法：煎汤。红痢加白糖五钱，白痢加红糖五钱服。

（四）主治：赤痢。

处方：蕌麦八钱　　红糖一钱

服法：水煎服。凡见赤痢初症属实者，一剂即告痊愈。

25

1949

新　中　国
地　方　中　草　药
文　献　研　究
(1949—1979年)

1979

十九、疟　　疾

（一）主治：疟疾。

处方：九牛造二钱　青蛙七二钱

服法：共为末，清早用阴阳水分二次
冲服。

（二）主治：疟疾。

处方：狗骨头三钱　青蛙七二钱
大头翁二钱　桃叶尖七个

服法：发作时水煎服。

注：一方加柴胡三钱　苍术三钱
一方加青蛙七三钱　生姜三钱
水煎服。
一方加青蛙七三钱　桃枝七个
生姜引。

（三）主治：疟疾。

处方：青皮一钱　　芫花一钱

26

用法：共研末面糊为丸如梧子大，每
次 8 丸。只服一次。

㈣主治：疟疾。

处方：野桑堪

用法：捣成糊状，于发作前二小时敷
于腕上横纹正中二指处。

二十、风 湿（痹症）

㈠主治：筋骨麻木，风疼。

处方：红线麻根（指下面肉根）
猪肉。

服法：共煮以肉熟为度，食肉喝汤。

㈡主治：关节痛。

处方：大仲筋草四两 川牛夕一两
猪蹄一个

服法：炖后吃肉喝汤。

27

1949

新 中 国
地方中草药
文 献 研 究
(1949—1979年)

1979

（三）主治：风湿症。

处方：长春七三钱　　扭子七二钱

飞天七三钱

服法：水煎服。

（四）主治：腰腿疼。

处方：尸儿七一钱（研末）

服法：凉水冲服。

（五）主治：风湿性关节炎。

处方：五加皮三钱　　忍冬藤一两

服法：水煎服。

（六）主治：风湿筋骨痛。

处方：飞天蜈蚣七三钱　柴胡一钱半

葛根三钱　　长春七二钱

石苇三钱　　升麻一钱

服法：水煎服。

（七）主治：上肢肩臂痛。

处方：当归三钱　　　生地三钱

28

　　　　赤芍五钱　　　川芎二钱

　　　　桂枝三钱　　　秦艽八钱

　　服法：水煎服。

（八）主治：腿痛。

　　处方：防己二钱　　　牛夕八钱

　　用法：水煎服。

二十一、消　　渴（糖尿病）

　　主治：糖尿病。

　　处方：石枇杷一两　　　茱苓草一两

　　　　　猪宗七一两

　　服法：水煎服。

二十二、疝　　气

（一）主治：疝气。

　　处方：菁旦旦子　　　药茴香根

29

1949
新 中 国
地 方 中 草 药
文 献 研 究
(1949—1979年)
1979

八月瓜各叁钱。

服法：水煎服。

（二）主治：小儿疝肿。

处方：茴香根三钱　桃奴三个。

服法：水煎分三次服。

（三）主治：小儿疝气。

处方：土联儿一两　小茴香一钱

服法：水煎服。

二十三、阳　　痿

主治：阳痿。

处方：柏树根皮二两　黄酒半斤

服法：用黄酒煎柏树根皮，一次服，
日一次。

二十四、二　　便

（一）主治：小便不利疼痛。

30

处方：尿流草三钱　　黑虎鞭（扁

蓄）三钱　　香附子二钱

王不留三钱　　车前子二钱

服法：开水煎服。

㈡主治：小便不利疼痛。

处方：头发七　　苂苓草　　木通

瑞苓草各三钱。

服法：水煎服。

㈢主治：小便不利疼痛。

处方：咪咪毛一两　　楸蒜苔五钱

葵杆心　车前草　马鞭草各

三钱　青木通二钱糖白引

服法：水煎服。

㈣主治：五淋白浊。

处方：夏枯草三钱　　千里光三钱

扁蓄三钱

服法：水煎服。

31

1949

新 中 国
地方中草药
文 献 研 究
(1949—1979年)

1979

㈤主治：遗尿。

处方：鸡内金一两洗净焙干研细末分
十包。

用法：每日壹包，分2—3次，开水
冲服。

二十五、肾　　炎

㈠主治：急性肾炎。

处方：车前草二两　玉米须二两
用法：水煎服。

二十六、蛔　虫　蛲　虫

㈠主治：蛔虫。

处方：水案板一两
服法：水煎服或用红糖炒后水煎服

32

（二）主治：驱蛔虫。

处方：青龙皮三钱　苦栋根皮三钱

红糖一两

服法：水煎服。

（三）主治：蛲虫症，肛门发痒。

处方：雷丸三钱　　鹤虱五钱

玉片三钱　　二丑二钱

木香一钱　　大黄二钱

服法：水煎服。

（四）主治：蛲虫症（每晚肛门发痒）

处方：雷丸三钱　　二丑一钱半

木香一钱　　大黄二钱

服法：水煎服。

1949

新中国
地方中草药
文献研究
(1949—1979年)

1979

外 科

一、刀 伤

㈠主治：止血。

处方：天朋草　　石花　　等分。

用法：研末用。

㈡主治：止血。

处方：太白三七。

用法：研末贴患处。

㈢主治：止血。

处方：贝母一钱　　铁牛七一钱

用法：研末贴患处。

㈣主治：止血。

处方：九节梨。

用法：研末贴患处。

31

㈤主治：止血。

处方：铁牛七　　尸儿七　　冰片

寸香少许

用法：研末用之。

㈥主治：止血。

处方：石霜一两　龙骨三钱　寸香一

分

用法：研末贴之。

㈦主治：止血。

处方：见血飞皮一两　冰片　银朱少许

用法：研末贴之。

㈧主治：止血。

处方：金腰带一钱　　金石斛五钱

用法：研末外用。

㈨主治：止血。

处方：天蓬草三钱　　灯苔七三钱

牡蛎五钱　　　石霜四钱

35

1949
新中国
地方中草药
文献研究
(1949—1979年)
1979

见血飞三钱

用法：研末香油调外用。

(二)主治：止血。

处方：陈石灰一斤　　大黄粉一斤

生龙骨粉半斤

用法：研末外用。

(三)主治：止血。

处方：石榴三钱　　月儿七五两

用法：研末外用。

(三)主治：跌打损伤郁血。

处方：风尾七二钱　　长春七二钱

九牛造二钱。

用法：共为末，凉水冲服，每次一钱。

(三)主治：外伤消肿止痛。

处方：母猪藤根三钱　白酒少许。

用法：水煎服。

(四)主治：伤处红肿发炎。

36

处方：栀子三钱　　鸡蛋一个
　　　面粉适量
用法：将栀子研末、与面粉和匀，加
　　　蛋清调敷。
㊄主治：战伤止血。
处方：红三七
用法：研末帖患处。
㊅主治：战伤止血。
处方：蜈蚣七、
用法：研末备用。

二、骨　　折

㊀主治：骨折。
处方：五加皮　　二公斤公鸡一个。
用法：共捣如泥，敷患处，一个对时
　　　取掉。

37

1949
新中国
地方中草药
文献研究
(1949—1979年)
1979

（二）主治：各种骨质增生。

处方：白术六两　　用牛奶拌蒸。

服法：每日二次，每次钱半。

（三）主治：骨髓炎。

处方：石泽兰一两　石花一两

石梅五钱　　寸香五分

冰片一钱。

用法：共研细末外敷。

（四）主治：骨髓炎。

处方：搬倒挣三钱　海马二钱　**党参**

三钱　螃蟹二钱　海龙二钱

当归三钱　　　川芎二钱

服法：水煎服。

38

三、水 火 烫 伤

㈠主治：火烫伤。

处方：八月瓜皮一把

用法：焙干研末和菜油调敷患处。

㈡主治：火烫伤。

处方：盘龙箭一两　蚯蚓5—6条，

加白糖少许。

用法：混合捣烂外敷。

㈢主治：烫火伤。

处方：隔山撬五钱

用法：研末用菜油调敷。

㈣主治：烫火伤。

处方：鲜丝瓜叶。

用法：捣绒外敷。

㈤主治：烫火伤。

处方：女贞树皮一两　酸枣树根皮一两

39

1949

新 中 国
地 方 中 草 药
文 献 研 究
(1949—1979年)

1979

用法：熬膏擦伤处。

(六)主治：烫火伤。

处方：飞天七　金樱子根各等分。

用法：研成末外敷。

(七)主治：烫火伤。

处方：石膏五钱　香油适量
荞面少许。

用法：用凉水泡石膏加香油，取上**面**
一层水荞面少许，涂在伤处。

(八)主治：水火烫伤。

处方：生地榆一两　大黄三钱
黄柏三钱　冰片一钱。

用法：共研细末，清油调敷患部。

(九)主治：烫伤。

处方：黄连二钱　大黄五钱　地
榆炭三钱　白芨三钱　香
油适量。

40

用法：前四味研末，用香油和成
　　　　膏，贴患处。

（三）主治：烧伤、烫伤方

处方：地榆一两　茜草五钱　香油适量

用法：前二味研末，用香油调，贴患
　　　　处。

（二）主治：烧烫伤。

处方：小救驾三钱　樟木五钱
　　　　五灵脂二钱　红花二钱　黄酒引

服法：水煎服。

四、恶疮肿毒

（一）主治：恶疮肿毒。

处方：狗心草。

用法：捣烂敷患处。

（二）主治：恶疮肿毒。

处方：山茨菇　灵寿茨。

41

1949
新 中 国
地方中草药
文 献 研 究
(1949—1979年)
1979

用法：共捣敷之。

（三）主治：恶疮肿毒。

处方：螺丝七。

用法：捣敷之。

（四）主治：恶疮肿毒。

处方：大头翁。

用法：捣敷之。

（五）主治：恶疮肿毒。

处方：一支箭　紫花地丁

用法：捣烂外敷。

（六）主治：恶疮肿毒。

处方：仙桃草　蒲公英。

用法：捣敷之。

（七）主治：恶疮肿毒

处方：天蓬草三钱　飞天七五钱
白细辛二钱

用法：研末酒调敷。

42

㈧主治：恶疮肿毒。

　处方：金牛七　铁牛七　蚯蚓

　用法：捣敷患处。

㈨主治：火疔。

　处方：蒲公英三钱　酸浆草三钱。

　用法：共捣敷患处。

㈩主治：头面生疮。

　处方：二花一两　蒲公英三钱

　　　　生草二钱

　服法：水煎服。

五、癣　　疮

㈠主治：睾丸癣　妇人阴户肿。

　处方：秃疮花　公英　艾叶

　　　　葱根等分

　用法：水煎外洗。

㈡主治：秃疮。

43

1949

新　中　国
地 方 中 草 药
文 献 研 究
(1949—1979年)

1979

处方：盘龙七　黄柏　马朝蔓。

用法：研末，清油和涂。

（三）主治：秃疮。

处方：油头发烧灰　凤凰衣烧灰
　　　　雄黄二钱　硫黄二钱

用法：炼猪油调和涂，后用核桃**油抹**

六、皮 肤 搔 痒

（一）主治：皮肤搔痒。

处方：六月寒半斤　夏枯草半斤

用法：煎水洗。

（二）主治：皮肤搔痒。

处方：白矾五钱　地肤子一两
　　　　花椒五钱　长春七三钱
　　　　铁牛七五钱

用法：煎水洗。

（三）主治：皮肤搔痒。

44

处方：老龙皮五钱　追风七五钱

盘龙七一两　蜈蚣七皮五钱

五味皮五钱　花椒少许

骑马七一两

用法：水煎外洗。

㈣主治：各种皮炎。

处方：公英二两　苍耳二两　白

鲜皮二两。

用法：水煎浓缩成膏外用。

七、瘰　　疬

㈠主治：老鼠疮。

处方：爬山虎　追风七　透骨草

大葱　蜂蜜

用法：砸糊外敷。

㈡主治：老鼠疮。

处方：鲜红线麻　麝香

45

1949

新 中 国
地 方 中 草 药
文 献 研 究
(1949—1979年)

1979

用法：将线麻捣烂，加麝香少许，
敷患处。

（三）主治：瘰疬。

处方：狗骨头　老虎姜、

用法：分别切片，共研细末，撒患处。

（四）主治：瘰疬。

处方：秃疮花　白杨树花

用法：熬成膏药贴患处。

（五）主治：瘰病

处方：九莲灯　蛇蜕子

用法：捣混贴患处。

（六）主治：瘰疬。

处方：鸡蛋七个　蝎虎七个。

服法：将蝎虎装鸡蛋内煮熟，吃
鸡蛋，每天一个。

（七）主治：甲状腺肿大。

处方：海带二两　海藻二两　昆布二两

46

桔梗五钱　川芎三钱　内金五钱

木香二钱

服法：共细末，饭后服，每日三次，

每次三钱。

㈧主治：淋巴结肿大（未溃烂者）

处方：蜈蚣一条　鸡蛋一个

服法：将蜈蚣去头足，研细放入蛋

内，蒸熟炖服。连服七次。

八、黄水疮

㈠主治：黄水疮。

处方：头发七　雄黄　白矾　烧炕子

烟尘各适量。

用法：研末散患处。

㈡主治：黄水疮。

处方：盘龙七五钱　黄柏五钱

苦楝树皮一两

47

1949

新　中　国
地方中草药
文　献　研　究
(1949—1979年)

1979

用法：研末，清油调和涂之。

㈢主治：黄水疮。

处方及用法：黑胡椒三粒，研细与蒜捣如泥状，将耳角用三棱针划痕三道，涂上上药，胶布固定。

㈣主治：黄水疮。

处方：盘龙七　黄柏　马贯肠根皮

用法：研末，油调擦。

㈤主治：黄水疮。

处方：地莓子研末，黄瓜蔓烧灰败酱根石花。共研末。

用法：用其末，清油调擦。

㈥主治：黄水疮。

处方：藤黄　　猪苦胆

用法：将藤黄研末，用猪苦胆水和，贴患处。

48

⑦主治：黄水疮。

处方：黄鼠草根。

用法：研末，清油调。

⑧主治：黄水疮。

处方：松香二钱　马贯肠三钱

用法：将松香装葱叶内放锅内煮
研末，加马贯肠。

⑨主治：黄水疮。湿疹。臁疮。

处方：雄黄二钱　硫黄二钱　芒硝**二钱**
大黄五钱　血余，凤凰衣。

用法：共研末，清油和贴。

⑩主治：黄水疮。湿疹。

处方：艾叶　花椒　蒜辫　浮麦。

用法：煎洗。

⑪主治：黄水疮，湿疹。

处方：苦楝树叶一把　青盐四两
花椒四两　白矾二两

49

1949

新中国
地方中草药
文献研究
(1949—1979年)

1979

用法：煎洗。

(二)主治：黄水疮，臁疮。

处方：玉米灰包。

用法：用清油和贴。

九、漆　　　疮

(一)主治：漆疮。

处方：臭春皮　　八木

用法：煎洗。

(二)主治：漆疮。

处方：页虫　　鸡蛋

用法：页虫水煮鸡蛋二个，吃鸡
蛋喝汤，可以预防。

十、蛇　咬　伤

(一)主治：蛇咬伤。

处方：六月寒全草一株　麝香五厘

50

用法：用口涎渗入捣如泥，再加入麝
　　　香五厘，涂敷伤处。

（二）主治：蛇咬伤
　　处方：一支蒿　一支箭　蒲公英
　　　　　铁杆蒿　地丁草各壹把，
　　用法：捣敷。

（三）主治：蛇咬伤
　　处方：生半夏　酸酸草　狗心草
　　　　　一支箭　　　一支蒿
　　用法：捣敷。

（四）主治：蛇咬　蝎螫
　　处方：长春七　六月寒根各适量。
　　用法：内服、外敷。

（五）主治：蛇咬。
　　处方：外用：狗心草　小香　南星
　　　　　黄荆子叶
　　　　　内服：贝母　　苍耳子

51

1949

新　中　国
地方中草药
文　献　研　究
(1949—1979年)

1979

用法：外用的捣烂外敷。内服的煎服。

（六）主治：蛇咬

处方：紫花地丁　金牛七　半夏苗

马齿苋

用法：共捣一处，外敷。

（七）主治：蛇咬

处方：地苦胆一钱　烟油一钱

用法：捣泥内服、外敷。

（八）主治：蛇咬。

处方：一支箭　梅子蔓叶　地丁草叶

五爪龙叶。

用法：共捣烂，贴伤处。

（九）主治：蛇虫咬伤，恶疮。

处方：神砂草（大叶远志）

用法：捣烂敷之。

（二）主治：蛇咬伤。

处方：土狗　　雄黄

52

用法：土狗砸烂，加雄黄贴伤口。

㈡主治：蛇咬伤。

处方：过路黄。

用法：捣烂敷患处。

㈢主治：蛇咬。

处方：马齿苋　破血丹　张口草
　　　　闭口草　雄黄

用法：砸烂外敷。

㈣主治：蛇咬伤。

处方：马兜铃根。

用法：水煎洗患处。

㈤主治：蛇咬伤。

处方：雄黄一两　五灵脂五钱

用法：共为细末，水酒各半冲服，
　　　　每次三钱，一日三次。

53

1949

新　中　国
地 方 中 草 药
文 献 研 究
(1949—1979年)

1979

十一、疯狗咬伤

㈠主治：疯狗咬伤。

处方：骑马七二钱

服法：开水送服。

㈡主治：疯狗咬伤。

处方：狼牙刺上斑毛一钱为末　荞麦七

服法：水煎服。

㈢主治：疯狗咬伤。

处方：荞麦七五钱　黑竹根五钱

凤尾七四钱　　苍术三钱

石菖蒲三钱

服法：水煎服。

十二、阑　尾　炎

㈠主治：阑尾炎。

处方：犁头草三钱

54

服法：水煎服。

十三、其　　它

（一）主治：发际疮。

处方：狗腥草　　大枣

用法：煎服，砸烂外敷。

（二）主治：颈后多发性毛囊炎。

处方：雄黄一钱　全蜈蚣七条。

服法：为末，分五包，，每次一
包，一日三次。

（三）主治：风矢。

处方：二七苗（金牛七、铁牛七）
苍术　荆芥　防风　明矾　地夫
子各等分。

用法：熬水洗。

（四）主治：鹅掌风。

处方：臭黄蒿。

55

1949
新 中 国
地 方 中 草 药
文 献 研 究
(1949—1979年)
1979

用法：砸烂外贴。

⑤主治：多发性疖肿。

处方：蟾蜍一只。

服法：煎汤加白糖服之，分四次。

⑥主治：阴毒。

处方：仙桃草三株一两　蟾蜍一只

服法：用黄酒三斤，小火煎熬，分次服完。

⑦主治：阴囊肿大。

处方：卵子草二两

用法：水煎熏洗患处。

⑧主治：颈部蜂窝状症（发际疮）

处方：金牛七　铁牛七　独角莲荞麦面等量。

用法：和为浆敷患处。

⑨主治：漏肩风。

处方：鲜桑枝一两（黄酒炒）

56

鲜布乃头草一两　丝瓜筋五钱
女贞子五钱

用法：水煎服，每天一剂，连服五剂。

㈠主治：脚气，流黄水溃烂。

处方：轻粉一钱　铅粉一钱　苦矾一钱

用法：共为细末，撒患处。

㈡主治：头发脱落。

处方：驴蹄子。

用法：焙黄研末，用香油调和，
涂在脱发处。

㈢主治：臁疮腿。

处方：炕上墨斗（烟墨斗）

用法：研末，用凡士林调匀，涂患处。

㈣主治：肛门裂。

处方：螺丝一个　　冰片一钱

用法：将冰片研末，撒在螺丝上，自
出水液，外涂肛门。

57

1949
新 中 国
地 方 中 草 药
文 献 研 究
(1949—1979年)
1979

（二）主治：脱发。

处方：花椒一两　烧酒半斤（瓶装）

用法：用烧酒泡花椒待酒色变黄即可成功。用此来擦头发。

（三）主治：破伤风。

处方：蝉蜕一两研末，黄酒 二 两 煮热。

服法：一次冲服，取微汗。

58

妇　科

一、月经不调

（一）主治：妇女月经不调，痛经，红带。

处方：鹿寿草三钱　猪苓草三钱

　　　对经草三钱　凤尾草四钱

　　　天朋草二钱　还阳草三钱

　　　翻白草二钱

服法：煎服。

（二）主治：月经不调。

处方：对经草　朱砂七　桦灵芝

　　　各三钱。

服法：水煎服。

（三）主治：月经不调。

处方：红丝毛三钱　月季花二钱

59

1949

新 中 国
地 方 中 草 药
文 献 研 究
(1949—1979年)

1979

马鞭草二钱　益母草三钱

服法：水煎服。

（四）主治：月经不调。

处方：瑞苓草五钱　鹿寿草五钱

益母草五钱

服法：水煎服。

（五）主治：闭经。

处方：茜草五钱　　大枣10个

服法：水煎服。

二、痛　　经

（一）主治：痛经。

处方：一枝黄花二两

服法：水煎服。

（二）主治：痛经。

处方：马鞭草一两　红牛夕一两

大叶对经草三钱

服法：水煎服。

60

三、白　带

（一）主治：白带。

处方：椿根皮五两　冰糖五两

服法：共研末，每服一钱，每日三次。

（二）主治：白带。

处方：硫磺五分　　鸡蛋一个

服法：把鸡蛋打一小孔，再将硫黄研末装入，外用湿麻纸包上几层，埋入火内，热熟为度，吃鸡蛋，喝烧酒。

（三）主治：白带。头昏眼花。

处方：隔山橇四钱　商陆四钱

飞天七四钱　党参四钱

太白洋参四钱

服法：炖猪肉食之。

（四）主治：白带，头昏眼花。

61

1949

新 中 国
地 方 中 草 药
文 献 研 究
(1949—1979年)

1979

处方：猪苓草三钱　瑞苓草三钱
　　　对经草三钱　千年老鼠屎三钱
　　　黄腊一两
服法：炖母鸡食。
主治：白带。
处方，太白花四钱　太白黄精三钱
　　　手儿参二钱　鹿寿茶二钱
　　　党参二钱
服法：水煎服。
㈥主治：白带。
处方：石江豆四钱　太白花三钱
　　　金腰带三钱　二白草三钱
　　　赶三鞭三钱　柴胡二钱
　　　牛毛七三钱
服法：水煎服。
主治：白带。
处方：红白鸡冠花二钱　白商陆二钱

62

太白花四钱

服法：炖猪蹄食。

（八）主治：白带。

处方：空桶参一两　二百根一两

猪肉一斤

服法：待肉煮烂服之。

（九）主治：白带。

处方：太白花二两

服法：炖猪蹄食之。

（一〇）主治：白带。

处方：地骨皮一两　酸枣树根皮一两

服法：水煎，煮鸡蛋食，每日一个，

服十五天。

（二一）主治：白带。

处方：委陵菜三钱　　鸡冠花三钱

银杏二钱

服法：水煎，炖猪肉吃。

63

1949

新 中 国
地 方 中 草 药
文 献 研 究
(1949—1979年)

1979

主治：白带。

处方：透骨消一钱　　鸡冠花三钱

服法：水煎服。

㈢主治：白带。

处方：二百根三钱　　蒲松实三钱

　　　石霜三钱　　　翻白草三钱

服法：黑豆作引，水煎服。

㈣主治：白带。

处方：金腰带三钱　　豆腐一斤

　　　红糖四两

服法：放锅内煮熟，分两次服。

㈤主治：白带阴虚。

处方：庇寿茶一两　　狗心草一两

　　　蒸糯米一斤

服法：常服。

㈥主治：白带。

处方：大红粉三钱　花椒　艾少许

64

服法：上药公为细末， 红用白糖，
 白用红糖引。

（五）主治：白带。

处方：二百根 翻白草各三钱。

服法：水煎服。

（六）主治：白带。

处方：五香草三钱 硫黄三钱

服法：水煎服。

四、乳痈

（一）主治：乳痈。

处方：一枝箭 蒲公英。

用法：捣贴患处。

（二）主治：乳痈。

处方：地槐根三钱 （苦参）

服法：水煎服。

65

1949

新 中 国
地 方 中 草 药
文 献 研 究
(1949—1979年)

1979

（三）主治：乳痈。

处方：干乌药草一两　空空参五钱
　　　　蒲公英三钱　　　紫花地丁四钱
　　　　天花粉三钱　　　牛蒡根三钱。

服法：水煎服。

（四）主治：乳痈。

处方及方法：乳头疙瘩上扎一穴，用
　　　　　　水灌吹之。

（五）主治：乳痈。

处方：丝瓜络二钱　　八月瓜根二钱
　　　　录豆二钱。

服法：水煎服。

（六）主治：乳痈。

处方：录色蚯蚓　　苧麻根

用法：捣在一起，外敷。

（七）主治：乳痈红肿。

处方：蒲公英一两　　忍冬藤一两

66

服法：水煎服。

㈧主治：丹毒、乳腺炎、腮腺炎、疖痈
等八种常见病。

处方：半枝莲。

用法：外敷。

五、崩　　漏

㈠主治：妇女血崩。

处方：大对经草二两　　桑皮五钱
当归五钱　　　　益母草五钱

服法：水煎服。

㈡主治：妇女血崩。

处方：蝎子七一两　　黄酒半斤

服法：泡煎，分四次服。

㈢主治：崩漏。

处方：蒲松实五钱　　太白洋参五钱
党参三钱

1949
新　中　国
地 方 中 草 药
文 献 研 究
(1949—1979年)
1979

服法：水煎服。

㈣主治：妇女血崩。

处方：鹿寿草二两　　水灯草三钱
　　　　朱砂七三钱　　红白糖各五钱

服法：水煎服。

㈤主治：妇女倒血。

处方：蒲松实三钱　　八月瓜三钱

服法：水煎服。

㈥主治：血崩。

处方：刺石榴三钱　　地榆三钱
　　　　蝎子七三钱

服法：水煎服。

㈦主治：血崩。

处方：刘寄奴，土三七（或小蓟）
　　　　血见愁　侧柏炭各三钱。
　　　　流血时间长加马齿苋，地锦。

服法：水煎服。每日一剂，日服二次。

68

六、子宫脱垂

(一)主治：子宫脱垂。

处方：益母草三钱　对经草三钱

贯仲三钱　　狭苓草二钱

椿皮一钱　　续断四钱

服法：猪肉炖服。

(二)主治：妇女子宫脱垂。

处方：金腰带三钱　萆薢三钱

对经草一两　茄子蒂一两

益母草一两　防己四钱

服法：水煎服。

(三)主治：脱肛，子宫脱出。

处方：紫骨丹。

服法：磨水服之。

(四)主治：子宫脱垂。

69

1949

新 中 国
地 方 中 草 药
文 献 研 究
(1949—1979年)

1979

处方：霜后茄儿子三个，一包针（全草）一两　　蜗牛肉五钱

土牛夕三钱　　藕节一两

服法：炖肉，或猪油服。

⑤主治：子宫脱出。

处方：槐实一两　　五倍子五钱

索骨丹五钱。

服法：共为细末，黄酒冲服，每次二钱，每日二次。

七、抽 麻 风

㊀主治：抽麻风。

处方：祖师麻三钱　　苜宿根一两

红火麻根一两　　苎麻根一两

木耳一两

70

服法：共为末，每日早晚用黄酒冲服
　　　　一钱。

（二）主治：抽麻风。

处方：祖师麻　筋骨草　长春七
　　　　竹根七　红火麻根五钱
　　　　盘龙七　阿儿七五钱　扭子七
　　　　香樟木　其余各三钱。

用法：生姜狗粪为引。

（三）主治：抽麻病。

处方：红线麻四钱　茴宿根三条
　　　　生姜引

服法：水煎服。

（四）主治：抽麻病。

处方：祖师麻三钱

服法：上药烧灰，黄酒引冲服。

（五）主治：抽麻病。

处方：红火麻根三钱　马兰根三钱

71

1949

新 中 国
地方中草药
文 献 研 究
(1949—1979年)

1979

归蒲扇三钱　　黑木耳二两

服法：水煎服。

㈥主治：抽麻病。

处方：白木耳四两　白糖半斤
白萝卜半斤

服法：炖服。

八、产　　后

㈠主治：产后血晕。

处方：旧铧一个　　陈醋半碗

用法：将铧烧红，用醋激之，令
患者闻之立效。

㈡主治：产后血晕。

处方：当归一两　川芎七钱　芥穗三钱

服法：水、黄酒各半冲服。

㈢主治：妇女产后虚劳，冷骨风。

72

处方：过江龙二两　筋骨草一两

服法：熬汤喝，同时煎洗。

㈣主治：产后血气疼。

处方：石大麦　桃奴

服法：水煎黄酒服。

㈤主治：妇女产后头疼头晕。

处方：焦芥穗三钱。

服法：水煎服。

九、虚　劳

㈠主治：妇女干血劳。

处方：凤尾七三钱

服法：黄酒煎服，一月即愈。

㈡主治：妇女虚劳。

处方：竹叶参五钱　人参果五钱
　　　首乌三钱　太白洋参三钱

73

1949

新　中　国
地 方 中 草 药
文 献 研 究
(1949—1979年)

1979

凤尾七三钱　黄精三钱

服法：水煎服。

十、避孕（不孕）

（一）主治：避孕。

处方：胡桃穗水一碗　烟筒中的
烟油一钱。

服法：月经过去第四天一次服完。

（二）主治：不孕。

处方：大、小对经草　　虎耳草
空空参　茱苓草各三钱。

服法：水煎服。

十一、杂　症

（一）主治：妇女阴户发痒。

处方：苦拣树皮一两　刺柏一两

74

用法：煎汤熏洗之。

（二）主治：妇女小腹结痛。

处方：莱苓草三钱　小茴香二钱

朱砂七二钱

服法：水煎服。

（三）主治：妇女阴户肿，睾丸癣。

处方：秃疮花　公英　艾叶　葱根

各等分。

用法：水煎外洗。

（四）主治：妇女腹胀。

处方：黄龙七四钱　老龙皮二钱

太白米三钱　小茴香五钱

服法：水煎服。

（五）主治：月经期行房撞红，小便不下。

处方：秋蒜苔一两　向日葵杆心五钱

红糖四两

服法：水煎服。

75

1949

新 中 国
地 方 中 草 药
文 献 研 究
(1949—1979年)

1979

小 儿 科

（一）主治：小儿消化不良。

处方：五味根皮一两　　石耳子一两

地骨皮五钱　　朱砂七五钱

枇杷玉三钱　　太羌三钱

太白米二钱。

服法：共为末，加红白糖各一两，每
次三分。

（二）主治：百日咳。

处方：明党参三钱　　白果二钱

苦参一钱　　酒军一钱

蜂蜜一两。

服法：水煎服。

（三）主治：小儿腹泻：

处方：茜草根。

76

用法：煎洗，治小儿腹泻。

㈣主治：小儿遗尿。

处方：还阳草二钱　　小香二钱

用法：共为末，黄酒冲服。

㈤主治：小儿发热：

处方：茅根二钱　　　水灯草二钱

灶心土三钱　　　淡竹叶二钱

红丝毛三钱。

服法：水煎当茶饮。

㈥主治：小儿咳嗽：

处方：枇杷玉八分　　太白米一钱

桑白皮三钱。

服法：水煎服。

㈦主治：小儿急惊风

处方：追风七　　　　春夏用叶，

秋冬用根。

服法：捣汁一盅，开水冲服。

77

1949

新 中 国
地 方 中 草 药
文 献 研 究
(1949—1979年)

1979

(八)主治：小儿惊风。

处方：扭子七　荆芥　金柴胡各二两

服法：共为末，蜜丸，如录豆大，每次服三粒，白开水送下，日服三次。

(九)主治：小儿流涎。

处方：南星五钱　　大黄三钱。

用法：研细醋调贴足心，每晚一次。

(二十)主治：小儿疳积，驱蛔虫。

处方：大血通皮五钱　石耳子五钱。

服法：共为细末，拌红白糖食之。

(二一)主治：小儿夜啼。

处方：蝉蜕一钱　　灯心三分。

服法：水煎服。

(二二)主治：小儿夜啼。

处方：蝉花一个（脱壳死蝉）

服法：焙干研末，晚上一次服。

78

㈢主治：小儿夜啼。

处方：蝉蜕一钱　　二花二钱。

服法：水煎服。

㈣主治：小儿复发性口疮

处方：细辛　　甘油

用法：把细辛粉碎，与甘油 调 成 糊状，敷贴肚脐。

㈤主治：小儿麻痹

处方：土元三钱　　牛夕三钱

制马前子三分

用法：共为细末，分七包， 每 日 一包，分三次服。

㈥主治：小儿腮腺炎。

处方：灯芯一段

用法：蘸食油烧耳尖。时间很短。听到小声响立即弃去。烧后仅有小瘢痕，注意保护防止感染。

79

1949

新 中 国
地 方 中 草 药
文 献 研 究
(1949—1979年)

1979

五 官 科

一、眼 病

(一)主治：风火烂眼。

处方：麻雀一个　　花椒面一钱。

服法：将麻雀杀后，去毛和肚内的肠肚后，撒花椒面于麻雀腹腔，包在患眼上一夜。

(二)主治：睫毛倒翻。

处方：太阳针一钱　枯矾二钱。

用法：共研细末，调蜜为膏，敷贴患处。

(三)主治：睫毛倒翻。

处方：蝎尾（去刺）

用法：蘸清油后烧，滴在酒盅中点眼。

80

二、耳　　　病

（一）主治：中耳炎。

处方：石榴花二钱　　冰片二分，

用法：研细，吹入耳内少许。

（二）主治：中耳炎。

处方：香橼树叶（臭旦树叶）

用法：晾干，取其粉末吹于清洗后的
患耳内。

三、鼻　　　病

（一）主治：鼻渊。

处方：透骨消　　藜芦各一钱
豆腐半斤

服法：前两味共细末，与豆腐放砂锅
煮熟后，两次（中间隔两天）
食完豆腐。

81

1949
新 中 国
地 方 中 草 药
文 献 研 究
(1949—1979年)
1979

㈡主治：流鼻血。

处方：梧桐子培黄研末。

服法：每次二至三钱，每日二次，开水冲服。

㈢主治：流鼻血。

处方：麦蒿屏五钱至一两

服法：水煎服。

㈣主治：流鼻血。

处方：地胡椒

用法：烧灰吹鼻内。

㈤主治：痿缩性鼻炎。

处方：狼毒一两　　白矾一两
花椒二钱

用法：熬水滴鼻。

四、 口 腔 病

㈠主治：口疮。

82

处方：八爪龙一钱　　冰片三分
　　　薄荷二分

用法：共为末，撒于患部。

㈡主治：牙疼。

处方：白细辛一钱　　钕牛㇄一钱
　　　冰片五分

用法：研末贴之。

㈢主治：牙疼。

处方：白心长春七一片。

用法：贴疼牙上。

㈣主治：牙疼。

处方：八爪龙

用法：含痛牙即止痛。

㈤主治：牙痛。

处方：八爪龙二钱　　白细辛一钱
　　　长春七二钱　　金柴胡二钱

服法：水煎服。

㈥主治：牙痛。

处方：花椒七粒　　算辫一个。

83

1949
新 中 国
地 方 中 草 药
文 献 研 究
(1949—1979年)
1979

用法：共捣烂，贴合谷穴，左痛贴右，右痛贴左。

（七）主治：牙痛。

处方：长春七二钱　　细辛八分
桃儿七一钱　　铁牛七五分
八爪龙一钱。

用法：研末贴痛牙。

（八）主治：火牙痛。

处方：黄三七　太白茶　太白花
金柴胡　枇杷果　各等分

用法：水煎服。

（九）主治：牙痛。

处方：长春七　白芷　　细辛
土黄连　铁牛七　各等分

用法：研末贴牙痛处。

（十）主治：牙痛。

处方：豆腐半斤　　白糖四两
牡蒿二两　　白细辛一钱

服法：炖豆腐吃喝汤。

84

肿　　瘤

一、鼻咽癌

（一）主治：鼻咽癌

处方：薏米一两　　甘草二钱

桔梗三钱。

服法：水煎服。

（二）主治：鼻咽癌

处方：枸杞根一两　　南天鹅一两

灯台七五钱　　龙葵三钱

服法：水煎服

二、甲状腺癌

（一）主治：甲状腺癌。

处方：夏枯草三钱　　二花三钱

85

1949

新 中 国
地 方 中 草 药
文 献 研 究
(1949—1979年)

1979

连翘三钱　　元参三钱

贝母三钱　　煅牡蛎三钱

黄药子三钱　昆布二钱。

服法：水煎服。

三、喉　　癌

㈠主治：喉癌。

处方：龙葵五钱　　灯龙草三钱

蒲公英三钱　半枝莲五钱

灯台七三钱

服法：水煎服。

四、噎　　膈

㈠主治：噎膈。

处方：糯米二两　　海带一两

广木香七钱　苏子一两

86

服法：共为细末，每服二钱，一日二
次，早晚开水冲服。

（二）主治：食道癌。

处方：地榆三钱　　龙葵五钱

一包针五钱。

服法：水煎常服。

（三）主治：食道癌。

处方：龙葵一两　　蛇莓五钱

一包针一两

服法：水煎常服。

（四）主治：食道癌。

处方：青苔末三钱　　百草霜三钱

三棱草三钱　　夏枯草三钱

凤尾草三钱　　三白草三钱

服法：水煎服。

（五）主治：食道癌。

处方：龙葵一两　　白英一两

87

1949

新 中 国
地 方 中 草 药
文 献 研 究
(1949—1979年)

1979

蛇莓五钱

服法：水煎服，连服十天。

㊅主治：食道癌。

处方：嫩核桃枝半斤　　鸡蛋六个

用法：二味放砂锅内加热小煮半生半
熟时，把鸡蛋皮打成裂纹，放
入锅内煮，使鸡蛋变成酱色。
每次吃鸡蛋一个，一日三次，
连吃十日。

㊆主治：食道癌。

处方：沉香一钱　　木香一钱
皂刺一钱　　桃仁一两
海带三钱。

用法：用香油二两将皂刺炸后，除去
渣，再向油内加入上药，制成
糊剂，每次服一匙，用海带水
煎汤冲服。每日三次。

88

㈧主治：食道癌。

处方：牛回草四钱　　灶心土一两

姜半夏三钱　　郁金三钱

紫石英五钱　　干姜二钱

苏梗三钱

用法：水煎服。

㈨主治：食道癌。

处方：五灵脂一两　生蒲黄一两

桃仁五钱　　红花五钱

用法：共研末，每次二钱，每日两

次，早晚服。

㈩主治：食管癌。

处方：蜈蚣二十条　全虫三钱

血竭五钱　　山甲五钱

三七五钱　　几茶五钱

没药五钱　　乳香五钱

乌蛇半斤

89

1949

新 中 国
地 方 中 草 药
文 献 研 究
(1949—1979年)

1979

服法：共研末，每次五分，每日二次，早晚服。

（二）主治：食道癌。

处方：沙参三钱　　川贝母二钱

郁金一钱　　丹参三钱

荷叶蒂五个　云苓三钱

杵头糠三钱　砂仁壳一钱半

服法：水煎服。

（三）主治：食道癌。

处方：地龙五条　　壁虎三个

羊苦胆一个　狗苦胆一个

猪苦胆一个

服法：将以上剪碎，用砂锅炒黄研末，分为二包。另用川军壹钱炒为末备用，每次服地龙三胆散一包，川军末壹钱，黄酒冲服。

（四）主治：噎膈。

90

处方：银花二钱半　陈皮二钱

　　　　厚朴二钱　　云苓一钱

　　　　蜈蚣二条　　半夏二钱

　　　　海蛸五分　雄黄一分（碾末冲

　　　　服）。

服法：水煎服。

㊤主治：噎膈（食道癌）

处方：生赭石一两　潞党参三钱

　　　　当归三钱　　知母二钱

　　　　半夏二钱　　天冬三钱

　　　　柿饼三钱　寸香二钱（研冲）

服法：水煎服。

㊥主治：食道癌，子宫颈癌，肺癌，

　　　　（消瘤丸）。

处方：全蝎二两　　蛇二两

　　　　露蜂房二两

服法：研末蜜丸，每次二钱，每日三

91

1949

新　中　国
地 方 中 草 药
文　献　研　究
(1949—1979年)

1979

次。

（三）主治：噎膈难下食

处方：粪螳蝉不拘多少。

服法：洗净晒干，新瓦上烘黄色研末，每次五分，早晚大枣汤送下。

（四）主治：噎膈。

处方：猪食道一个　　莲菜三两。

服法：共研面，每次五钱，早晚空心开水送下。

（五）主治：食道癌。

处方：推屎扒五个　　　土狗五个
　　　地古牛七个　　　焙干研细，加
　　　桔红一两　　　　姜炭一两。

用法：共研末，每次一钱，每天服三钱

（六）主治：食道肿瘤。

处方：蟅虫三两　　　桃仁三两
　　　大黄三两　　　砂仁三两

92

鸭蛋子仁二两

用法：共为末蜜丸，二钱重，每次一
　　　丸，每日三次。

禁忌：禁用火烘。

㈡主治：食道癌。

处方：鸭蛋子三两　　桃仁四两
　　　水蛭二两　　生赭石半斤

用法：共研末，每次三钱，搅入藕粉
　　　内服之，每日服三次。

㈢主治：食管癌。

处方：桑瘤二两　　蒲公英一两
　　　猫儿眼一两

用法：水煎服，每日壹剂。

㈣主治：噎膈。

处方：急性子一两　　熊胆五钱
　　　月石五钱　　人指甲五分

用法：研细末，共分六包，每包加冰

93

1949

新 中 国
地 方 中 草 药
文 献 研 究
(1949—1979年)

1979

糖二两，每天三次，开水送下。

㉓主治：食道癌。

处方：棉花壳五钱　　大青叶三钱。

服法：水煎服。

㉔主治　噎膈。

处方：海藻一两　　水蛭二钱

服法：研末每次三钱，每日二次。

㉕主治：噎膈。

处方：山杷皮　　云苓皮　等分

服法：研末，每服壹钱，早晚服。

㉖主治：噎膈。

处方：柿蒂三钱　　甘草二钱

　　　生刀豆四钱

服法：水煎服。

94

五、胃　癌

（一）主治：胃癌

　　处方：半枝莲五钱　　灯台七三钱

　　　　　茅根一两

　　服法：水煎服。

（二）主治：胃癌。

　　处方：龙葵一两　　半枝莲一两

　　　　　朱砂七五钱　一包针一两

　　服法：水煎服。

（三）主治：胃癌。

　　处方：乌蛇二两　　　螃蟹二两

　　　　　鹿角霜二两

　　服法：研末，每日三次，每次三钱，开

　　　　　水送下。

（四）主活：胃癌。

95

1949
新 中 国
地 方 中 草 药
文 献 研 究
(1949—1979年)
1979

处方：蜈蚣二十条　　红花二钱
　　　白酒（60度）一斤
服法：上药泡酒一个月后过滤，一日
　　　三次，每次一盅，饭前服。

六、乳 腺 癌

㈠主治：乳腺癌。
　　处方：山茨菇五钱　　核桃仁五钱
　　　　　黄酒一两
　　服法：水煎服。
㈡主治：乳腺癌。
　　处方：龙葵五钱　　蛇莓三钱
　　　　　半枝莲五钱　　蒲公英五钱
　　　　　灯苔七三钱
　　服法：水煎服。
㈢主治：乳腺癌。
　　处方：牛蒡根五钱　　二花二钱

96

连召三钱　　半枝莲二钱

生地三钱

服法：水煎服。

㈣主治：乳腺癌。

处方：射香一分　　生半夏一钱

丁香一钱　　木香一钱

用法，研末，棉花裹，塞对则

鼻孔。

㈤主治：乳腺癌

处方：搬倒挣三钱　　半枝莲五钱

蒲公英三钱　　白茅根五钱

服法：水煎服。

㈥主治：乳腺癌。

处方：半枝莲一两　　夏枯草三钱

小对经草四钱　　海藻三钱

服法：水煎服。

㈦主治：乳腺癌。

97

1949

新　中　国
地 方 中 草 药
文 献 研 究
(1949—1979年)

1979

处方：土贝母三钱　核桃隔三钱
　　　二花二钱　　　连召三钱

服法：水煎服。

七、肝　癌

㊀主治：肝癌。

处方：丹皮三钱　　甘草三钱
　　　桃仁二钱　　棬红二钱
　　　桂枝二钱　　砂仁一钱
　　　茜草三钱　　水红花一两

服法：水煎服。

㊁主治：肝癌。

处方：当归三钱　　白芍三钱
　　　山栀二钱　　二花一两。

服法：水煎服。

98

㊂主治：肝癌。

处方：乳香三钱　　没药三钱

牛黄二分　　射香二分

犀角一钱

服法：共为细末，每凡壹钱重，早晚
服。

㊃主治：肝癌。

处方：轻粉（炒黄）二钱四分

斑毛二钱二分

巴豆霜二钱二分

防风壹钱五分

蝉蜕壹钱五分　　土茯苓四钱。

服法：共为末，蜜丸，作七丸，每日
壹丸，早服。

㊄主治：肝癌

处方：龙葵五钱　　连线草五钱

半枝莲五钱　　车前草五钱

1949

新 中 国
地方中草药
文 献 研 究
(1949—1979年)

1979

茵陈五钱。

服法：水煎服。

㈥主治：肝癌

处方：铁扁担五钱　　连线草五钱

　　　　胡芦壳五钱　　半枝莲二钱

服法：水煎服。

㈦主治：肝癌。

处方：风尾草五钱　　水杨梅根三钱

服法：水煎服。

㈧主治：肝癌。

处方：龙葵五钱　　十大功劳五钱。

服法：水煎服。

㈨主治：肝癌

处方：半枝莲五钱　　猪映映五钱

　　　　龙葵一两

服法：水煎服。

㈩主治：肝癌

100

处方：龙葵一两　　蒲公英一两
　　　茵陈五钱　　半枝莲五钱

服法：水煎服。

㈡主治：肝癌

处方：凤尾草五钱　六月雪三钱
　　　枳壳二钱　　半枝莲五钱

服法：水煎服。

㈢主治：肝昏迷

处方：人参一两　　牛黄五钱

（人参牛黄散）

服法：共为细末，密存待用。

八、宫　颈　癌

㈠主治：宫颈癌。

处方：贯仲四钱　　丹参五钱
　　　白芍三钱　　黄芩二钱

101

1949

新 中 国
地 方 中 草 药
文 献 研 究
(1949—1979年)

1979

远志二钱　　元肉二钱

生草二钱　　大枣三个

服法：水煎服。

㈡主治：宫颈癌。

处方：大对经草五钱　　小对经草**五钱**

茜草五钱　　月季花二**钱**

红花二钱　　当归三钱

川芎二钱　　鸡冠花三**钱**。

服法：水煎服。

㈢主治：子宫颈癌。

处方：羊蹄一两　　红糖一两

服法：将羊蹄熬煮，去渣加红糖喝，
每日两次。

㈣主治：子宫颈癌。

处方：槐耳三钱　　当归三钱

赤芍二钱　　柴胡二钱

云苓三钱　　陈皮二钱

102

白术二钱　　生草一钱

服法：水煎服。

㈤主治：子宫颈癌。

处方：生芪一两　　陈皮三钱

三七二钱（冲服）

服法：水煎服。

㈥主治：子宫颈癌。

处方：生芪一两　　当归三钱

桑叶一钱　　三七二钱（冲服）

服法：水煎服。

㈦主治：子宫颈癌。

处方：半枝连五钱　　紫草根三钱。

服法：水煎服。

㈧主治：子宫颈癌。

处方：夏枯草五钱　　荠菜三钱

三白草三钱

服法：水煎服。

103

1949

新 中 国
地 方 中 草 药
文 献 研 究
(1949—1979年)

1979

（九）主治：子宫颈癌。

处方：朱砂七三钱　　地锦草三钱

旱莲草三钱　　白芍三钱。

服法：水煎服。

（二）主治：宫颈癌。

处方：蜂房二两　　蛇蜕二两

服法：研末水儿，每次壹钱，早晚服

（二）主治：子宫颈癌。

处方：马兰子三钱（炒）

漏芦四钱

服法：水煎服。

九、子　宫　癌

（一）主治：子宫癌。

处方：地骨皮三钱　　蛇床子三钱

服法：水煎冲洗阴道。

104

（二）主治：子宫癌。

处方：二花四钱　　地榆五钱

　　　　芥穗五钱　　益母草五钱

服法：水煎服。

（三）主治：子宫癌

处方：当归三钱　　白芍三钱

　　　　川芎二钱　　熟地四钱

　　　　三七二钱（冲服）　红花二钱

服法：水煎服

（四）主治：子宫癌。

处方：金毛狗脊五钱　红龙须二钱

　　　　地骨皮五钱　　桑叶三钱

　　　　鱼腥草一两

服法：水煎洗患处。

（五）主治：子宫癌。

处方：灯台七三两　酒军一两

　　　　赤芍一两　　当归一两

105

1949
新中国
地方中草药
文献研究
(1949—1979年)
1979

黄芪一两

服法：研末蜜丸，三钱重，每服壹丸早晚服。

㈥主治：绒毛膜癌及恶性葡萄胎。

处方：龙葵全草一两　　半枝莲一两

紫草五钱

服法：水煎服。

㈦主治：绒毛膜上皮癌。

处方：紫草根五钱　　六合草三钱。

服法：水煎服。

十、肾　　癌

㈠主治：肾癌。

处方：夏枯草五钱　　桃仁二钱

当归三钱

服法：水煎服。

106

十一、直 肠 癌

㈠主治：直肠癌。

处方：夏枯草一两　元参三钱

二花二钱　　蒲公英三钱

地丁二钱　　大头翁二钱

防风三钱

服法：水煎服。

㈡主治：肠瘤。

处方：冬虫草二两五钱　　枸杞四两

海藻二两

服法：共分五包，每次一包，煮食老
母鸡一只，煮时多加汤，漂去
油，加盐姜少许，每只鸡连汤
约服一天半。

107

1949

新 中 国
地 方 中 草 药
文 献 研 究
(1949—1979年)

1979

十二、骨 肿 瘤

㈠主治：骨肿癌。

处方：龙葵五钱　　地骨皮五钱

苍耳子五钱　猪殃殃三钱

土茯苓三钱

服法：水煎服。

108

王家成草药接骨经验

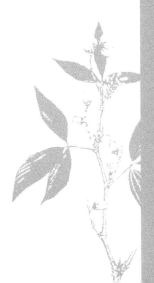

提　要

陕西省商洛地区中西医结合经验交流会、柞水县中草药科学研究领导小组编。

1972 年 7 月出版。16 开本。共 58 页，其中前言、目录共 2 页，正文 4 页，附录 49 页，插页 3 页。黑白绘图 24 幅。纸质封面，平装本。

编者将老草医王家成同志 30 年草药接骨的丰富经验，特别是 1969 年以来其治疗 500 余例骨折及其后遗症的经验进行了比较系统的整理，并将之汇编成册。

本书正文包括 4 部分，分别介绍草医诊断骨折的方法、王家成正骨手法及固定夹板、外用方剂、内服方剂。最后附录部分收载接骨草药 24 种，对每药按正名、别名、植物名、学名、科属、形态、生长环境、药用部分、性味、功能、用量、附方等进行系统论述。每药 1 图，图中包括植株全草、药用部位、根、茎、花、果实等内容。

书末无索引。

王 家 成
草药接骨经验

陕西省商洛地区中西医结合经验交流会 印
柞水县中草药科学研究领导小组
一九七二年七月

目　录

· 白 页 ·

一、草医诊断骨折的方法

草医诊断骨折的方法，可用"问、看、摸、比、量"五字概括。

问：怎样受伤的，局部有何感觉，能否活动？

看：神色、姿势、受伤部位有无畸形、肿胀。

摸：局部有无压痛、畸形、骨摩擦音、异常活动（假关节等）。

比：伤侧与健侧对比（长短、粗细、功能活动度）。

量：长短、粗细、活动度（角度），并与健侧作对比。长于健侧为前下关节脱位；短于健侧为关节后脱位或骨折；粗于健侧多属骨折、脱位、骨病或肌腱肿胀；细于健侧多见于肌肉萎缩或瘫痪；活动度小于健侧多为关节活动功能障碍。

二、王家成正骨手法及固定夹板

接骨首先要把位置对好（正确复位）。用轻缓手法（手摸心会），先摸骨折部位，由浅及深，从远到近，先轻后重，两头相对。摸骨折端是横搓，还是斜搓，或者是粉碎性骨折。再摸有无重叠，成角畸形或移位，确实了解病人肢体骨折断端的方向，从而确定整复方法。整复时，一手牵拉受伤肢体，另一手扶持伤员（固定姿势），作对抗牵引，以减轻肌肉收缩并矫正重叠畸形；施以轻缓手法按抚，以解除肌肉痉挛；把患肢摆在适中位置，用手"捏骨"，若为上下斜搓，以拇指及其余手指上下捏，前后的斜搓就前后捏，使之挤压在一起。横断的搓，就把两端捏在一起对拢，多次反复按压，或用两手扣一起，用手掌（大鱼际）由双侧向远端赶，直至骨干平滑，摸不出异常突出为止。如骨折断端间发生旋转和成角畸形，在牵引下将骨折远段连同与之形成一个整体关节的远端肢体向相反方向旋转，使其与骨折近段方向相一致，成角畸形即可矫正。然后，用远端骨头向上推，轻摇几下，觉骨摩擦音变小或消失，断端稳定，无移动或短缩，就算对好位了。在对抗牵引下，用手紧压住对好的骨搓，放上四条桐木小夹板（板适当薄而有弹性，两端磨成钝圆），垫少许棉花于夹板的两头，中间不垫东西，直接贴附皮肤，用布带绑三或四道。夹板随肢体而定宽窄，不包括上下关节，松紧度要适宜。过紧，轻则引起肢体肿胀，压伤皮肤，重则阻碍血流，造成肢体坏死。布带捆好后，能不费力地在木板上面上下移动1公分，是最适宜的。这样的松紧度，既可以达到固定的目的，又不会压坏皮肤和造成肢体远端严重肿胀。一般一次固定，以后不再解开，除非肿消了，夹板松动，可给重新缚紧一下。然后外敷草药。

夏天最好用柳木夹板。

解除夹板的时间，以骨折临床愈合为标准。

单纯的夹板固定适用于一般骨折，如肱骨干骨折，桡、尺骨干骨折，桡骨下端骨折，胫、腓骨干骨折。对于股骨干骨折，不稳定（斜面、螺旋、粉碎）的胫、腓骨干骨折，需夹板固

1949

新 中 国
地 方 中 草 药
文 献 研 究
(1949—1979年)

1979

定合并骨牵引。掌、跖骨干骨折用小型夹板固定。指、趾骨骨折用木片固定。对于关节内骨折，近关节的干骺端骨折，目前单纯外固定是不能解决问题的，需配合手术疗法加内服龙鬚须散。

附 录：

（一）临床愈合标准：

1、局部无压痛。
2、局部无纵向叩击痛。
3、局部无异常活动（自动的或被动的）。
4、X线显示骨折线模糊，有连续性骨痂通过骨折线。
5、外固定解除后，肢体能满足以下要求者：
　　上肢：向前平伸持重1公斤达1分钟者。
　　下肢：不扶拐在平地上连续行走三分钟，并不少于三十步者。
6、连续观察两周，骨折不变形者。从观察第一周计算到受伤日期，其所需时间为临床愈合时间。

（二）骨性愈合标准：

1.具备临床愈合标准条件。
2.X线显示骨痂通过骨折线，骨折线消失或接近消失。

注意事项：临床愈合标准中之第3、5、6项的测定，必须慎重。可先练数日，然后再进行测定。以不损伤骨痂及防止再骨折为原则。

三、外用方剂介绍

（一）原方组成：

红接骨丹、白接骨丹、黄接骨丹、黑接骨丹、大叶接骨丹、水接骨丹、泡桐树根皮、刺椿头根皮、苎麻根、红娘子根皮、楸树根皮、桃树根皮、捆仙绳、刘寄奴、百日丹、壮筋丹、伸筋草、红丝毛、散血丹、破血丹、九头鸟、过山龙、过江龙、土牛膝。

制 法： 以上诸鲜药（药量不拘），去木质泥土等杂物，共捣如泥，（若用水洗，将药物表面之水凉干后再捣入药内。）加入粉糟粕至药膏发粘为度，再加白酒少量，搅拌即可使用。如缺少个别药物，本方仍可使用。如系干药粉，则拌糟糟，加少量白酒，即可使用。骨折部位疼痛明显，可加重过山龙、楸树根皮、捆仙绳、泡桐树根皮的量或服"劳伤酒"（见附方）。

功 用： 活血消肿、止痛、清热解毒、长骨续筋。

用 法： 骨折手法复位后,将药膏涂于纱布上,厚约2～3厘米，敷于夹板外及夹板间，进行包扎。每日换药一次，消肿为止。一般一——三次即可。

（二）辩　证：

原方药物繁多，不易找齐。经反复实践，将原方药物由繁化简，临床验证，疗效仍然很好。目前我们沿用以下处方：

闭合性骨折：用"接骨Ⅰ号"

红接骨丹1份，白接骨丹2份，刺椿头根皮2份，过山龙根皮2份，刘寄奴全草2份，捆仙绳根1份。

粉碎性骨折：用"接骨Ⅱ号"

"接骨Ⅰ号"加下列药物：五爪龙1份，苎麻根1份，捆仙绳再加1份。

开放性骨折：用"接骨Ⅲ号"

"接骨Ⅰ号"加下列药物：桃树根皮1份，刘寄奴再加1份，过山龙再加1份，捆仙绳再加1份，伤口撒"生肌散"（见附方）。

接骨Ⅰ、Ⅱ、Ⅲ号既可外敷（鲜药糊或干粉），又可内服（冲剂、煎剂）。

如骨折后局部或全身疼痛不适，可服用"劳伤酒"。

附　方：

劳伤酒：盆龙七1钱，红毛七5分，红三七3分，白毛七1钱，扣子七1钱，荞麦七3钱，竹根七1钱，灯台七3钱，羊角七1钱，桃仁七3分，九节犁8分，九连环1钱，大救驾1钱半，八里麻1钱，五加皮5钱，过江龙5分，过山龙3分，小叶爬山虎6分，祖师麻3分，大叶风藤6分，小叶风藤5分，木通6分，当归4钱，秦艽1钱，牛膝1钱，虎骨3钱，乳香6分，没药6分，杜仲1钱，伸筋草8分，木香8分，穿山甲1钱，搜山狗5分。

以上三十三味药共为细末，浸泡白酒3斤，一周后即可内服。早晚各两小酒盅。

生肌散：儿茶3钱，血竭2钱，龙骨3钱，土别4钱，乳香2钱，没药3钱，冰片8分，寸香5分，象皮3钱，盆龙七3钱，七叶一枝花3钱，九节犁3钱，凉水丹（三叶芹）3钱。

上药共为细末，撒布伤面，有消炎、止血、化腐、生肌作用。

四、内服方剂介绍

（一）接骨冲剂Ⅰ号：红接骨丹3钱，白接骨丹6钱，刺椿头根皮6钱，过山龙根皮6钱，刘寄奴全草6钱，捆仙绳根3钱，三百棒2钱，墨飞3钱，搜云丹（鸢尾）2钱，七叶一枝花8钱。

上述十种药物为一剂药量，共称取一百剂的量，加水煎两次（各30分钟），合并煎液，浓缩至2000毫升为度，加等量95%酒精，充分搅拌，静置12～24小时，用四层纱布过滤，回收酒精，加可溶性淀粉及蔗糖适量，晒干或晾干，分作100份，装塑料袋密封。每包12克，一日两次，每次半包。

1949

新 中 国
地 方 中 草 药
文 献 研 究
(1949—1979年)

1979

（二）**马铜砖散**：红接骨丹 5 钱，制马钱子 1 两，煅自然铜 7 钱，碌砂 3 钱，煅尿坑青砖粉 1 两。

上药研细备用。每日两次，每次3—5分。

功　用：有接骨舒筋、消肿止痛、祛风除痹作用。适用于骨折合并肢体麻木者。

制　法：

自然铜用火煅，醋碎，然后碾细。

马钱子尿泡一周，去皮毛，切成薄片，用陈墙土炒黄。

尿坑青砖用火煅5—7次，研细末。

朱砂用水飞。

（三）**龙藤须散**：摆龙须 1 两（摆动在水中之柳树须根），白颈圈地龙 1 两，韭菜根 1 两，小叶葡萄藤根 1 两，自然铜 2 两，麝香 2 钱。

上药共为细末。每日两次，每次服 5 分。

功　用：适用于一般骨折，尤以骨延迟愈合为佳。

附　录

接骨草药二十四种

1949
新　中　国
地 方 中 草 药
文　献　研　究
(1949—1979年)
1979

红 接 骨 丹

别　名：提血丹，石竹花，大石竹，野麦。

植物名：石竹、瞿麦。

学　名：Dianthus chinensis L.（石竹）

Dianthus superbus L.（瞿麦）

科　属：石竹科，石竹属。

形　态：多年生宿根草本。根褐红色。茎直立，有关节。叶对生，线状披针形。夏日，开紫红色或粉红色小花，单生或呈聚缴花序，花萼筒状，花瓣5，花瓣二者有别；石竹为齿状裂，瞿麦为丝状裂。结蒴果。

生长环境：生于干旱的山坡、河滩、向阳草地。

药用部分：根及全草。

性　味：味苦，性凉，无毒。

功　能：长骨，散瘀，活血，通经，利尿。用于跌打损伤，骨折，外伤，水肿。

其种子名瞿麦，为清湿热，利小便之剂。用于热淋（急性泌尿道感染），皮肤湿疹（研末外搽或煎汤外洗）。

用　量：内服2—4钱，外用适量。

附　方：经闭：红接骨丹4钱，十二月花3钱，益母草5钱，茜草根3钱，磨盘草根3钱。水煎服。

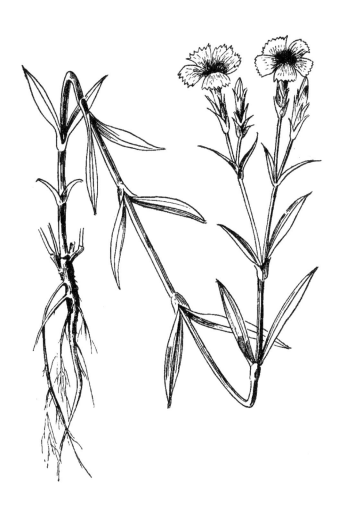

图 1　红 接 骨 丹

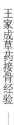

王家成草药接骨经验

1949

新 中 国
地 方 中 草 药
文 献 研 究
(1949—1979年)

1979

白 接 骨 丹

别　名：银柴胡，蚊子草，土桔梗，扑虫瞿麦。

植物名：蝇子草

学　名：Silene fortunei Vis.

科　属：石竹科，麦瓶草属。

形　态：多年生草本，全体有柔毛或近无毛。根白色，肉质，圆锥形，有多数须根。茎直立，分泌特殊粘液，可粘着蚊、蝇。叶对生，倒披针形，全缘。花顶生，粉红色，花萼筒状，花冠丝状裂，呈缴房状聚缴花序。结蒴果，长圆形，长4—5毫米。

生长环境：生于向阳山坡、沟边、陡崖及黄土沟坡上。

药用部分：根及幼嫩的全草。

性　味：味甘，性凉，无毒。

功　能：长骨，清热凉血（特别有清肌髓之热），活血散瘀，发表解热，利咽，止痛，止血。用于跌打损伤，骨折，遗尿，淋症，虚劳发热，小儿疳积发热，寒热往来，咽喉疼痛。

用　量：内服2—4钱，外用适量。

附　方：虚劳发热：白接骨丹、青蒿、鳖甲各3钱，地骨皮5钱，胡黄连2钱。水煎服。

遗尿症：白接骨丹粉末2钱装入猪膀胱中，蒸或煎，内服。

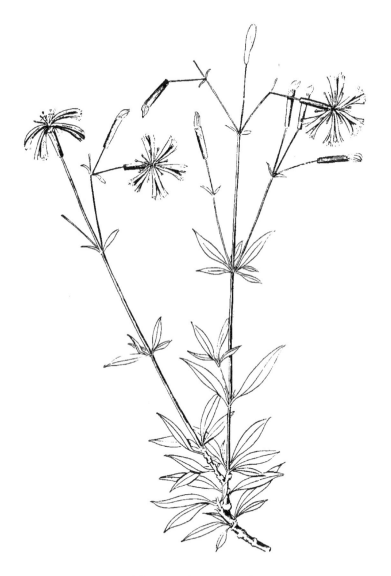

图2　白接骨丹

1949

新 中 国
地 方 中 草 药
文 献 研 究
(1949—1979年)

1979

黄 接 骨 丹

别　名：细花草，细花瞿麦，石栏菜。

植物名：狭叶丝石竹

学　名：Gypsophila acutifolia Fisch.

科　属：石竹科，丝石竹属。

形　态：多年生草本。根粗壮，肉质，黄褐色。茎直立，多分枝，光滑无毛。单叶对生，线状披针形，无柄，全缘。夏日，开白色或粉红色小花，聚缴花序，顶生；花具短柄，花萼有5齿，齿间膜质。蒴果，卵圆形。

生长环境：多生于干旱向阳山坡。

药用部分：全草及根。

性　味：味淡，性凉，无毒。

功　能：活血散瘀，消肿止痛，化腐生肌。用于跌打损伤，骨折，外伤，疖肿。

用　量：内服2—3钱，外用适量。

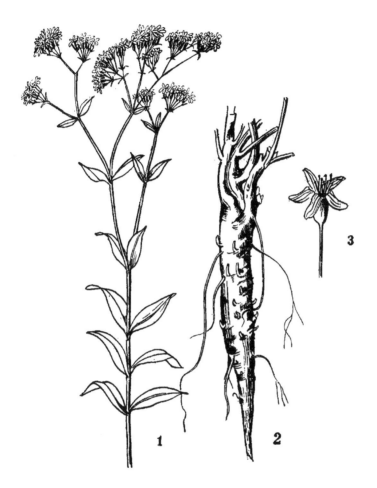

图 3　黄接骨丹

1.花枝　2.根　3.花

1949

新 中 国
地 方 中 草 药
文 献 研 究
(1949—1979年)

1979

黑 接 骨 丹

别　名：山薄荷，五香草，对叶接骨丹，暑草。

植物名：牛至

学　名：Origanum vulgare L.

科　属：唇形科，牛至属。

形　态：多年生草本。全体被疏毛，有香气。茎直立，四棱形。根褐色。叶对生，卵圆形，有柄，全缘，两面有腺点。夏日，枝顶开白色或紫色唇形小花，呈穗状缴房花序；苞片倒卵形或长卵形；萼筒有5齿和15条脉纹，缘簇生白毛。小坚果4个，褐色。

生长环境：生于山坡草丛中。

药用部分：根及全草。

性　味：味淡、微辛，性凉，无毒。

功　能：通窍利膈，调经活血，止痛生肌。用于胸腹胀满，妇女崩漏带下，跌打损伤，骨折。

用　量：内服1—3钱，外用适量。

附　方：白带：黑接骨丹、硫黄各3钱。水煎内服。

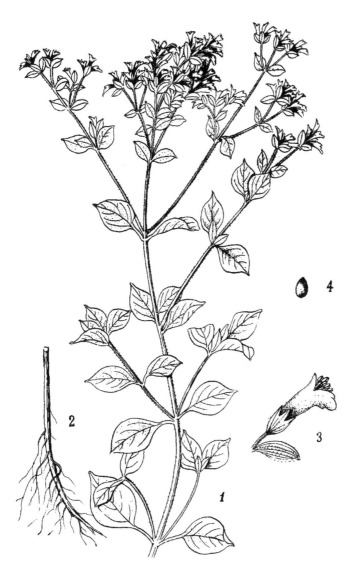

图 4   黑 接 骨 丹

1.植株上部 2.根 3.花 4.果实

1949

新 中 国
地 方 中 草 药
文 献 研 究
(1949—1979年)

1979

泡 桐 树

别　名：大接骨丹

植物名：泡桐

学　名：Paulownia tomentosa Steud.

科　属：玄参科，泡桐属。

形　态：落叶乔木，高达10米。幼枝密被短柔毛。叶对生，宽卵形至卵形，全缘，有时3浅裂，表面有短柔毛，背面有密绒毛。圆锥花序顶生，花冠漏斗状钟形，淡红色，内面有黑点及黄色条纹。蒴果，卵圆形，有尖头，二裂，黑褐色。

生长环境：生于山坡、村边、田埂或栽培。

药用部分：根皮（剥去外层粗皮，去掉木质心）。

性　味：味甘、涩、微苦，性温。

功　能：散瘀，消肿，止痛，化腐生肌。用于跌打损伤，骨折。

用　量：多配伍外用，不作内服。

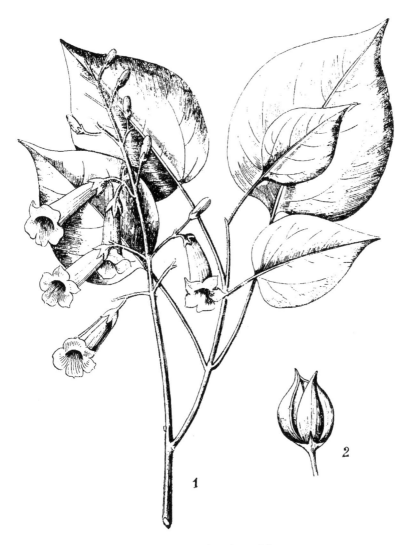

图5　泡桐树

1.花枝　2.果实

1949

新 中 国
地 方 中 草 药
文 献 研 究
(1949—1979年)

1979

捆 仙 绳

别　名：贴骨散，母猪油子，大车前，野兰，栏路虎，铁链子。

植物名：大琉璃草

学　名：Cynoglossum zeylanicum（Vhal）Thunb.

科　属：紫草科，倒提壶属。

形　态：二年生草本。主根粗壮，肉质，黑褐色。茎直立，上部分枝，高40—70厘米，有粗糙茸毛。单叶互生，狭长椭圆形或宽披针形，两面均贴生粗毛，基生叶有长柄，茎上部叶无柄或具有短柄。花顶生或腋生，蝎尾状聚缴花序，长10—20厘米，花冠兰色或白色，夏日开放。小坚果4，卵圆形，长3—4毫米，密生短钩刺。

生长环境：生于山坡、河滩沙地。

药用部分：根及基生叶。

性　味：味苦，性寒，无毒。

功　能：清热解毒，活血散瘀，消肿止痛，提脓生肌，调经，籮骨。用于疮疖痈肿，毒蛇咬伤，跌打损伤，骨折（以粉碎性骨折尤佳），月经不调，热淋。

用　量：内服3—5钱，外用适量。

附　方：热淋（急性膀胱炎、尿道炎、肾盂肾炎）：捆仙绳5钱，中国槐根皮3钱，山豆根5钱，光叶石苇3钱。水煎服，红白糖为引。

疖痈、毒蛇咬伤：鲜根适量加等量木芙蓉叶，捣烂敷患处。

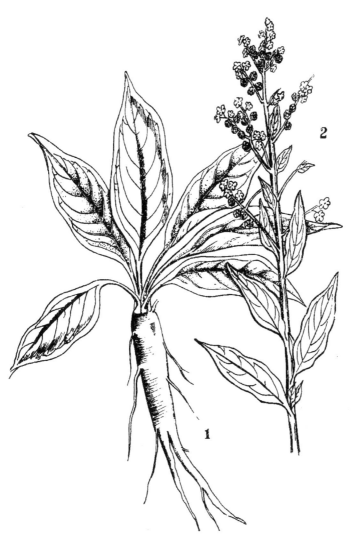

图 6　捆　仙　绳

1.根　2.花序

1949
新 中 国
地 方 中 草 药
文 献 研 究
(1949—1979年)
1979

苎　麻

别　名：野麻，天青地白，箍骨散。

植物名：苎麻

学　名：Boehmeria nivea（L.）Gaud.

科　属：荨麻科，苎麻属。

形　态：多年生灌木状草本。全身密生长毛。根软而粗壮，切断有粘液流出。茎直立，高达2米。单叶互生，有长柄，阔卵形或卵圆形，先端尾状尖，基部圆形，叶面绿，叶背被白色茸毛，缘粗锯齿状。夏日，开淡绿色小花，圆锥花序，单性，雌雄同株，下垂。结瘦果，椭圆形，集合成小球。

生长环境：野生于荒地、山坡，亦有栽培。

药用部分：根及叶。

性　味：味甘，性寒，无毒。

功　能：箍骨，活血散瘀（外用）；解热，利尿，安胎，止血（内服）。用于跌打损伤，骨折，痈疽疮疖，蛇、虫咬伤，感冒发热，麻疹高烧，尿路感染，肾炎水肿，孕妇水肿，胎动不安，月经过多。

用　量：内服5钱—1两，外用适量。

附　方：全身游走性疼痛（民间称"走火病"）：苎麻根3钱，岩麻根3钱，荨麻根2钱，见风干（根皮）2钱，水煎服。

跌损后身疼：苎麻根（或苎麻根烧炭存性）1两，用童便、红糖冲服。

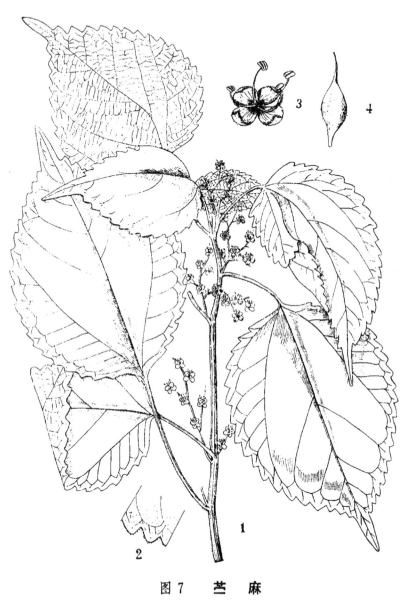

图 7　苎　麻

1. 植株　2. 叶的放大面　3. 花　4. 种子

1949
新　中　国
地 方 中 草 药
文 献 研 究
(1949—1979年)
1979

刺　椿

别　名：百鸟不落，刺龙抱，飞天蜈蚣七，下山虎，雀不站。

植物名：楤木。

学　名：Aralia chinensis Linn.

科　属：五加科，楤木属。

形　态：落叶灌木或小乔木，高达7—8米。茎直立，不分枝，具刺。叶生于茎端，2--3回奇数羽状复叶，小叶7—15片，卵圆形至阔卵形，主脉上有锐刺。夏末，顶开黄白色小花，呈大形圆锥状聚缴花序，密被褐色短柔毛。浆果，球形，直径2—3毫米，黑紫色。

生长环境：生于山坡、河谷。

药用部分：根皮。

性　味：味涩、微苦，性平。

功　能：祛风除湿，活血散瘀，消肿止痛，健脾利水。用于风湿性关节炎，急、慢性肝炎，肾炎，糖尿病，跌打损伤，骨折，虚肿，无名肿毒，妇女白带。

用　量：内服一次2—3钱，可用至1两，外用适量。

附　方：风湿性腰腿痛：刺椿头根皮（鲜品）5钱，加水1碗，黄酒半碗，煎至一碗。早晚各服一剂，连服数天。

· 20 ·

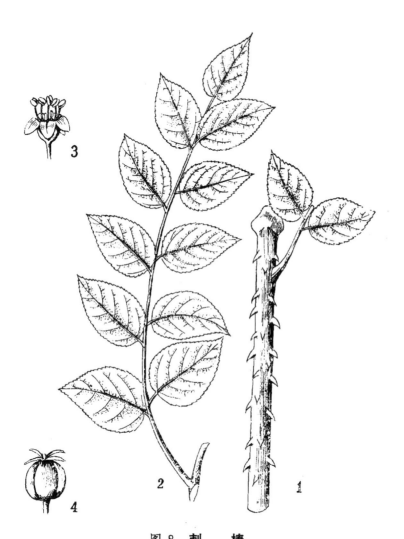

图8 刺椿

1.木质茎 2.枝 3.花 4.果

1949
新 中 国
地 方 中 草 药
文 献 研 究
(1949—1979年)
1979

过 山 龙

别　名：见肿消，活血丹，洋葡萄蔓，小花叶子过山龙。

植物名：乌头叶蛇葡萄

学　名：Ampelopsis aconitifolia Bge.

科　属：葡萄科，蛇葡萄属。

形　态：落叶木质藤本。根长而粗壮，弯曲，主根明显，须根长而疏生，粗皮棕褐色，内皮白色，肉质发粘，有木质髓心。茎长5尺至丈余，嫩者紫红色，多分枝。与叶相对生有卷须攀缘它物。叶互生，掌状复叶，叶片5，倒卵形或三角状卵形，叶背面羽脉突起，有疏白色毛，疏大锯齿缘，具长柄。夏日，开黄绿色小花，呈聚缴花序。浆果，蓝色，球形，种子1—2粒。

生长环境：生于路边、沟边、山坡林下灌木丛中。

药用部分：根皮。

性　味：味涩、微辛，性平，无毒。

功　能：清热解毒，生肌，止痛，止血，活血散瘀，祛风除湿。用于水火烫伤，疮疡肿毒，呕吐腹泻，溃疡病，骨折，跌打损伤，关节炎。

用　量：内服1—8钱，外用适量。

附　方：溃疡病：朱砂莲5两，过山龙5两，刺椿2两，天朋散（老蛇盘）2两，甘草2两，乌贼骨1斤。做蜜丸200粒，一日三次，一次一丸（副作用：开始腹泻、腹胀、头昏、乏力、不必停药）。

附　注：柞水过山龙还有四个品种①蛇葡萄（Ampelopsis delavayana Franch.）叶为掌状三全裂，种子4粒。功用与上相同。②闪光蛇葡萄（Ampelopsis bodiniori（Lévl. et Vant.）Rehd.）3浅裂或不裂。功用与上相同。③葎草叶山葡萄（Ampelopsis humu—lifolia Bge.）叶3—5掌状深裂，种子1—2粒。功用与上相同。④蛇白蔹（Ampelopsis brevipedunculata Trautv.）叶3—5浅裂，裂隙凹状。功能与上相同。

·22·

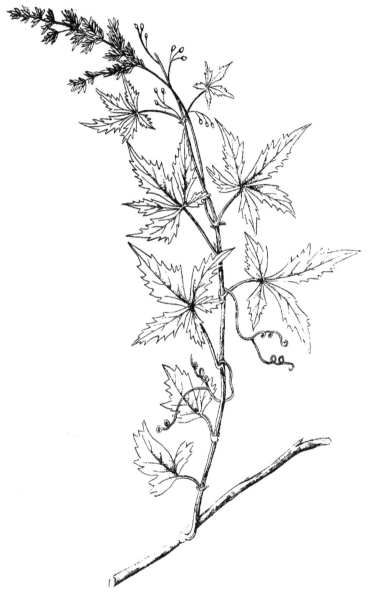

图 9 过 山 龙

1949

新 中 国
地方中草药
文 献 研 究
(1949—1979年)

1979

刘 寄 奴

别　名：小叶刘寄奴，女儿茶，小对月草，小连翘。

植物名：小贯叶金丝桃

学　名：Hypericum perforatum L.

科　属：金丝桃科，金丝桃属。

形　态：多年生草本。根黄白色，须根多数。茎光滑，多分枝。单叶对生，长椭圆形，叶面散布透明腺点，基部稍苞茎。夏日，顶开金黄色小花，呈聚缴花序。结蒴果，卵球形，3裂。

生长环境：生于低山区的山野、路边、沟边、草坡。

药用部分：全草或叶。

性　味：味苦，性凉，无毒。

功　能：止血，活血，止痛，通经，解毒，消炎，清心明目。用于外伤出血，跌打损伤，骨折，月经不调，尿路感染，吐血，便血，乳汁不足，风湿骨痛，疮疖痈肿，头晕目眩。

用　量：内服一次3—5钱，外用适量。

附　方：鼻衄、便血、咯血：刘寄奴1—2两，仙鹤草1两，墨旱莲1两。水煎服。

附　注：中药用之刘寄奴系指玄参科植物阴行草（别名铃铃茵陈）及菊科植物奇蒿，与草药刘寄奴不同。

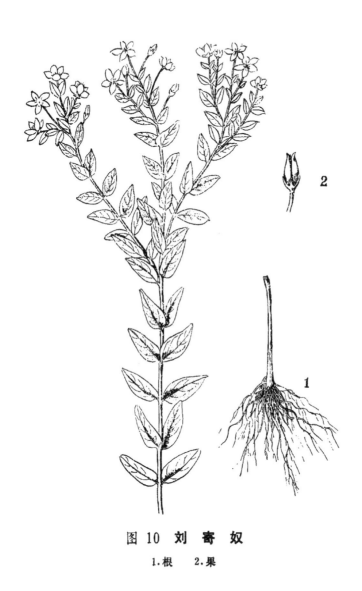

图 10 刘 寄 奴

1.根　　2.果

1949

新 中 国
地 方 中 草 药
文 献 研 究
(1949—1979年)

1979

过 江 龙

别　名：两头忙，北山访友，回头龙，白杆刺，插田藨。

植物名：复盆子

学　名：Rubus coreanus Miq.

科　属：蔷薇科，悬钩子属。

形　态：落叶小灌木。根须状，土黄色。茎、叶柄、叶轴具刺。茎直立或拱曲，可着地生不定根，紫红色，幼时全体被有细白粉状茸毛。叶互生，奇数羽状复叶，小叶片5—7，菱状卵形至椭圆形，边缘具不整齐之重锯齿。缴房花序，顶生或腋生，花瓣5，直立，粉红色或白色。聚合果，球形，红色或黑紫色。

生长环境：生于低山山坡、河沟两岸。

药用部分：茎藤着地所生不定根，果实。

性　味：味苦、涩，性凉，无毒。

功　能：活血调经，止血，止痛（不定根）。用于骨折，跌打损伤，月经不调，不孕症，鼻衄等症。

用　量：内服2—3钱，外用适量。

附　方：牙痛：倒扎龙5钱，水煎服。

附　注：1.果实：味甘、酸，性微温。补肾固精，缩小便。用于阳萎，遗精，遗尿，白带等症。

2.我县另产一种过江龙，系同属植物刺悬钩子（Rubus pungens Camb.）及美丽悬钩子（Rubusamabilis Focke.）；别名倒扎龙、倒须龙、倒毒散。前者小叶5—7片，后者小叶7—9片，花白色，单生，聚合果红色。

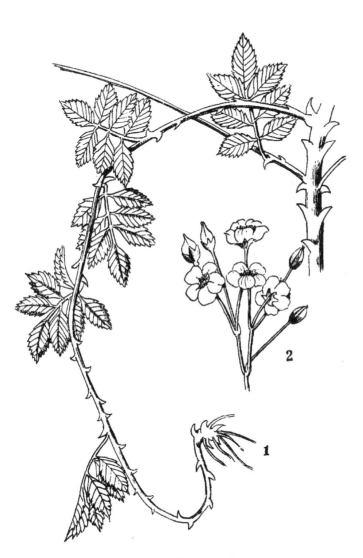

图 11 过 江 龙

1.再生根　2.花序

1949

新 中 国
地方中草药
文 献 研 究
(1949—1979年)

1979

红 娘 子

别　名：马桑泡，红眼毛，铺地蜈蚣。

植物名：马桑

学　名：Coriaria sinica Maxim.

科　属：马桑科，马桑属。

形　态：落叶灌木。高2—4米。根木质，暗褐色。枝斜伸，拱形，有角棱，无毛，棕褐色。单叶对生，先端具短尖，广椭圆形，基出三条主脉。春日，腋开小暗红花，杂性，总状花序，侧生于前年枝条上。浆果状瘦果5个，外包肉质花瓣，由红变紫，有毒！

生长环境：生于山坡、河谷。

药用部分：根皮。

性　味：味酸、涩、苦，性凉，有小毒。

功　能：祛风湿，活血，消肿，止痛，生肌，清热明目。用于骨折，创伤，风湿麻木，烫伤，急性结膜炎。

用　量：干品1钱，外用适量。

附　注：1.马桑叶：味苦涩，有毒。有收敛，杀虫之效。研粉末，加茶水适量，调羔贴患处，主治烫伤，恶疮及顽癣。

2.马桑嫩苗（枝）：有生肌作用。捣烂外敷治刀伤及疮疡。夏天将其加入骨折药中代根皮。

注　意：若中毒后，可用甘草或石膏水解毒。

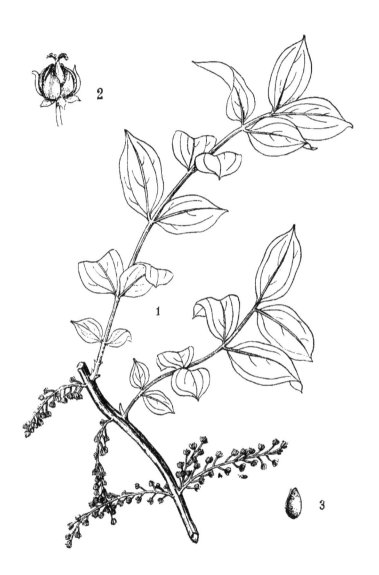

图 12 红 娘 子

1.花枝 2.花 3.果

1949

新 中 国
地 方 中 草 药
文 献 研 究
(1949—1979年)

1979

散 血 丹

别　名：小拉拉藤，小粘粘草。

植物名：猪殃殃

学　名：Galium spurium L. var. echinospermon（Wallr.）Hayek.

科　属：茜草科，猪殃殃属。

形　态：二年生蔓草。根须状，黄色。茎细长，平卧，四棱，有倒生细刺。叶6～8片轮生，线状倒披针形，边缘有细刺毛。夏日，腋开白色或黄绿色小花，聚缴花序，花瓣4。结两个半球状小果。

生长环境：生于路旁、沟边、田野。

药用部分：全草或根。

性　味：味苦，性温，无毒。

功　能：清热解毒，活血，通络，利尿，止血。用于阑尾炎，痈疽，癌肿，跌打损伤，筋骨风痛，便血，尿血。

用　量：内服5钱—1两，大剂量可用8两。外用适量。

附　方：散血丹、猪油，捣烂外敷治乳腺癌。

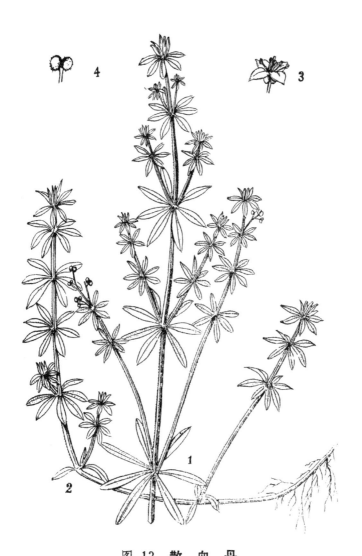

图 13 散 血 丹

1.花枝 2.幼株 3.花 4.果实

1949

新 中 国
地 方 中 草 药
文 献 研 究
(1949—1979年)

1979

牛　　膝

别　名：怀牛膝，土牛膝，牛克膝。

植物名：牛膝

学　名：Achyranthes bidentata Blume.

科　属：苋科，牛膝属。

形　态：多年生草本。根圆柱形，土黄色，肉质。茎直立，方形，有紫红色膨大之节，呈膝状，节上有对生之分枝。单叶对生，椭圆形至椭圆状披针形，全缘。夏日，开黄色小花，穗状花序。结胞果，长圆形。

生长环境：山野阴湿腐殖土深厚处、路边、水沟边、宅旁。

药用部分：根

性　味：味苦酸，性平，无毒。

功　能：生用：消肿止痛，破血活瘀；酒制或微炒，补肝肾，强筋骨。酒制或微炒：用于风湿性关节炎，腰腿酸困乏力；生用：可治经闭腹痛，产后腹痛，跌打损伤，痈肿，骨折。

用　量：内服1—3钱，外用适量。

附　方：治肝肾虚，腰膝关节酸痛乏力：牛膝3钱，熟地4钱，续断3钱，菟丝子3钱，补骨脂3钱，水煎服。

治经闭不通，时或衄血，虚火牙痛：牛膝3钱，麦冬3钱，知母3钱，当归3钱，水煎服。

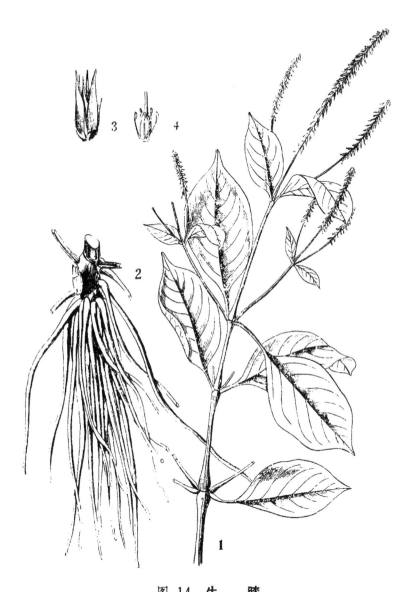

图 14 牛 膝

1.植株 2.根 3.花 4.去花被的花

1949

新 中 国
地 方 中 草 药
文 献 研 究
(1949—1979年)

1979

红 丝 毛

别　名： 酸溜溜，酸草根，狼巴草。

植物名： 狼尾珍珠菜

学　名： Lysimachia barystachys Bge.

科　属： 报春花科，珍珠菜属。

形　态： 多年生草本。全体被有茸毛。秋日，全株呈红色。根须状，红色。茎直立，有分枝，高1—3尺，微带红色。单叶互生或对生，披针形，全缘。花顶生，白色，穗状花序，花萼5裂，花冠5裂。蒴果，球形，包于宿存花萼内。

生长环境： 生于潮湿的路旁、沟边。

药用部分： 带根全草。

性　味： 味酸、苦，性凉，无毒。

功　能： 解热，活血散瘀，通经活络，利尿，降血压。用于跌打损伤，骨折，外伤，无名肿毒，咽喉肿痛，肺痈，功能性子宫出血，水肿，高血压。

用　量： 内服3—4钱，外用适量。

附　方： 月经不调：红丝毛3钱，益母草3钱，水煎服。

功能性子宫出血：红丝毛3钱，九节犁3钱，龙芽草4钱，泽兰3钱，牛膝1钱半，益母草5钱，水煎服。若体虚加沙参4钱，发热、尿黄加光叶石苇（石苇）2钱，水煎服。

小儿发热：白茅根3钱，水灯草3钱，淡竹叶2钱，灶心土3钱，红丝毛3钱，水煎当茶饮。

附　注： 我县另一种红丝毛系同属植物珍珠菜（Lysimachia clethroides Duby.），别名大叶红丝毛。该种叶宽大，毛疏，总状花序。功用与上相同。

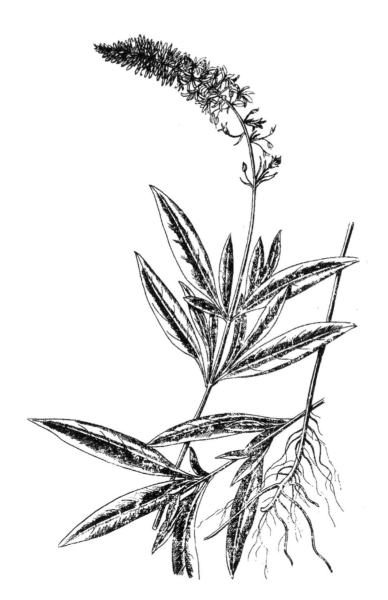

图 15　红　丝　毛

1949
新 中 国
地 方 中 草 药
文 献 研 究
(1949—1979年)
1979

大 叶 接 骨 丹

别　名：湖南连翘，大叶刘寄奴，红旱莲，大对月草。

植物名：长柱金丝桃

学　名：Hypericum ascyron Linn.

科　属：金丝桃科，金丝桃属。

形　态：多年生草本。茎直立，四棱。单叶对生，卵状披针形，无柄，基部略呈心形抱茎，叶面密布细小透明的腺点。夏日，开大型金黄色花，聚缴花序，雄蕊五束，花瓣5。蒴果，圆锥状卵形，淡红褐色，先端五裂，内有种子多数。

生长环境：野生于山坡树林下及草丛中。也有栽培。

药用部分：全草。

性　味：味微苦，性寒，无毒。

功　能：清热泻火，凉血，止血，解毒。用于疮疡肿毒，蛇咬伤，月经不调，出血，跌打损伤，骨折，小便不利。

用　量：内服3—5钱，外用适量。

附　方：疖肿初起：酢浆草，大叶刘寄奴，过山龙，六月霖，蒲公英，捣烂外敷。

附　注：种子治胃痛：种子1两，泡酒1斤，一周后内服。

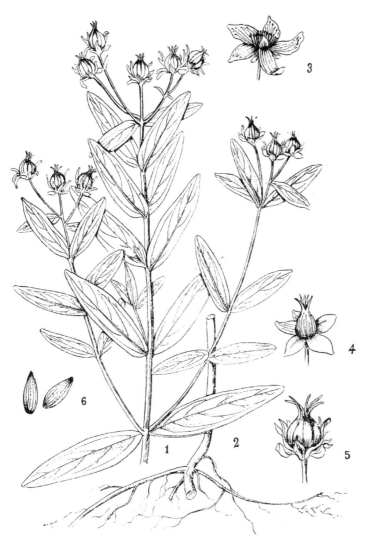

图 16　大叶接骨丹

1.果枝　2.茎的基部和根的一部分　3.花　4.雌蕊和花萼

5.果实和宿存的花萼、花瓣　6.种子

1949

新 中 国
地 方 中 草 药
文 献 研 究
(1949—1979年)

1979

九 头 鸟

别　名：热粘皮，败酱草，一把抓。

植物名：败酱

学　名：Patrinia scabiosaefolia Fisch.

科　属：败酱科，败酱属。

形　态：多年生草本。根茎粗壮，横卧，褐色，有臭酱味。茎直立，上部分枝。叶变异大，基生叶簇生，有长柄，长卵形，缘有齿；茎生叶成羽状深裂或全裂，裂片3—11，披针形，边缘有齿。夏日，开黄色小花，复缬房花序，顶生。瘦果椭圆形，有三棱，无翅状小苞。

生长环境：生于山坡、干草地、林缘及半湿草地。

药用部分：根、根茎、全草。

性　味：味辛苦，性微寒。

功　能：清热解毒，消肿，生肌长肉。用于阑尾炎初起，疮痈，跌打损伤，骨折，胃肠炎，外伤出血。

附　方：阑尾炎初起：败酱1两，赤芍4钱，水煎服。

附　注：1.异叶败酱（Patrinia heterophylla Bge.）：即中药墓头回,亦作九头鸟入药。总苞片叶状，线形，常长于花序。瘦果背面有一片大而翅状苞片，约二分许。味涩，性寒，能止带。用量3—5钱，水煎服，外用适量。

2.另一近似种糙叶败酱（Patrinia seabra Bge.）：茎坚挺，叶全部羽状深裂，裂片较短，最下一对或多或少成三角状披针形，顶端裂片不为长线形，苞片短，远较花序为短。

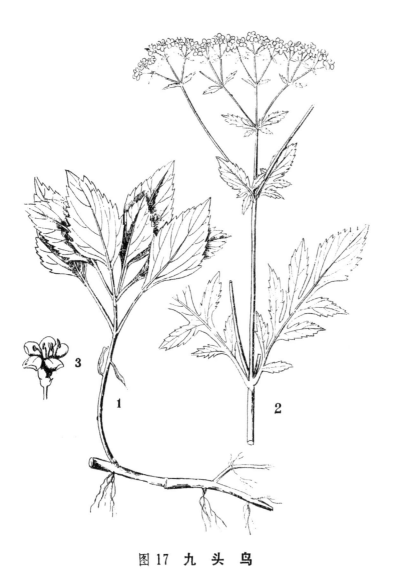

图17 九 头 鸟

1.根茎和基生叶 2.茎上部 3.花

1949

新 中 国
地 方 中 草 药
文 献 研 究
(1949—1979年)

1979

桃　树

别　名：毛桃

植物名：山桃

学　名：Persica davidiana Carr.

科　属：蔷薇科，李属。

形　态：落叶小乔木。枝光滑。单叶互生，披针形。春日，开粉红色小花。结核果，卵状球形。根木质，外皮褐红色。

生长环境：生于山野。

药用部分：根皮。

性　味：味苦，性凉，无毒。

功　能：抗菌消炎，活血散瘀，消肿。用于跌打损伤，骨折，外伤瘀血作痛，痈肿，腰痛。

用　量：内服一次3—5钱，外用适量。

附　方：疖痈：捆仙绳、过山龙、半枝莲、桃树根皮、连钱草、刘寄奴，捣烂外敷。

附　注：

1.家桃根皮亦作同样入药。

2.桃仁：味苦、甘，性平。有破血活瘀，润燥滑肠作用，治经闭，痛经，产后恶露不尽，少腹胀痛，跌打损伤，痈肿，老年便秘及产后便秘。

3.桃树尖：配山棉花根，柳树尖治疟疾。

4.桃叶：适量煎汤薰洗，可治湿疹，痔疮，灭虱子，跳蚤；鲜叶捣烂外敷可治寻常疣，疖肿。

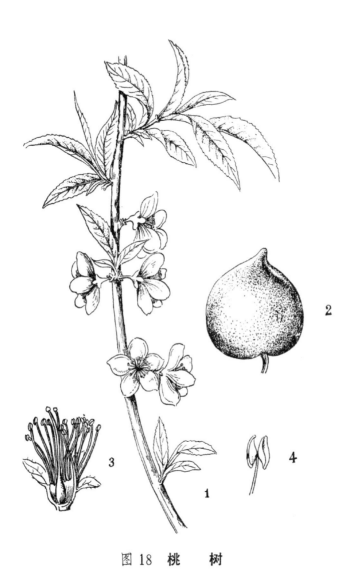

图 18 桃 树

1.着花的枝 2.果实 3.花的纵剖面 4.雄蕊

1949

新 中 国
地 方 中 草 药
文 献 研 究
(1949—1979年)

1979

伸　筋　草

别　名：接筋藤，石灰草，毛叶鸡儿肠，大叶鹅儿肠。

植物名：石生繁缕

学　名：Stellaria saxatilis Buch—Ham.

科　属：石竹科，繁缕属。

形　态：多年生草本。须根。全身被茸毛。茎匍匐状，纤细，分枝多，上部半直立，髓部绵软有弹性，不易折断。叶对生，披针长圆形，先端锐尖，全缘。夏日，开白色小花，聚缴花序，萼片5，长圆状披针形，花瓣5，短于萼片。结蒴果。

生长环境：生于山坡、草地。

药用部分：全草。

性　味：味甘，性平，无毒。

功　能：舒筋活血。用于跌打损伤，骨折，肢体麻木，疼痛，黄疸型肝炎。

用　量：内服2—5钱，外用适量。

附　方：肢体麻木抽筋：伸筋草1斤，猪肉1斤，加水共炖，分两次吃肉喝汤。

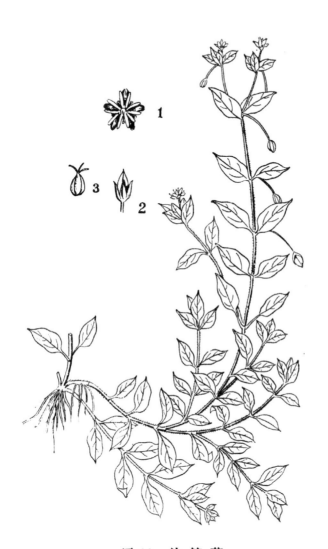

图 19 伸 筋 草

1.花　　2.果　　3.种子

1949

新 中 国
地 方 中 草 药
文 献 研 究
(1949—1979年)

1979

破 血 丹

别　名：血见愁，拉拉藤，锯锯藤，粘蓼草，小血藤，活血丹，小女儿红。

植物名：茜草

学　名：Rubia cordifolia L.

科　属：茜草科，茜草属。

形　态：多年生攀援草本。根细长，簇生，桔红色。茎四棱形，有倒钩刺。叶四片轮生，有长柄，长圆形，先端锐尖、基部心脏形，全缘，具5基出脉，背面中脉上具刺。夏末，开淡黄色小花，圆锥状聚缴花序，顶生或腋生。结浆果，球形，由红变黑。

生长环境：生于丘陵、山地、田边。

药用部分：根及全草。

性　味：味酸、苦，性寒。

功　能：生用凉血，活血，散瘀消肿；炒炭用止血。用于骨折，创伤，痈肿，闭经，水肿，吐血，衄血，崩漏。

用　量：内服1—3钱，外用适量。

附　方：闭经：当归3钱，破血丹3钱，水煎冲黄酒服。

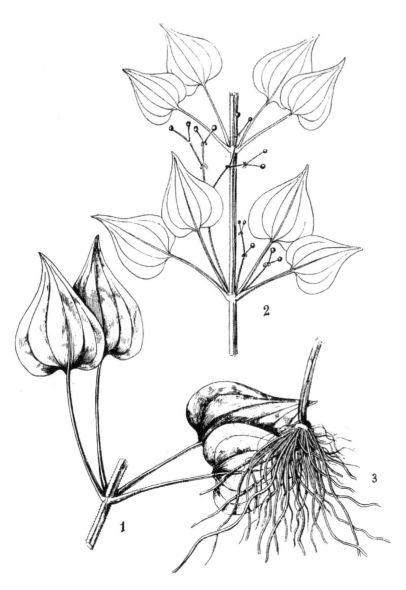

图 20 破血丹

1.2.植株的一部分　　3.根

1949

新 中 国
地 方 中 草 药
文 献 研 究
(1949—1979年)

1979

楸 树

别　名：梓，豇豆楸。

植物名：楸树

学　名：Catalpa bungei C.A.Mey.

科　属：紫葳科，梓属。

形　态：高大落叶乔木。茎高十余米，幼枝暗绿色，无毛。叶对生，三角卵形或长椭圆形，先端急尖，两面光滑，有长柄。五月开白花，杂有紫色斑点，二唇形，缴房花序。蒴果，线形，长25—30厘米，种子狭长椭圆形。

生长环境：山坡或栽于路旁。

药用部分：根皮。

性　味：味苦，性凉。

功　能：清热解毒，除湿消肿。外用于痈肿疮毒，骨折，跌打损伤。

附　方：中水毒（外伤着水后感染）：楸树叶贴局部频换，消肿止痛效果明显。

附　注：果实：清热利尿。用于尿路结石，尿路感染，热毒疮疖。内服1—2两，水煎。

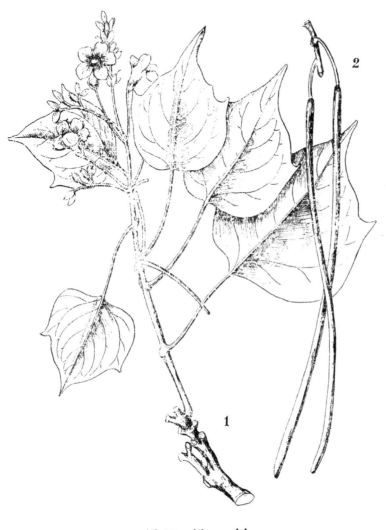

图 21 楸 树

1.花枝　　2.果序

1949

新　中　国
地 方 中 草 药
文　献　研　究
(1949—1979年)

1979

水　接　骨　丹

别　名：仙桃草，草红花，水九牛槽。

植物名：柳叶菜

学　名：Epilobium hirsutum L.

科　属：柳叶菜科，柳叶菜属。

形　态：多年生草本。根茎粗壮而坚硬，簇生须根。茎高 1—3 尺，全体被有密而柔长的白毛，圆柱状，直立，上部多分枝。叶在下部和中部的对生，在上部的互生，卵状长椭圆形，疏波状边缘，短柄。夏日，叶腋枝稍顶生紫红色小花，花瓣 4，缴房花序。蒴果线形，长 6—7 厘米。

生长环境：生于水边潮湿处。

药用部分：根及全草。

性　味：味淡，性凉，无毒。

功　能：活血，消肿，消炎，止痛。用于月经过多，跌打损伤，骨折，疖肿。

用　量：内服 2—3 钱，外用适量。

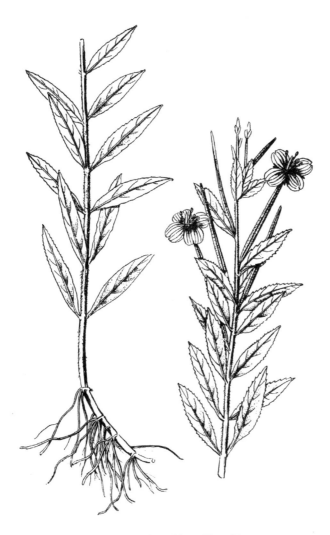

图 22 水 接 骨 丹

1949
新　中　国
地 方 中 草 药
文 献 研 究
(1949—1979年)
1979

壮　　筋　　丹

别　名：鸡卵菜，小党参，鹅肠菜。

植物名：繁缕

学　名：Malachium aquaticum Fries.

科　属：石竹科，鹅肠菜属。

形　态：多年生草本。主根圆锥状，肉质，黄白色，侧根簇生成条，有多数须根。茎丛生，平卧或倾斜上升，上部直立，光滑，有棱节明显，从叶腋分枝。叶对生，长椭圆形，生于下部的有柄，上部的无柄，细浅锯齿缘。夏日开白花，聚缴花序。蒴果，长圆形。

生长环境：生于山坡潮湿处及灌木林下。

药用部分：根及全草。

性　味：味甘淡、微涩，性平。

功　能：抗菌消炎，舒筋活血。用于牙痛，疖肿，乳腺炎，跌打损伤，外伤，骨折。

附　方：乳腺炎：壮筋丹1两，蒲公英1两，水煎服。

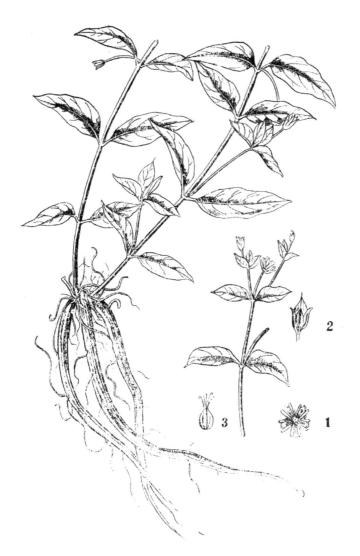

图 23 壮 筋 丹

1.花 2.果 3.种子

1949

新 中 国
地 方 中 草 药
文 献 研 究
(1949—1979年)

1979

百 日 丹

别　名：穿筋藤，金腰带，光叶热粘皮，九江藤，黄金线，金线七。

植物名：蔓龙胆

学　名：Crawfurdia chinensis Migo.

科　属：龙胆科，双蝴蝶属。

形　态：多年生草质藤本。根茎横卧，黄白色，具多数须根。茎细瘦，红绿色，匍匐地面或缠绕。叶对生，卵状披针形，全缘，深绿色，叶背淡红紫色，有三条明显粗脉。夏日，花3—5朵从叶腋抽出，缴房花序，花冠钟状，淡紫色，长1.5—2厘米。浆果长圆形，成熟时红紫色，种子多数。

生长环境：生于山地林荫下。

药用部分：根茎及全草。

性　味：味苦、微酸，性寒，无毒。

功　能：清热凉血，舒筋，生肌，止血，止痉，止痛。用于小儿高热惊厥，热病烦渴，筋骨疼痛，疖疮，劳伤，外伤出血，骨折，烫伤。

附方：腰痛：百日丹1两，泡酒1斤，内服。

小儿高热抽风：百日丹5分，研末冲服或煎服。

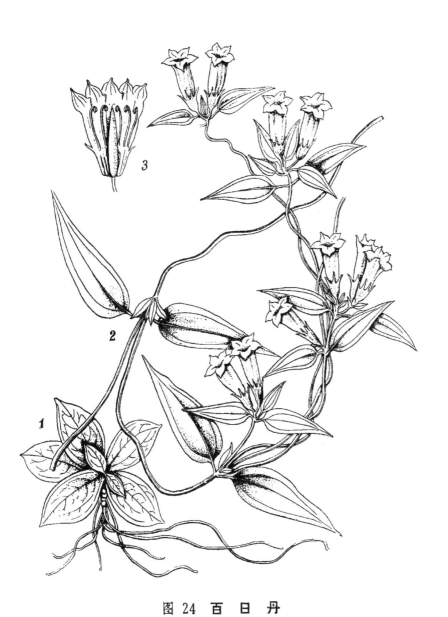

图 24 百 日 丹

1.基生叶　2.花枝　3.剖开的花

土单验方汇集

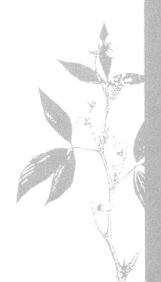

提　要

汉中地区卫生局编。

1975 年 10 月出版。共 110 页，其中前言、目录共 10 页，正文 96 页，附录 2 页，插页 2 页。纸质封面，平装本。

编者收集整理了 1974 年陕西省汉中地区老中医、老草医、老药工、老药农经验交流会议上大家献出的治疗常见病、多发病、地方病等的土单验方以及诸多宝贵经验，并从中选编部分成为本书，以供基层医药卫生人员、"赤脚医生"参考。

本书共分内科、儿科、传染病、外科、妇产科、五官科 6 部分。其中内科部分收录 61 种疾病，方剂 110 个；儿科部分收录 50 种疾病，方剂 65 个；传染病部分收录 6 种疾病，方剂 20 个；外科部分收录 49 种疾病，方剂 113 个；妇产科部分收录 24 种疾病，方剂 45 个；五官科部分收录 17 种疾病，方剂 27 个。全书共计收录 207 种疾病，验方 380 个。对于各方，本书分别从主治、处方（组成）、服法、献方（收方来源）方面进行介绍。

本书处方用药以简、廉为特点，多为当地常见品种。每个方剂下均标明献方人，皆有据可寻。本书药物计量单位沿用旧市制；药物用量除注明者外均为成人标准用量，使用时还需据病人实际情况酌情增减。

书末单附两页献方人名录，详细记录了献方人姓名及工作单位，共计 37 人。

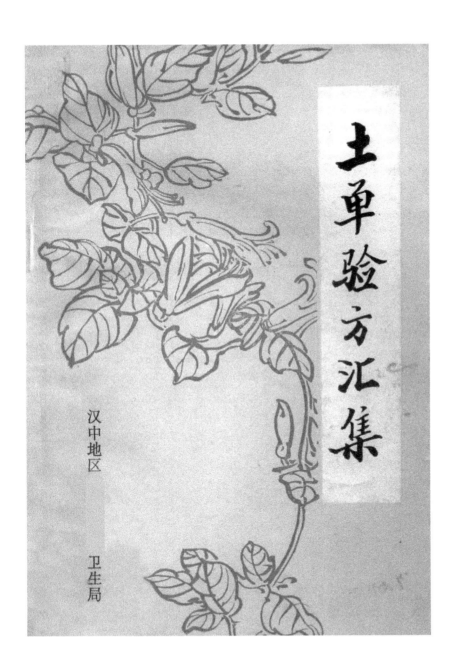

土单验方汇集

汉中地区

卫生局

目 录

内 科

1949

新 中 国
地 方 中 草 药
文 献 研 究
(1949—1979年)

1979

儿　科

1949

新　中　国
地 方 中 草 药
文 献 研 究
(1949—1979年)

1979

· 4 ·

传 染 病

1949

新 中 国
地 方 中 草 药
文 献 研 究
(1949—1979年)

1979

外 科

1949
新　中　国
地方中草药
文　献　研　究
(1949—1979年)

1979

妇　产　科

五 官 科

1949

新 中 国
地 方 中 草 药
文 献 研 究
(1949—1979年)

1979

内　　科

内　　科

主治：感冒头痛

处方：蟋蟀草二两　桑叶一两　菊花三钱

服法：水煎服。

献方：赵玉珊

主治：风寒感冒

方1：大葱头一两　茶叶三钱　核桃四个　生姜五钱

服法：水煎服。

献方：廖德成

方2：苏叶三钱　陈皮三钱　香附三钱　葛根四钱　升麻三
　　　钱　赤芍三钱　川芎三钱　白芷三钱　麻茸三钱　粉
　　　草三钱

服法：水煎服。

献方：廖德成

主治：偏正头痛

方1：人头七三钱　蚕豆　全头痛用一斤，偏头痛用半斤。

用法：将上药加水，煮至蚕豆发胀，装入布袋内热敷患部。
　　　日一次，连用三次。

献方：刘宗升

方2：川芎三钱　枣皮三钱　蒿本三钱　细辛一钱　羌活三

1949

新 中 国
地 方 中 草 药
文 献 研 究
(1949—1979年)

1979

钱 **独活三钱** 秦艽三钱 钩丁三钱 丹皮三钱 骨
皮三钱
服法：水煎服。

主治：**头风痛**
方1：黑牛粪 尘土灰 阳尘 生姜 大葱各适量
用法：将姜葱捣如泥，再和上药混合炒热，贴于囟门处。
献方：周玉才
方2：野菊花一两 冬桑叶四钱
服法：泡茶饮。
献方：曹洪义

主治：**支气管炎**
方1：剪刀草三钱 千日红四钱 老君须四钱 **女儿茶三钱**
梧桐花三钱 云香草三钱 暴马子三钱 黄药子五钱
服法：水煎服。
献方：何明德
方2：桃儿七二钱 狗椒树根五钱 荆苏麻一两 贝母三钱
马槟榔二钱
用法：共为细末。成人每次3—5分，开水送下，日三次。
方3：花椒仁 天麻各等分
制法：共为细末贮瓶。
用法：每次用二钱，蒸鸡蛋一个，睡前服用。
献方：徐炳银
方4：椒目二两 天麻二两 姜汁制白附三钱
制法：上药共为细末，贮瓶。

用法：上药末取二钱，加入乳三两蒸熟睡前服。

献方：徐炳银

方5：椒目二钱　大黄二钱　枳实三钱　大救驾三钱　赤芍
　　　三钱　半夏二钱　苏子三钱

制法：上药水煎取汁，煮豆腐二斤。

服法：每晚睡前吃豆腐一两。

献方：徐炳银

主治：咳嗽

处方：沙参三钱　苏叶三钱　桔红三钱　桔梗三钱　前胡三
　　　钱　法夏三钱　茯苓三钱　木香钱半　枳壳三钱　尖
　　　贝三钱　杏仁三钱　寸冬三钱　天冬三钱　粉草一钱

服法：水煎服。

献方：廖德成

主治：哮喘

方1：人言一钱　枯矾三钱　淡豆豉四两

制法：将前二味共为细末，淡豆豉蒸熟捣烂如泥，再调匀为
　　　丸如绿豆大，贮瓶。

服法：成人三粒，儿童一粒，早晚白开水冲服。

献方：廖德成

方2：野棉花花含苞未放者一斤，蜜制，炙桑皮一斤　捆仙
　　　绳四钱　炙甘草一钱

制法：前药分别制后，加熟蜜少许搅匀。

服法：每日三钱，泡开水服。

献方：周玉才

1949

新 中 国
地 方 中 草 药
文 献 研 究
(1949—1979年)

1979

主治：**大叶性肺炎**

处方：麻黄二钱　杏仁四钱　石膏一两　银花五钱　黄芩四
　　　钱　麦冬四钱　黄柏二钱　甘草一钱　十大功劳木一
　　　两　白茅根一两

服法：水煎服。一日二、三次，连服三、五剂可痊愈。

献方：刘选清

主治：**肺痈**

处方：蒲公英八钱　百部三钱　天花粉三钱　银花一两　玄
　　　参二两　党参三钱　桔梗三钱　黄芩一钱　甘草一钱
　　　桑白皮三钱

服法：水煎服一——五剂。

说明：服一剂，吐脓血反增，二剂脓血减，五剂疼止，脓血
　　　亦止。止后改服善后方。善后方：生地一两　当归五
　　　钱　百合五钱　杏仁五钱　桔梗五钱　沙参五钱　薏
　　　仁五钱　银胡三钱　焦术五钱　甘草二钱　共为细
　　　末，炼蜜为丸,每丸三钱,早晚各服一丸，开水送下。

禁忌：荤、腥、辛辣。

献方：刘刚峰

主治：**胸瘤**

处方：瓜蒌霜二两　枳实五钱　沉香二钱　广木香五钱　桃
　　　仁三钱　红花一钱

制法：共为细末，贮瓶备用。

服法：早晚各二分，开水送下。

献方：张书魁

主治：**食道癌**

处方：木香二钱　梹榔三钱　当归四钱　枳实三钱　大黄三
钱　厚朴三钱　藿香二钱　郁金四钱　甘草一钱　白
花舌蛇草一两

用法：水煎。少量多次续续服用。

献方：刘选清

主治：**胃癌（噎膈）**

方1：黑黄花白花扁头蛇一条　白雄鸡一只　水银一钱（蛇
长不满三尺者减量）

制法：先将白雄鸡囚于笼内二、三日，待粪排尽，再将蛇切
成小块喂鸡，每日取鸡粪。等蛇肉喂完，将所取之粪
放砂锅内炒黄研细，再加水银共研，至水银不见为
度，贮瓶备用。

用法：每日二次，每次一钱，白开水送下。若气逆者加服木
香顺气丸。

献方：魏俊初

方2：猪脂油四两　白糖二钱　细茶五钱　当归三钱　川芎
二钱　白芍三钱　生地三钱　枳壳二钱　血竭三钱
生姜三钱

制、用法：将猪脂油切块煎出油，加白糖先吃，食后半点钟
左右，饮泡好之茶。茶后十分钟左右煎服余药。

献方：魏俊初

主治：**直肠癌**

处方：银花一两　槐花四钱　连召四钱　半枝莲一两　地蜈

1949

新　中　国
地方中草药
文　献　研　究
(1949—1979年)

1979

蚣五钱　白花蛇舌草一两　生地四钱　酒军二钱
用法：水煎服，一日三次。
献方：刘选清

主治：**胃溃疡**
处方：海螵蛸四两　尖贝母四两　太白米六钱　硃砂七一两
沉香五钱　鸡内金一两
制用法：共为末。每服二钱，开水送下，日三次。
献方：杨兴唐

主治：**吐血**
处方：鲜艾叶六钱　鲜柏叶六钱　鲜荷叶六钱　生地六钱
制、服法：上药共捣加凉水搅匀，澄清，口服清汁，其血立止。
血止后服四物汤加味（生地三钱　当归二钱　川芎二
钱　白芍三钱　香附三钱　桃仁三钱　丹皮四钱　醋炒
大黄四钱）两剂。后再以六君子汤加白芍、当归调养。
禁忌：辛、辣、酒等动火之品。
献方：张吉祥

主治：**呕吐**
方1：白火石如杏大五个　姜汁三两　陈醋五两
用法：姜汁、陈醋倒入瓷杯内，将白火石烧红逐个投入杯
内，吮吸热气咽下。
献方：刘在邦
方2：水黄连一钱　紫苏五分　生姜二片
服法：泡茶徐服。

· 6 ·

献方：曹洪义

主治：**胃痛**

方1：（偏热者）藿香三钱　广香二钱　白芍四钱　黄连二钱　元胡三钱　只壳四钱　厚朴四钱　川楝子三钱香附四钱　佛手四钱　建曲三钱　甘草一钱

服法：水煎服，日服三次。

献方：邹德欧

方2：（偏寒者）台乌四钱　白术三钱　公丁香钱半　只壳三钱炒　吴芋二钱　陈皮三钱　广木香二钱　砂仁二钱　干姜三钱　白芍四钱　香附四钱　甘草一钱　盐小香四钱

用法：水煎服。一日三次。

献方：邹德欧

方3：血灵脂三钱　元胡三钱　香附四钱　佛手三钱　小香三钱　太白米一钱（去皮）　朱砂七三钱　铁扁担二钱　槟榔四钱　甘草五分

服法：水煎温服。

注：　过热服后恶心。

献方：左振歧

方4：（虚寒者）太白米二钱　枇杷芋五钱　太白蒜三钱　太白小茴四钱　桑黄三钱　石耳子五钱　木香一钱　甘草五分

用法：上药酒泡，每次取二小盅，温热服。

献方：周玉才

方5：（感寒、消化不良）丁香五分　良姜三钱　青皮四钱

1949

新 中 国
地 方 中 草 药
文 献 研 究
(1949—1979年)

1979

麦芽三钱　佛手四钱　广香三钱　香附五钱　二丑四钱　槟榔四钱　苏梗四钱　枳实三钱　降香四钱　柴胡四钱　生草一钱　小香四钱　炒柿蒂十个

用法：水煎服。

禁忌：生冷、不易消化食物。

方6：硃炒七三钱　鸡血七三钱　七里香二钱　防己三钱　丹参五钱　川芎三钱　盐吴芋二钱

服法：水煎服。（此方治好40余人，疗效较好）。

献方：张天刚

方7：元胡五钱　白胡椒五钱　五灵脂五钱　吴芋五钱　全虫三钱　巴豆霜三钱　香附五钱　广香五钱　硃砂三钱另研细作丸药穿衣用

制法：共为细末，面糊为丸如黄豆大硃砂为衣

服法：体壮者每次四丸，体弱者每次二丸，日服两次。疼止停药。

献方：刘选清

方8：太白米三钱　广木香二钱　木通二钱　枇杷玉五钱　索罗果五钱　硃砂七五钱　铁扁担三钱　地苦胆五钱

制法：共为细末。

用法：每日二次，每次二钱，开水冲服。

献方：刘朝龙

方9：野菊花一两　明雄一钱

服法：水煎服。

说明：本方治疗俗称"羊毛疔"。

献方：赵玉珊

· 8 ·

主治：呃逆

处方： 索罗果四钱　柿蒂20个　荷叶蒂10个　蜂糖二两

制法： 将上药以蜂糖汁炒后备用。

用法： 水煎服。

献方： 左振岐

主治：胆道蛔虫

方1： 地苦胆一钱　梭罗果三钱　七里香四钱　香樟木三钱
当归四钱　荆苏麻三钱　八月瓜四钱

服法： 水煎服。

献方： 何明德

方2： 干姜二钱　党参三钱　黄连二钱　黄芩三钱　半夏三
钱　白芍八钱　枳实三钱　花椒钱半　乌梅五个　广
香一钱　元胡三钱

服法： 水煎服。

献方： 焦连茂

方3： 黄柏三钱　党参三钱　桂枝三钱　乌附二钱　黄连二
钱　当归三钱　花椒钱半　乌梅五个　干姜二钱　广
香一钱　白芍八钱　元胡三钱

服法： 开水煎服。

献方： 焦连茂

说明： 方2、方3亦可治蛔虫性肠梗阻。

主治：消化不良

处方： 糯米穗二钱　稻米穗二钱　高粱穗二钱　玉米二钱
稗穗五钱

1949

新 中 国
地 方 中 草 药
文 献 研 究
(1949—1979年)

1979

用法：先将前四味炒焦，再加稗穗同煎。每日服一剂。
献方：吴万贵

主治：**肠炎**
处方：藿香三钱　苍术三钱　白术三钱　黄芩三钱　黄连二
　　　钱　粉葛五钱　广香二钱　陈皮三钱　连翘四钱　银
　　　花四钱　甘草一钱
　　　加减法：1.消化不良加焦三仙去银、翘。
　　　　　　　2.腹胀加厚朴、枳壳。
用法：水煎服。
献方：邹德欧

主治：**中寒泄泻**
处方：党参三钱　前仁炒五钱　炮姜二钱　白术炒五钱　猪
　　　苓三钱　甘草一钱　如泻久可加丁香三分、附子三钱
用法：开水煎服。
献方：左振歧

主治：**五更泄**
方1：党参五钱　焦术四钱　茯苓四钱　陈皮三钱　甘草一
　　　钱　补骨脂三钱　粟壳三钱　病久加肉叩三钱（去
　　　油）煨柯子三钱
服法：水煎服。
献方：张乔松。
方2：肉豆叩五钱　盐吴芋四钱　五味子三钱　盐故纸五钱
　　　焦山查五钱　扁豆五钱　上油桂一钱

· 10 ·

制法：共为细末，炼蜜为丸、每丸二钱重。

服法：早晚服二丸，白开水送下。

禁忌：生冷、油腻。

献方：刘在邦

主治：**肝硬化腹水**

方1：大枣去核　胡桃仁　生白矾　黑豆蒸熟　酵面馍去皮
　　　各等量为末。

用法：每日三次，每次二钱、开水送下。

献方：刘选清

方2：（腹水散）：制甘遂　大黄　牙皂　二丑　槟榔　广
　　　香各二钱

制法：共为细末。

服法：每日服一次，每次1—2钱，空腹服。小孩酌减。

献方：张乔松

方3：（消肝散）广郁金八两　滑石三两　广香一两　甘草
　　　一钱　白硝石一两

制法：共为细末。

服法：早晚各服一钱。六天为一疗程。

禁忌：辛辣。

献方：张书魁

方4：甘遂二钱　大戟二钱　甘草二钱

用法：先将前二味为末，用麦面加水调匀，贴脐上；另将甘
　　　草煎水内服。

献方：左振歧

方5：大戟、甘遂、芫花、海藻各二钱　大黄二钱　甘草一钱

1949

新 中 国
地 方 中 草 药
文 献 研 究
(1949—1979年)

1979

用法：将前四味细末，醋调，敷肚脐。一次一小时，一日两
　　　次。再将大黄、甘草水煎内服。
献方：刘国太

主治：**肝脾肿大**
处方：瓦楞子三钱醋煅　三棱三钱　川皮三钱　澄茄三钱
　　　枳壳三钱　香附三钱　小香二钱　草叩三钱　煨姜三
　　　片　柿蒂七个
用法：水煎服。
禁忌：生冷。
献方：刘刚峰

主治：**肝脓疡（肝痈）**
处方：白芍三两　　当归三两　　炒栀子三钱　　甘草三钱
　　　金银花五两
用法：水煎服。
献方：刘刚峰

主治：**高血压**
方1：老鹳草五钱　炒杜仲八钱　黄芩五钱　勾丁五钱　川
　　　芎五钱　牛夕三钱　白芍五钱　续断五钱　苹果二斤
制法：先将苹果切片加水二斤煮浓汁500毫升，再加药煎成
　　　300毫升。
服法：每天三次，每次服100毫升。
献方：刘选清

· 12 ·

方2：硃砂七五钱　竹根七五钱　茵陈一两

用法：水煎服，每日二次。

献方：刘朝龙

方3：勾丁一两　天麻四钱　野菊花四钱　川芎二钱　胆草
　　　二钱　石决明五钱煅　便秘加大黄四钱

服法：水煎服。

献方：左振岐

方4：草决明两半　山查五钱

服法：开水泡服，连服十五天为一疗程。

注：此方能降低胆固醇

献方：刘选清

主治：中风

方1：首乌五钱　丹参四钱　勾丁四钱　当归四钱　黄芩三
　　　钱　寄生五钱　生地四钱　牛夕五钱　赭石五钱　丹
　　　皮三钱　白芍四钱　甘草一钱

加减法：头痛心烦加杭菊三钱　石决明一两　重用赭石一两；
　　　　失眠、心悸加柏仁五钱　茯苓四钱　胆草三钱；腰
　　　　膝无力加杜仲一两　奎元四钱。

服法：水煎服。

注：该方适用于阴虚阳亢型。

献方：邹德欧

方2：党参一两　贡术三钱　勾丁四钱　当归四钱　黄芪一
　　　两　地龙五钱　建菖三钱　郁金四钱　寄生五钱　川
　　　芎三钱　白芍四钱　西风三钱　甘草一钱

用法：水煎服。

1949

新　中　国
地 方 中 草 药
文　献　研　究
(1949—1979年)

1979

注：该方适用于脱症、大汗、昏迷或肢体不灵。

献方：*邹德欧*

方3：党参五钱　黄芪五钱　当归四钱　勾丁五钱　元参五
　　　钱　麦冬五钱　生地四钱　胆南星三钱　远志二钱
　　　大黄四钱　芒硝三钱　甘草一钱

用法：水煎服。

注：本方适用于闭证，痰涎壅盛、二便不通、昏迷。

献方：*邹德欧*

方4：生地五钱　枣皮三钱　茯苓四钱　山药四钱　丹皮四
　　　钱　泽泻五钱　杭菊五钱　奎元四钱　寄生四钱　麦
　　　冬四钱　盐杜仲五钱　甘草一钱　夏枯草一两。

用法：水煎服。

献方：*邹德欧*

主治：**中风不语**

处方：当归五钱　党参五钱　草决明一两　杜仲一两　牛夕
　　　四钱　勾丁八钱　枣仁一两　川断五钱　干姜二钱
　　　川草乌各三钱　桂枝二钱　草石斛五钱

服法：开水煎服。

注：第二剂加**琥珀**二钱　第三剂加黄芪一两。

献方：*刘选清*

主治：**半身不遂**

方1：勾丁二钱　天麻二钱　当归二钱半　川芎一钱半　秦
　　　艽钱半　防风三钱　羌活一钱　木瓜二钱半　川草乌
　　　各一钱　天雄三钱　桂枝一钱　桔梗三钱　甘草四分

· 14 ·

生姜一片。

服法：开水煎服。

献方：刘刚峰

方2：麻黄三钱　羌活四钱　荆芥三钱　防风三钱　细辛一钱　川草乌各一钱　石斛三钱　苍术二钱　全虫三钱　当归四钱　甘草一钱　天麻五钱　首乌五钱　雄黄二钱

服法：开水煎服。

献方：徐炳银

主治：**口眼歪斜**

方1：生地一两　防风四钱　天麻三钱　生附三钱　勾丁二钱半　僵蚕一钱　当归四钱　细辛八分　熟地四钱　桂枝二钱　酒芍二钱　薄荷五分　生草一钱　生姜一片

服法：开水煎服。

禁忌：荤腥、辛辣。

献方：刘刚峰

方2：荆芥三钱　防风三钱　蝉蜕三钱　勾丁四钱　全虫二钱　姜虫三钱　蜈蚣三条　粉葛五钱　白芷四钱　防风三钱　薄荷钱半　甘草一钱

服法：水煎服。

献方：邹德欧

主治：**肾小球肾炎（水肿）**

方1：猪苓四钱　茯苓四钱　白术三钱　泽泻四钱　桂枝二钱

1949

新　中　国
地 方 中 草 药
文 献 研 究
(1949—1979年)

1979

木通二钱　防己三钱　黄连二钱　银花五钱　腹胀加枳实三钱。

服法：水煎服。

方2：麻黄三钱　石膏二两　甘草一钱　生姜四片　大枣六个　泽泻五钱　云苓五钱　白术四钱

服法：水煎服。

方3：知母五钱　麻黄二钱　天雄二钱　细辛一钱　桂枝三钱　甘草一钱　生姜四片　大枣四枚　茯苓四钱　泽泻四钱。

服法：开水煎服。

方4：赤小豆二两　白术一两。

服法：水煎服。

献方：焦连茂

主治：慢性肾炎

方1：（**水肿期**）桂枝三钱　防己三钱　椒目二钱　陈皮二钱　陈胡芦壳一两　大腹皮五钱　茯苓皮一两　猪苓五钱　泽泻四钱　饭赤豆一两　青皮三钱　广香钱半　厚朴三钱草叩三钱　黑丑二钱　商陆三钱

服法：水煎服。

禁忌：生冷、食盐。

献方：邱尚廉

方2：（**水肿缓解期**）黄芪一两　白术三钱　防己三钱　椒目二钱　猪苓五钱　生姜皮钱半　陈皮二钱　茯苓皮一两　大腹皮五钱　泽泻四钱　大赤豆一两　川牛夕三钱

服法：水煎服。

禁忌：生冷、食盐。

献方：邱尚廉

方3：(**高血压期**)生地三钱　麦冬三钱　大云三钱　枸杞三钱　怀牛夕三钱　生杜仲五钱　**寄生**三钱　龟板五钱　巴戟三钱　淫羊藿三钱　黄柏三钱

服法：水煎服。

献方：邱尚廉

方4：(**水肿消退期**) 黄芪一两　党参五钱　白术三钱　归身三钱　杜仲三钱　**枸杞**三钱　丹皮三钱　泽泻三钱　枣皮三钱　茯苓皮五钱

服法：水煎服。

献方：邱尚廉

方5：(**恢复期**) 黄芪一两　白术三钱　茯苓五钱　杜仲三钱　陈皮三钱　半夏三钱　归身三钱　枸杞三钱　**丹**皮三钱　红参二钱　枣皮三钱　川牛夕三钱

服法：水煎服。

献方：邱尚廉

主治：急性肾盂肾炎

1949
新 中 国
地 方 中 草 药
文 献 研 究
(1949—1979年)

1979

处方：车前三钱　茯苓五钱　木通一钱　栀子三钱　黄柏一
　　　钱　当归五钱　白芍一两　扁豆一钱　生地一两
服法：水煎服。
献方：刘刚峰

主治：**尿血**
处方：生地四钱　当归三钱　川芎二钱　白芍四钱　元参三
　　　钱　牛夕三钱　甘草一钱　黄柏三钱　若血色黑者加
　　　桃仁钱半。
服法：水煎服。
献方：彭佐商

主治：**泌尿系结石**
处方：生地五钱　车前五钱　赤苓五钱　泽泻三钱　海金砂
　　　五钱　金钱草一两　川牛夕四钱　通草一钱半　瞿麦
　　　三钱　萹蓄三钱　竹叶20片　甘草一钱
服法：水煎服。
献方：邱尚廉

主治：**膀胱结石**
处方：赤苓五钱　猪苓二钱　泽泻三钱　白术三钱　桂枝二
　　　钱　金钱草一两　六一散一两　郁金三钱　马鞭草五
　　　钱　通草二钱
服法：水煎服。
献方：刘选清

主治：**大便失禁，小便全无（外伤造成马尾神经损伤）**

处方：党参五钱　黄芪一两　白术五钱　茯苓三钱　当归二
　　　钱　桂枝一钱　陈皮三钱　甘草一钱　猪苓二钱　泽
　　　泻二钱　桔梗二钱

服法：水煎服。

献方：张乔松

主治：**睾丸肿胀**

处方：七爪红一钱　茯苓八分　桔梗五分　厚朴八分　半夏
　　　曲八分　盐小香二分　苍术四分　桔核八分　川楝八
　　　分　山查五分　官桂五分　薏仁八分　生姜一片　甘
　　　草二分

服法：水煎服。

献方：刘刚峰

主治：**遗尿**

方1：当归三钱　黄芪三钱　龙骨五钱　牡力四钱　甘草一
　　　钱　熟地五钱　复盆子三钱

服法：水煎服。

献方：陈蔚森

方2：土茯苓五钱　大肉五两

用法：燉汤服。忌茶。

献方：唐世富

方3：草薢三钱　益智仁三钱

服法：水煎服。

献方：王绪武

1949

新　中　国
地　方　中　草　药
文　献　研　究
(1949—1979年)

1979

主治：**小便频数**

处方：熟地八钱　山药四钱　山芋肉四钱　茯苓三钱　泽泻三钱　丹皮三钱　五味子三钱　复盆子三钱　菟丝子三钱　枸杞子三钱　破故脂三钱　益智仁三钱　桑螵蛸三钱

服法：水煎服。

献方：张乔松

主治：**耳鸣失聪**

处方：熟地四钱　山药三钱　丹皮三钱　茯苓三钱　川芎三钱　当归四钱　白芍三钱　泽泻三钱　远志三钱　石菖三钱　山芋肉四钱　奎元四钱　甘草一钱

服法：水煎服。

献方：廖德成

主治：**滑精**

方1：知柏地黄汤加龙骨三钱　牡力三钱　石莲四钱　智仁三钱　金英子二钱　胡莲二钱　锁阳三钱

用法：水煎服。

献方：刘国太

方2：绿头野鸭子一只　冬虫草五钱　胡椒粉一钱

制法：将鸭子去毛、肚、肠等，再把冬虫草、胡椒面放腹内蒸熟。

服法：吃鸭肉。

献方：曹洪义

主治：阴寒症

单方：大葱五斤

用法：将葱用细绳隔一寸半捆一节，共七、八节，然后用刀从绳间切断，加温放在小腹部有块处。块消后可内服下方：党参四钱　柴胡四钱　升麻四钱　黄芪四钱　白术三钱　茯苓三钱　当归四钱　二地各四钱　黄附二钱　均姜三钱　大枣四枚　开水煎服。

禁忌：生冷。

献方：刘在邦

主治：精神错乱。

处方：黎芦一斤(用根)　牙皂一斤（去皮）　信土六钱（煅）青盐四两

制法：共为细末。

服法说明：1.服药前先食稀饭一碗，后用建菖蒲一两煎汤送服上药末一钱。轻者吐一次，重者吐二、三次，但要隔日。

2.第一次吐后，用防风通圣散去白术加黄连、木香、降香内服；第二次吐后用黄连解毒汤和犀角地黄汤加广香、降香、胆草、姜虫、全虫、礞石、建菖内服；第三次吐后，用归脾养心汤和黄连解毒汤加广香、菖蒲、胆星、礞石、琥珀、黄连、降香、寸冬内服。

3.食后第一次吐黄白色痰、二次吐青痰、三次吐黑痰。若大吐不止，用大葱头七根、冷开水服之可解。

禁忌：油、大肉一月。

献方：刘国太

· 21 ·

1949

新 中 国
地 方 中 草 药
文 献 研 究
(1949—1979年)

1979

主治：**精神分裂症（癫狂病）**

处方：当归一两　白芍二两　柴胡三钱　白术三钱　茯苓三钱　甘草八分　陈皮三钱　花粉五钱　石菖一钱　生栀一钱　天麻二钱　苏荷四分

用法：水煎服。

禁忌：腥荤、辛辣，牛、羊、鸡肉。

献方：刘刚峰

主治：**癫痫。**

单方：银杏一两

用法：将银杏放炭火中烧灰存性研成细末。用白酒冲服，每次一钱，一日两次。

献方：曾全才

主治：**狂症**

处方：大黄二两　芒硝一两　礞石五钱　黄芩四钱　桔梗四钱　勾丁三钱　广香四钱　甘草三钱　若不昏迷、大便秘结者加巴豆二钱

服法：水煎服、连服二剂后，改用吐法。吐法方：苦瓜蒂一两　赤小豆一两　黎芦一两　甘草五钱，共为细末，每服三钱，每日三次，第二天服二钱。服吐药后，痰液即出，而至吐清水为止。若有痰液梗喉，可捶背，摩喉，痰即出也。

献方：刘在邦

主治：**夜游症**

处方：桃仁八钱　柴胡三钱　香附三钱　木通三钱　桑寄生
　　　三钱　川皮三钱　伏毛三钱　苏子四钱　青 皮 二 钱
　　　半夏二钱　甘草二钱

用法：水煎服。

献方：赵玉珊

主治：**神经衰弱**

处方：夜交藤二两　五味子二两　建菖二两　冰糖二两

制法：男用烧酒浸、女用黄酒浸。

用法：饮酒、每次10毫升、勿令醉。

献方：左振岐

主治：**晕病**

单方：白果八枚去壳　白糖适量

用法：白果捣烂加糖捣匀、开水冲服。

献方：曹洪义

主治：**血小板减少症**

处方：生地四钱　仙鹤草五钱　鸡血藤五钱　旱莲草四钱
　　　黄芪五钱　当归三钱　甘草一钱

用法：水煎服每日一剂。

献方：刘选清

主治：**贫血**

处方：当归五钱　白术三钱　九地五钱　黄芪五钱　高丽参
　　　五钱　炙草二钱　鸡血藤五钱　大枣十个

1949

新 中 国
地 方 中 草 药
文 献 研 究
(1949—1979年)

1979

用法：水煎服。

献方：刘选清

主治：**糖尿病（消渴症）**

方1：玄参三两　麦冬二两　油桂三钱

用法：水煎服。

献方：刘刚峰

方2：枣皮四钱　五味子一钱　油桂三钱　麦冬一两　元参
　　　三两

用法：水煎服。

献方：刘刚峰

方3：破故脂　杜仲　青盐　茴香各二钱

用法：和猪腰子炖汤内服。

献方：王绪武

主治：**虫积作痛**

方1：乌梅七个　花椒二钱半　生姜一片

用法：水煎服。

献方：刘刚峰

方2：炒枳实四钱　槟榔四钱　大黄四钱　当归四钱　桃仁
　　　二钱半　花椒一钱　细辛钱半　黄连钱半　川楝子三
　　　钱　乌梅三钱　甘草一钱

用法：水煎服。

献方：曾全才

主治：**蛲虫**

处方：槟榔二钱半　乌梅三个　榧子三钱　大黄四钱　鹤虱
　　　二钱半　使君子三钱　雷丸三钱
用法：水煎服。
献方：刘刚峰

主治：**肥胖症（单纯性）**
处方：苍术三钱　陈皮三钱　厚朴三钱　神曲三钱　麦芽三
　　　钱　莱菔子三钱　谷芽三钱　昆布三钱　党参三钱
服法：水煎服。
献方：左振皮

主治：**疟疾**
方1：玉片四钱　常山四钱　草果仁三钱　大枣四钱
用法：水煎服。
献方：王绪武
方2：（寒轻热重）常山三钱　知母三钱　乌梅三钱茯苓
　　　三钱　白芍三钱　半夏二钱　草果仁二钱半　黄芩二
　　　钱　连召钱半　丹皮二钱　甘草一钱
用法：水煎服。
献方：魏俊初
方3：（寒重热轻）常山二钱半　草果仁钱半　玉片一钱
　　　厚朴二钱　青皮二钱　半夏钱半　柴胡三钱　枳壳三
　　　钱　茯苓三钱　陈皮钱半　甘草一钱
用法：水煎服。
献方：魏俊初

1949
新 中 国
地方中草药
文 献 研 究
(1949—1979年)
1979

主治：**便血**

方1：乌贼骨一钱　生地六钱　白芍三钱　白术三钱　草石
斛五钱　银花一斤　太子参八钱　枣仁三钱　仙鹤草
五钱　**藕节四钱**　甘草一钱

用法：水煎服。

献方：*魏俊初*

处方2：蜘蛛七个　鸡蛋一个

制法：将蜘蛛放蛋内，外用泥封固，火煅成灰存性轧细备用。

服法：白开水送服。

献方：*魏俊初*

主治：**肠风下血**

单方：鱼腥草根五两　猪蹄一斤

服法：炖服。

献方：*刘刚峰*

主治：**节段坏死性肠炎**

处方：白芍一两　当归一两　川芎三钱　木香三钱　黄柏二
两　酒军三钱　炒地榆一两　广三七一钱（冲末）丹
皮二钱　焦栀三钱　玉片三钱　甘草一钱　苦参钱半

服法：水煎服，每日一剂。服至症状消除为止。

献方：*张乔松*

儿　　科

· 白 页 ·

儿　科

主治：**支气管肺炎**

处方 1：麻黄一钱　石膏四钱　杏仁一钱　贝母一钱　银花
三钱　连翘三钱　甘草一钱　公英三钱

服法：水煎服。一日三四次。

加减：面黄体弱加党参一钱，口渴加花粉二钱，鼻干燥加葛
根一钱，虫退五个。

献方：刘选清

处方 2：蛤蚂七二钱　桔梗二钱　半夏一钱　甘草五分　杏
仁一钱　石羔五钱　连翘四钱　薄荷二钱

加减法：冬天将薄荷改为麻黄，大便干加大黄，痰多加三子
养亲汤，汗多去麻黄，薄荷。

服法：水煎服。

献方：曹洪义

主治：**咳嗽、痰壅**

处方：天麻一钱　防风一钱　荆芥一钱　桔梗一钱　天竺黄
一钱　杏仁一钱　半夏一钱　橘红一钱　麻茸三分
寸冬一钱　姜蚕八分　甘草五分　生姜一片

用法：水煎服

献方：刘刚峰

1949
新中国
地方中草药
文献研究
(1949—1979年)
1979

主治：咳嗽

处方：百部三钱　桔梗二钱　杏仁一钱　紫苏二钱

用法：水煎服。

献方：曹洪义

主治：痰喘

处方1：石羔四钱　半夏一钱　瓜蒌仁二钱　陈皮一钱五分
麻黄一钱　枳壳二钱　杏仁二钱　甘草五分　生姜
二片。

用法：水煎服。

献方：曾全才

处方2：北细辛二两半　牙皂二两半　巴豆一〇九粒（去
壳）大枣十七个　硃碙砂各二钱半　胆星三两　射
香一钱　犀角三钱　羚羊角三钱。

制法：先将细辛、牙皂水煎待无麻味，再将巴豆仁装入去核
的大枣内，用纱布包好放入细辛、牙皂煎剂中煮干存
大枣。后将上诸药共为细末。装入瓶中密封备用。

服法：一岁小孩服绿豆大一粒，根据年龄酌情定量。服后吐
痰或沾沫可愈。

献方：曹洪义

主治：气管炎。

处方：乌鸦一只　花椒三钱　胡椒一钱

服法：将乌鸦去毛肠，切成小块，再加花椒、胡椒，放适量
盐炖烂服。

禁恳：生冷。

注： 发作时或有感冒者不宜，适应急性喘吼缓解后服用，可连服二三只乌鸦。

献方： 曾洪义

主治：麻疹

处方1： 忍冬藤一两　蜜枇杷花三钱　粉葛根四钱

用法： 水煎服

献方： 邹德欧

处方2： （初期）升麻二钱　葛根二钱　防风二钱　牛蒡子二钱　连翘三钱　通草二钱　红花五分　苏叶二钱　焦查三钱　**麦芽三钱**　胡荽三根

若出而不爽，用荻子炒热布包熨全身，或胡荽一把外搽。

处方3： （中期）泡参二钱　桔梗二钱　川芎二钱　茯苓二钱　羌活二钱　独活二钱　前胡二钱　柴胡二钱　升麻二钱　葛根二钱　银花二钱　连翘二钱　紫草一钱　红花一钱　大力子二钱　甘草一钱

处方4： （后期）玄参二钱　桔梗二钱　知母二钱　石膏三钱　花粉二钱　连翘二钱　银花二钱　菊花二钱　紫草二钱　红花一钱　酒军二钱　柴胡三钱　黄芩二钱。

麻疹后期若热不退者：

玄参二钱　白术二钱　土苓二钱　生地二钱　丹皮二钱　黄柏二钱　银胡三钱　黄芩二钱　通草二钱　滑石三钱　骨皮三钱　甘草一钱　酒军二钱。

献方： 刘国太

1949
新 中 国
地 方 中 草 药
文 献 研 究
(1949—1979年)
1979

主治：**麻疹内陷**

处方：樱桃，放入磁罐密封其口，埋土中，经过三、四个月樱桃俱为水、备用。

服法：取出此汁一小杯灌下，效果良好。

献方：刘刚峰

主治：**麻疹衄血**

处方：莲子三钱　连翘一钱半　花粉一钱半　荆芥一钱　枳壳一钱半　桔梗一钱半　玄参二钱　茯苓二钱　前胡二钱　甘草一分　寸冬一钱半　小莲叶一片

用法：水煎服

外用方：血余烧灰研细末，吹入鼻孔。

禁忌：荤腥生冷。

献方：刘刚峰

主治：**麻疹后咳嗽、发烧、大便闭。**

处方：当归二钱　荆芥一钱　防风一钱半　前胡二钱　酒芩一钱　桔梗二钱　酒军二钱　连翘一钱半　牛子一钱半　陈皮二钱　甘草一分　生姜一片　蝉退五个。

用法：水煎服。

禁忌：荤腥生冷。

献方：刘刚峰

主治：**麻疹毒陷于内不能现点者**

处方：升麻八分　连翘一钱半　防风一钱半　荆芥一钱半　牛蒡子一钱半　葛根一钱　桔梗一钱半

· 30 ·

　　　　陈皮一钱　玄参一钱　蝉退五个　麻茸三分　葱白二寸

用法：水煎服。

献方：刘刚峰

主治：**麻疹不透**

处方：芝麻一合、芫荽一撮

服法：开水泡后趁热熏头面部即出。

献方：刘刚峰

主治：**麻疹合并肺炎**

处方：麻黄一钱　杏仁一钱　石羔五钱　甘草一钱　银花四钱　连翘三钱　大青叶三钱　羚羊角五分

服法：水煎服

献方：刘选清

主治：**麻疹出疹不爽**

处方：葛根二钱　升麻二钱　柴胡二钱　前胡二钱　荆芥一钱半　赤芍一钱　连翘二钱半　牛子二钱　生草五分　灯草一撮　芫荽三苗　红椿皮三寸　高热不退加石羔三钱　紫草一钱　高烧减退后加连翘二钱　牛子二钱　花粉二钱　前胡二钱　七爪红一钱半　桔梗二钱　甘草五分　沙参二钱　知母一钱半

服法：水煎服。

献方：刘刚峰

1949
新 中 国
地 方 中 草 药
文 献 研 究
(1949—1979年)
1979

主治：麻疹合并中毒性肺炎

处方：红椿皮半斤　芫荽半斤，水煎煮备用。

　　　将小孩放大人腿上，再将患儿用被子盖好，露出头面，用大碗盛煎好的水放入被内，待小孩大汗，疹色转红即好。

献方：刘在邦

主治：百日咳

处方1：野菊花五钱　荆苏麻八钱　二乌各五分　生姜三片

服法：共为细末，每岁服一分，五岁以上每服五分至一钱，白水送服。

献方：何明德

处方2：葶力一两　知母五钱

制法：隔纸炒后共为细末，加红糖二两和匀。

服法：四至五岁每次五分，早晚各服一次。

献方：曾全才

主治：病毒性肺炎

处方：麻黄一钱　杏仁一钱　石羔四钱　甘草一钱　大青三钱　银花三钱　连翘三钱　黄芩二钱　泡参三钱

服法：水煎服

献方：刘选清

主治：小儿喘、痢

处方：葛根二钱　黄芩一钱　甘草一钱　石羔三钱　大青叶三钱　杏仁二钱　薄荷一钱　连翘二钱　黄连一钱

服法：水煎服

· 32 ·

献方：曹洪义

主治：**小儿高烧**

处方：乱发一团　雄黄五分　鸡蛋一个（取蛋清）

用法：将乱发和雄黄末，搅入鸡蛋清内，用纱布包裹，在腹部从上而下**轻轻**刮之，腹部皮肤上有泡漠为度，再将纱布包贴于足心，待头部烧减为度。

献方：曹洪义

主治：**小儿惊风**

处方：生姜一片　大葱三根　桐油一盅　乱头发一团　花椒一钱

用法：共煎煮，后用布包，擦胸背。

献方：刘国太

主治：**小儿疳积**

处方1：谷精草一两　夜明砂一两　石决明二两（煅）　扁豆一两　三棱五钱　文术五钱　黑豆壳二两

服法：共为细末，每服二钱至三钱。

献方：彭佐商

处方2：石决明四两（煅）　芦甘石一两（煅）　海螵蛸三钱　硃碯砂各三钱　上片一钱

服法：共为细末，每服五分。

献方：王世贵

主治：**小儿消化不良，大便灰白色**

处方：党参二钱　白术二钱　茯苓二钱　甘草一钱　油桂一

1949

新 中 国
地 方 中 草 药
文 献 研 究
(1949—1979年)

1979

钱　乌附一钱　炮姜一钱半　五味一钱　陈皮二钱
半夏二钱

服法：开水煎服，日三次。

献方：焦连茂

主治：**小儿吐泻**

处方：厚朴一钱　陈皮一钱　建曲一钱　苍术五分　茯苓一
钱　半夏一钱　见下一钱　扁豆一钱　白术一钱　安
桂二分（去皮）　藿香根五分　甘草五分

用法：水煎服

献方：刘刚峰

主治：**小儿食泥土**

处方：桃仁四钱　明雄二钱　贡术八钱　白糖二两

服法：共为细末和白糖拌匀，一日三次　每次一匙。

献方：左振歧

主治：**小儿腹胀，手足微强**

处方：苍术四分　秦艽三分　砂仁二粒　钩丁五分　防风一
钱　灵仙五分　香独活五分　天麻一钱　姜蚕四分
南星三分　厚朴五分　当归八分　生姜一片

服法：水煎服

禁忌：风

献方：刘刚峰

主治：**小儿肚胀青筋**

处方：蜈公　全虫

服法：上药等分蒸鸡蛋内服。

献方：王绪武

主治：小儿消化不良

方1：党参三钱　白术二钱　扁豆三钱　陈皮三钱　山药三
　　　钱　薏米三钱　粟壳二钱　茯苓三钱　黄连一钱　吴
　　　芋五分　甘草八分

服法：水煎服，日三次。

方2：党参三钱　白术三钱　陈皮三钱　茯苓三钱　只壳三
　　　钱　建曲二钱　麦芽三钱　扁豆三钱　山药三钱　胡
　　　连二钱　甘草一钱　鸡内金二钱（冲）。

服法：水煎服，日三次。

方3：泻止、消化正常，在原方中加：
　　　雷丸二钱　椹榔二钱　使君子三钱　吴夷一钱半

献方：邹德欧

主治：小儿蛔虫，宿积

处方1：白矾、玉片、雄黄等量。

服法：为末，每次服八分。

献方：彭佐商

处方2：沙参二钱　白术二钱　茯苓二钱　薏仁二钱　扁豆
　　　二钱　怀山二钱　砂仁二钱　焦查三钱　麦芽二钱
　　　川楝三钱　乌梅三钱　使君三钱　胡连一钱　鸡内金
　　　二钱。

服法：水煎服。

献方：刘国太

1949

新 中 国
地 方 中 草 药
文 献 研 究
(1949—1979年)

1979

主治：**小儿蛔虫腹痛**

处方：鸡蛋二个（去黄）　　乱头发一团（烧灰研细）　大葱
　　　须七根

服法：诸味加面煎饼，每日早晚各服一次，连服五次即可。

献方：刘国太

主治：**小儿食积**

处方：泥秋串五钱　苍术二钱　焦米五钱　三棱五分　文术
　　　一钱　佛手二钱　山查二钱

服法：水煎服

献方：曹洪义

主治：**小儿疳积，盗汗骨蒸**

处方：白芍三钱　黄芩二钱　知母二钱　三棱一钱　文术一
　　　钱　甘草五分　焦米五钱　骨皮二钱　竹叶二钱。

服法：水煎服。

献方：曹洪义

主治：**儿疳**

处方：鸡金四两　麦芽四两　六曲四两　田基黄四两　君仁
　　　四两　海蛸四两　朱砂一两

服法：共为细末，每服五分至一钱，拌糖或蒸青蛙肉食。

禁忌：生冷。

献方：曹洪义

主治：**小儿虫积**

处方：炒二丑（取头末）　雷丸　芜夷　槟榔各一斤　木香
四两　炒白术半斤　石榴根白皮半斤

服法：共为细末，拌糖每服一至三分，成人一钱。

禁忌：生冷、油、硬食物。

献方：曹洪义

主治：**小儿内疳**

处方：党参三钱　贡术三钱　山查四钱　麦芽三钱　莱菔三
钱　榧子三钱　使君五钱　槟榔四钱　胡连三钱　雅
连一钱　二丑四钱　鸡金四钱　甘草一钱

服法：共为细末，生蜂蜜为丸，每服一钱，每日三次，焦锅
渣为引。

献方：刘在邦

主治：**小儿急慢惊风**

处方：天麻一两　寸香五分　蝉酥一钱　冰片二钱　全虫三
钱　姜虫三钱　薄荷四钱　荆芥四钱　大黄五钱　明
雄五钱　甘草三钱　硃碾砂各一钱半为衣。

服法：共为细末，作丸如绿豆大，每次服一粒，每日三次，
白水送下。

献方：刘在邦

主治：**小儿抽搐**

处方：白术五分　钩丁五分　防风一钱　天麻一钱　枳壳五
分　茯苓八分　当归五分　法夏八分　柴胡五分　樗
红皮八分　薄荷五分　甘草四分　生姜一片　蝉衣五个

1949

新 中 国
地 方 中 草 药
文 献 研 究
(1949—1979年)

1979

服法：水煎服

献方：刘刚峰

主治：**新生儿破伤风**

处方：天麻五分　钩丁三分　姜虫五分　苏红八分　半夏五分　竺黄五分　西风五分　云苓五分　胆星五分全虫五分　荆芥三分　甘草一分　生姜一片　蝉退三个（去头足）　冬桑叶一片

用法：水煎服

献方：刘刚峰

主治：**小儿脐风**

处方：寸香五厘　田螺肉一个　莱菔三钱　生姜一片　葱白一寸

用法：共捣烂，涂脐周，包一小时，二便即通。

手术疗法：将上颚及牙床上的白泡似粟米大用银针挑破取出，勿溶化喉中。再针人中，合谷，少商。灸地仓、承浆、百合、囟门。

主治：**小儿脐烂**

处方：大枣一枚。

用法：烧灰，研细面敷脐数次即愈。

献方：刘刚峰

主治：**小儿手足抽搐**

处方：姜虫三分　当归一钱　酒芍一钱　茯苓八分　川芎二
　　　分　伸筋草二分　桂尖二分　寸冬五分　胆星二分
　　　甘草一分　苏红八分　生姜一片

用法：水煎服。

禁忌：风。

献方：刘刚峰

主治：**小儿麻痹**

处方：长虫七一钱　伸筋草三钱　七里香四钱　筋骨草三钱
　　　油松节一钱　牛夕二钱　广香二钱。

服法：水煎服。

献方：何明德

主治：**小儿疝气**

处方1：鸳鸯七一钱　八月瓜五两　马宁花五钱　荞麦七二
　　　　钱　党参三钱　黄芪三钱　广香二钱　甘草一钱　升
　　　　麻二钱

服法：将上药连煎三次，混合后日服三次。用量按年龄增减。

献方：何明德

处方2：广香一钱　沉香一钱　油桂一钱　桔核四钱　芦巴
　　　　三钱　大香二钱　小香二钱　胡芦一个（烧灰）

服法：共为细末，早晚各服一次，每次二钱，甜酒冲服。

献方：刘国太

处方3：橘核二钱　荔核三钱　小香三钱　见下三钱　青皮
　　　　三钱　八月瓜四钱　广香二钱　元胡二钱　台乌三
　　　　钱　甘草一钱

• 39 •

1949
新 中 国
地 方 中 草 药
文 献 研 究
(1949—1979年)
1979

服法：共为末生蜂蜜为丸，早晚各服一钱。

禁忌：啼哭。

献方：刘在邦

处方4：柴胡一钱半　白芍三钱　川楝三钱　桔核五钱半　荔核一钱半　青皮三钱　明参三钱　荆芥一钱　大香一钱　甘草一钱

服法：水煎服

献方：魏俊初

主治：**小儿支气管炎合并睾丸炎**

处方：防风一钱　苏叶六分　厚朴八分　川楝五分　吴芋30粒　桔核八分　荔核八分　芦巴五分　小香二分　蒌壳五分　川皮一钱　甘草一分

服法：水煎服

外用处方：苏叶一两　吴芋二钱　小香二钱　桔核三钱　川楝二钱

敷法：共为末，陈墙土醋调合煎热布袋装好，熏睾丸。

献方：刘刚峰

主治：**小儿脱肛**

处方：螺丝肉四个　蓖麻仁四钱　冰片一钱

用法：共捣烂，贴百会穴，共贴七次，每天一次，每次贴一小时。

献方：刘国太

主治：**小儿小便频数**

处方：白果十四粒（半生半煨）

服法：干食即止。

主治：**小儿夜啼**

处方：炙草二钱　大枣二枚　小麦五钱

服法：水煎服

献方：朱有德

主治：**小儿盘肠气**

处方：乳香八分　没药七分　官桂八分　小香一钱　姜虫五
　　　分　全虫三个　海马五分　甘草五分

服法：水煎服，一日三次。

献方：邱尚廉

主治：**预防腮腺炎**

处方：夏枯草四钱　二花藤四钱　柴胡四钱　黄芩三钱　冬
　　　桑叶三钱　大力三钱　连翘二钱　甘草一钱

服法：水煎服，每日一次，连服三天。

献方：张吉祥

主治：**小儿囟门肿陷**

处方1：治肿：黄柏末

用法：水调涂两足心肿即消。

处方2：治陷：生半夏末。

用法：水调合涂两足心即起。

献方：刘刚峰

1949

新 中 国
地 方 中 草 药
文 献 研 究
(1949—1979年)

1979

主治：新生儿败血症

处方：党参五钱　银花五钱　草石斛四钱　黄芩三钱　生地
四钱　白芍三钱　菖蒲七分　竹茹一钱半　均姜一钱
甘草七分

用法：煎服

方2：方1加半夏，水煎服。

献方：魏俊初

主治：小儿一切杂症

处方：胆南星二两　牛黄二钱　珍珠一钱　寸香五厘　钩
丁一两　天麻一两　姜蚕一两　防风一两　焦查一
两　麦芽一两　建曲一两　金石斛二钱　石菖蒲一两
天竺黄一两　礞石五钱（青的火煅）尖贝五钱　南藿
香五钱　七爪红一两　苏红皮一两　荆芥五钱　土苓
一两　半夏五钱　苏薄荷五钱　粉甘草三钱　蝉退四
十个　茯苓五钱　冰片八分

用法：共为细末，炼蜜为丸如黄豆大，在一月内的小儿一丸
分成四次服。在不同症状时另开汤剂。

献方：刘刚峰

传 染 病

· 白 页 ·

传 染 病

主治：流行性乙型脑炎

方1：知母四钱　石羔二两　粳米五钱　甘草一钱　力参二
　　　钱　生地四钱　麦冬五钱　姜虫钱半　全虫一钱　蜈
　　　蚣二条　白芍四钱　银花五钱

用法：水煎服，每四小时服一次或鼻饲，加服方2。

方2：鲜牛乳。

制法：牛奶加水一倍，加白糖适量。

用法：每次120毫升，4小时一次，鼻饲。

注：　如无鲜牛奶可用炼乳或全脂奶粉代之。

献方：焦连茂

主治：肺结核

处方：百部半斤。

制法：先加水八斤共煎煮后去渣，把渣再加水三斤煎煮后滤
　　　过。将两次滤过液慢火煎熬成膏如饴糖状。

服法：饭前开水送一、二匙。

献方：魏俊初

方2：元参一钱　甘草一钱　银花三两　花粉三钱　茯苓三
　　　钱　寸冬二两　白芍三钱。

服法：水煎服。

献方：刘刚峰

1949

新　中　国
地 方 中 草 药
文 献 研 究
(1949—1979年)

1979

方3：沙参一两　当归四钱　白芨一两　阿胶五钱　生地四钱　栀子三钱　白芍四钱　丹参四钱　百合四钱　旱莲草五钱　黄芩二钱　麦冬四钱　甘草一钱。

服法：水煎服。

献方：邹德欧

方4：党参三钱　麦冬四钱　五味二钱　蜈蚣二条　全虫二条　贝母二钱。

服法：水煎服。

献方：唐世福

方5：茯苓一两　百合一两　白芨一两　贝母八钱　仙鹤草一两

制法：共为细末。

服法：每次三钱，白开水送下。

献方：左振岐

主治：**温病高热不退。**

方1：蚯蚓七条　白糖二两

制法：将蚯蚓放入白糖水中一小时后澄清将蚯蚓取出，存水备用。

用法：将水饮用。

献方：左振岐

方2：黄泥土适量　大曲酒四两

制法：两种捣烂成饼。

用法：贴脐部。

献方：左振岐

• 44 •

主治：痢疾

方1：槐花一两　霜桑叶一两

制法：共为细末，炼白糖为丸，每丸二钱。

服法：每日二次，开水送服。

献方：刘宗升

方2：鸡公七五分。

用法：研为细末，水煎连渣服，每日二次。

献方：吴万贵

方3：白头翁五钱　地榆一两　白芍五钱　广木香三钱　樗
　　　根白皮一两。

服法：水煎服。

献方：葛仲华

方4：党参五钱　白芍五钱　当归三钱　白术四钱　粟壳三
　　　钱　柯子三钱　肉叩（去油）二钱　广木香一钱　油
　　　桂六分　炙草一钱　车前仁三钱

服法：水煎服。本方为治疗阿米巴痢疾有效方剂，对菌痢不
　　　相宜。

献方：张乔松

方5：当归四钱　川芎三钱　白芍四钱　生地四钱　黄连
　　　黄芩　黄柏　栀子各三钱　地榆　槐花　阿胶　连召
　　　各四钱　甘草一钱　樗白皮一两　白糖一两

服法：水煎加糖服。

献方：邹德欧

方6：当归一两半　白芍一两半　黄连三钱　槐花五钱　莱
　　　菔五钱　甘草三钱。

服法：水煎每次加蜂蜜一两冲服。

1949

新 中 国
地 方 中 草 药
文 献 研 究
(1949—1979年)

1979

献方：刘在邦

主治：**黄疸型肝炎**

方1：茵陈一两　柴胡三钱　地棉草五钱

服法：水煎服。

献方：赵玉珊

方2：柴胡三钱　黄芩三钱　当归三钱　甘草一钱　玉金二钱　虎杖五钱　茵陈五钱　板兰根五钱　佛手三钱　只壳四钱　白芍三钱。

服法：水煎服。

献方：曹洪义

方3：茵陈一两　败酱草五钱　马鞭草五钱　甘草二钱。

服法：水煎服。每日一剂，连服二至三周。

献方：刘选清

方4：三棱一钱　文术一钱　陈皮一钱　山查三钱　川芎五钱　木香一钱　茵陈三钱　砂仁五分　黄连一钱　连召三钱　灵脂一钱　青皮一钱　滑石四钱。

用法：水煎服。

献方：曹洪义

主治：**慢性肝炎蛋白倒值**

处方：黄芪一两　苡米五钱　山药五钱。

用法：水煎服。连用一月。

献方：刘选清

外　科

· 白 页 ·

外　科

主治：**骨折**

方1：广三七五钱　赤芍一两　桃仁一两　草乌一两　伸筋
　　草一两　栀子一两　红花一两　川乌一两　天蓬草一
　　两　土别一两　然铜二两　细辛五钱　青木香一两
　　血竭一两　黄芩二两　白芨四两　川续断一两　黄柏
　　一两

用法：先复位后，将上药共为细末，用开水调湿，再加酒调
　　至糊状，涂于纱布上，贴患处，夹板固定。二至三日
　　换一次。

内服方：（1）桂枝汤加：伸筋草三钱　木香二钱　毛姜三
　　钱　筋骨草三钱　羌活三钱　松节三钱　广三七二
　　钱　西凤三钱　土别二钱　甘草三钱　（2）大承
　　气汤加：续断三钱　伸筋草三钱　当归三钱　丹参
　　四钱　然钢五钱　松节三钱　红花二钱（此方适用
　　内伤出血或大便秘结。）

　　（3）四物汤：下肢加防己二钱　牛夕三钱　木瓜
　　三钱　泽泄五钱　上肢加桂枝三钱　独活三钱　赤
　　芍三钱。

献方：**肖志光**

外用方2：大黄十斤　黄柏一斤半　苍术一斤　白芷半斤
　　草乌四两　白芍一斤　川乌四两　陈皮二斤　白

1949

新 中 国
地 方 中 草 药
文 献 研 究
(1949—1979年)

1979

　　　　芨一斤半　南星四两　栀子二斤　伤重加三七三
　　钱　发烧加冰片一两

用法：共为细末调水外敷。

内服方：乳香三钱　没药三钱　然铜四钱　土别四钱　儿茶
　　二钱　三七三钱　马钱（制）二钱

服法：共为细末，早晚各服一□，白酒送下。

献方：凤云山

处方3：广三七二两　碎补二两　然铜（煅）二两　麻黄二
　　两　真琥珀一两　乳香二两　没药二两　红花二两
　　川续断二两　儿茶二两　牛夕二两　桂枝一两　马
　　钱粉（制）二两　土别二两　元胡二两　加皮二两
　　刘寄奴二两

服法：共为细末，一日三次，每次二钱，黄酒或童便冲服。

献方：左振歧

外用方4：五加皮半斤　鸡一只（去尾上粗毛）

用法：先复位后，将上药和鸡捣为泥状，贴于患部。

献方：杨增顺

处方5：五倍子三两　人中白三两(干)　白面三两　寸香三
　　分　血竭二钱　冰片六分　醋1斤（左右）

材料：铁锅一口，筷子三根，白布一尺，绷带三卷，火炉一
　　个。

制法：各药分别细末分装。先将五倍子末、人中白、醋、血
　　竭粉倒入铁锅内，调成糊状，置炉上，平火加热，用
　　筷子以一个方向持续、均匀搅匀，直至膏成高粱色为
　　度，将锅离火。离火后将寸香末撒入，仍一个方向搅
　　匀，后根据伤面大小，将药膏摊于布上，冰片撒于膏

面上。

用法：先骨折复位，趁热将布膏包于患处，外用绷带固定，后用小夹板固定牢靠。上药后注意休息，十二天为一个疗程。

说明：1、用药半小时内可以止疼，两天内可以消肿，二至五天内局部发痒，如虫行皮肤感，如此效果好，一般五、六天骨痂可形成。

2、不论老幼，愈合期相同。骨折愈合质量好，不留后遗症。

3、已用过石膏固定的患者，要先洗净石膏后再上此膏布。

4、十二天拆膏后，用温水洗患处，二小时后下床，切勿受风。少数病人皮肤过敏，或有浓泡，外涂龙胆紫可解。

5、本膏亦可治骨髓炎，但在上方中加入乳香、没药各三钱，制、用法同上。

献方：刘景邦、张明山

外用方6：透骨消（又名金钱草）二两　钓鱼杆一两　过路黄一两　散血草一两　破血丹一两　石菖蒲一两　接骨木一两　筋骨草一两　伸筋草一两　鲜苎麻根（去皮）半斤。

用法：先复位后，将前九味共研细末待用。用时将苎麻根切碎，根据患部大小取上药末加入捣为泥，敷于患部，用油纸覆盖，两日换一次。

内服方：（1）用于上肢

川芎三钱　藁本三钱　枣皮三钱　白术三钱　茯苓

1949
新　中　国
地 方 中 草 药
文 献 研 究
(1949—1979年)
1979

三钱　荆芥三钱　薄荷三钱　栀子三钱　花粉三钱
防己三钱　防风三钱　当归三钱

服法：每日一剂，水煎三次服。

（2）用于下肢

羌活三钱　独活三钱　秦艽三钱　木瓜三钱　牛夕三钱　杜仲三钱　山药三钱　防己三钱　灵仙三钱　薏米三钱　前仁三钱　伸筋草三钱　筋骨草三钱

服法：每日一剂，水煎三次服。

献方：刘宗升

外用方7：红花三钱　栀子三钱　乳香三钱　没药三钱　土大黄五钱　透骨消五钱　见血飞三钱　樟脑三钱　麝香三分

用法：先将上七味为细末，再加樟脑、麝香研极细，用鸡蛋清或黄酒调匀，外敷患部，用夹板固定。

献方：左振岐

外用方8：（1）归尾三钱　红花三钱　黄柏五钱　甘草三钱　土元三钱　然铜五钱　乳香三钱　没药三钱　六月寒三钱　石斛三钱　郁金三钱　丹参二钱

（2）当归四钱　红花二钱　白芨三钱　土元三钱　六月寒三钱　然铜五钱　石斛五钱　石羔五钱　五加皮三钱　三七二钱　乳香三钱　郁金三钱　（3）全归五钱　白芍三钱　三七二钱　石斛三钱　然铜五钱　丹皮三钱　苓皮三钱　加皮三钱　秦艽三钱　云木香三钱　毛姜三钱　土别三钱

用法：以上三方，分别为细末，加水和小血藤叶捣如泥。复

· 50 ·

位后，用方（1）敷于患部，纱布复盖，夹板固定，
三天换药一次，至七天，换敷方（2），连用三次，
至十三天换敷方（3），每五天换敷一次。

内服方：归尾三钱　桃仁二钱　红花二钱　乳香二钱　没药
二钱　厚朴三钱　黄柏三钱　腹毛二钱　土元三钱
然铜四钱　三七三钱　大黄二钱　羌活三钱　金石
斛一钱（或用草石斛三钱代替）

用法：水煎早晚服。

献方：张文英

处方9：活土别（醋炒）五钱　然铜（醋炒）三钱　乳香二
钱　全当归二钱　麝香一钱　血竭花二钱　赤芍三
钱　红花一钱

服法：共为细末，成人每次服三分五厘，小儿减半，黄酒冲
服。

献方：邱尚廉

外用方10：（1）麻药：生半夏一两　生南星一两　麝香一
钱　生川乌一两　生草乌一两

制法：白酒一斤浸泡上药外擦；

（2）和血散：当归一两　红花一两　黄柏二两　姜
黄二两　华叶（小血藤叶）四两　大黄二两　川乌五
两　白芨二两

制法：共为细末备用；

（3）长骨药：煅石羔一两　然铜（醋制）二两　龙
骨一两　牡力五钱　广三七二钱　血竭一两

制法：共为细末备用。

用法：患处周围先用麻药酒擦十五分钟后，进行正骨对位，

1949

新　中　国
地方中草药
文　献　研　究
(1949—1979年)

1979

再用和血散以凉开水调敷患处，然后撒长骨药粉包敷固定。

（4）猪油羔：龙骨一两　乳香（去油）一两　没药（去油）一两　黄丹一两　冰片三钱　赤石脂一两

制法：共为细末，用猪油一斤调为羔状待用。

用法：将猪油羔外敷骨折伤口。

献方：陈蔚森

外用方11：（开放性骨折）桑白皮　马桑叶　大血藤根　蜘蛛香　见血飞　大黄各等分

制法：共为细末，加冰片少许，研细贮于瓷瓶。

用法：先将患部及伤口用艾叶、大蒜杆煎水冲洗后，用上药撒于伤口。

献方：冯宗成

外用方12：（闭合性骨折）大叶接骨丹六两　仙桃草四两　广三七五钱　大血藤四两　当归尾二两　苎麻根二两　青龙剑四两　接骨木六两　小鸡一只

制法：将小鸡去毛和上药共捣如泥。

用法：用黄酒调敷患处，夏季加鸡蛋清调敷。

内服方：六月寒五钱　透骨草一两　倒树连二两。上肢骨折加五加皮五钱　下肢骨折加竹根七五钱

服法：水煎加童便或黄酒冲服。

献方：杨兴堂

主治：**跌打损伤**

外用方：（1）飞天蜈蚣一两　匍地蜈蚣（即大蓟）一两　接骨丹八钱　万年青五钱　石菖蒲八钱　透骨消四钱

桐子树根皮八钱　大血藤一两

用法：共为细末，用酒米粉加水调药，外敷患处。

（2）泡桐树根一两　苎麻根一两　续断六钱　小茴
香根一两　金钱草五钱　红杆葫芦一两　小血藤根适
量

用法：以上各药，粘性较大，应各另研另装，用时以白酒调
配外敷。

献方：冯宗成

主治：**骨折、破伤**

外用方：乳香五钱　没药五钱　血竭三钱　儿茶三钱　当归
五钱　冰片三分　麝香一分

用法：将上药前五味为末，再加冰片、麝香研细，撒患处，
三日换一次。

献方：徐丙寅

主治：**手术止痛、麻醉**

内服方：麻黄四钱　胡茄子四钱　姜黄四钱　川乌四钱　草
乌四钱　羊金花四钱

服法：共为细末，成人每次服五分，茶或黄酒冲服；手术后
用甘草五钱解毒。

献方：徐丙寅

外用方：祖师麻二两　金牛七一两　蝌蚂七二两　生南星一
两　生白附子一两

制法：上药切细，用白酒浸泡。

用法：揉擦患处。

1949

新　中　国
地 方 中 草 药
文 献 研 究
(1949—1979年)

1979

献方：冯宗成

主治：跌打损伤

处方1：无名异（炒）五钱　木耳（炒）五钱　大黄（炒）
　　　　五钱　乳香四钱　没药四钱

用法：共为细末，用蜂蜜调敷患处。

处方2：芙蓉叶五钱　南星一钱　三七二钱　赤芍二钱紫荆
　　　　皮二钱五分　独活二钱　白芷一钱半　肉桂一钱西红
　　　　花二钱　川乌三钱　草乌三钱

用法：共为细末，清茶调敷患处。

处方3：川乌二钱　草乌二钱　海桐皮二钱　乳香二钱透骨
　　　　消二钱　没药二钱　当归二钱　花椒三钱　川芎一钱
　　　　红花一钱　灵仙一钱　防风二钱　甘草一钱

用法：上药水煎，熏洗患处。

献方：邱尚廉

处方4：归尾三钱　桃仁二钱　红花二钱　姜黄二钱　郁金
　　　　三钱　木香二钱　大黄三钱　三棱三钱　莪术三钱
　　　　土别二钱　三七二钱

服法：水煎冲黄酒服。

献方：张文英

处方5：土别一两　乳香四钱　设药四钱　铜然三钱　血竭
　　　　四钱　巴豆霜（去油）四钱　麝香一钱　朱砂四
　　　　钱

制法：共为细末，炼蜜为丸，如梧桐子大，朱砂为衣。

服法：每日二次，每次二至四丸，开水送下。

献方：左振歧

处方6：铁棒锤五钱　铁扁担一两　木通五钱　桃儿七一两

祖师麻五钱　广木香五钱　蚕子七五钱　朱砂七五

钱　红粉（草药）五钱　羌活一两

用法：上药共为细末，每日二次，每次一钱，温开水冲服。

献方：刘朝龙

处方7：当归三钱　川芎三钱　赤芍三钱　生地三钱　乳香

二钱　没药二钱　黄芪三钱　党参三钱　罂粟壳

三钱　陈皮二钱　甘草一钱

服法：水煎服。

献方：张吉祥

处方8：臭牡丹叶一斤　土三七叶一斤　元胡二两

用法：共为细末，加凡士林调敷患处。

处方9：鲜八里麻根二两

服法：水煎服。药渣捣烂外敷患处。

献方：曹洪义

处方10：桃儿七二钱　铁棒锤一钱　长虫七三钱　扭子七三

钱　一碗水三钱　朱砂七三钱　窝儿七三钱铁筷子二

钱　铁扁担一钱　甘草五分

服法：泡酒，每日早晚各服五钱。

献方：周玉才

处方11：自然铜三钱　扁担七二钱　石泽兰四钱　续断四

钱　加皮四钱　大救驾三钱　红三七三钱　朱砂

七三钱　扭子七三钱　桃儿七二钱　土牛夕四钱

服法：水煎加酒服。

献方：冯宗成

1949

新 中 国
地 方 中 草 药
文 献 研 究
(1949—1979年)

1979

功用：**拔弹**

处方1：过路黄二两　千里光一两　天青地白二两五钱　对
　　　　叶红线草一两四钱　水葫芦根一两五钱　鱼腥草二
　　　　两　石白菜二两五钱　苎麻根一两　倒退牛六个
　　　　推屎爬一个　土狗子一个半

用法：共为细末，调蓖麻油敷患处。

献方：杨增顺

处方2：陈核桃仁二个　古铜钱（方孔）一个

用法：将上二味放入口内嚼细后外敷伤口。

献方：陈蔚森

处方3：土狗七个　老母虫（牛粪内佳）七个　女贞子二钱
　　　　地牯牛七个　鲜拔弹叶一两

用法：共为末，加大葱，蜂蜜捣如泥，外贴患处。

献方：杨兴堂

主治：**扭，挫伤**

外用方：硼砂

用法：将上药煅为细末，点大眼角。

献方：唐世富

主治：**外伤肿痛**

外用方：芒硝五钱　土别二钱　红花五钱　甘草五钱　生半
　　　　夏三钱　骨碎补五钱　大葱须一两

用法：水煎加醋二两，熏洗患处。

献方：邱尚廉

主治：**外伤出血**

方1：陈石灰一两　大黄一两　冰片一分

制法：将石灰与大黄同炒至灰变红黄色，取出大黄，加冰片
　　　研细备用。

用法：外撒于出血处。

献方：刘朝龙

内服方2：当归三钱　生地三钱　乳香三钱　没药三钱　川
　　　　芎三钱　丹皮三钱　沙参三钱　黄芩三钱　生石膏
　　　　五钱

服法：水煎服，每日一剂。

外用：煅龙骨一钱　象皮二钱　乳香一钱　没药一钱　贝母
　　　二钱　冰片一钱　麝香三分　雄黄二钱　白芷二钱
　　　细辛一钱

用法：共为细末，撒于伤口，用敷料包扎。

献方：刘宗升

主治：**烫伤**

外用方1：大黄一两　黄连三钱　地榆五钱

用法：共为细末，香油调擦。

献方：邹德欧

外用方2：老龙皮二两　地耳一两　上片二钱

用法：共为细末，香油调擦。

献方：杨兴堂

外用方3：明矾三钱

用法：开水化后，用皮纸打湿，贴于患处。

献方：张书魁

1949

新　中　国
地 方 中 草 药
文 献 研 究
(1949—1979年)

1979

主治：**唇疔**

处方：紫花地丁一两　白桔梗三钱　广银花一两　广士苓五
　　　钱　生甘草三钱　白果二十粒

服法：水煎服。

献方：刘刚峰

主治：**痈疽初起**

外用方：千年灰五钱　葛根八钱　皂角四钱　黄柏五钱

用法：共为细末，醋或鸡蛋清调敷。

内服方：银花一两　连翘五钱　荆芥四钱　花粉三钱　大力
　　　　四钱　黄柏三钱　黄芩三钱　柴胡三钱　甘草一钱半
　　　　夏枯草五钱

服法：水煎服。

献方：张天纲

主治：**瘩背未溃**

内服方：蛇退四钱　大枣一两

制法：蛇退用酒洗后炒黄为细末，加枣泥为丸。

服法：分四次服，开水送下。

献方：曾全才

主治：**瘩背**

外用方：菊花五钱　广丹一两

用法：上药捣烂和生猪油调敷患处。

内服方：菊花三钱　银花二钱　连翘三钱　栀子三钱　大黄
　　　　二钱　黄芩三钱　麦冬三钱　木通二钱　滑石五钱

· 58 ·

花粉四钱

服法：水煎服。

献方：凤云山

主治：**带状泡疹**

方1：玄参五钱　知母三钱　石膏一两　黄连一钱　升麻三
钱　连翘三钱　牛子三钱　甘草五分　栀子三钱

服法：水煎服。

献方：左振歧

方2：雄黄　韭菜汁

用法：将雄黄研末，用韭菜汁调敷患处。

献方：邹德欧

主治：**丹毒**

外用方：老蛇草叶八钱　长虫七叶六钱　雄黄五分

用法：共为细末，用香油调搽患处。

献方：杨兴堂

主治：**臁疮**

外用方：不落地柿叶二十张

用法：将柿叶放入浆水盆内泡二天后取出，贴于患处，日换
一次（疮面必须用米泔水洗净）。

献方：曹洪义

主治：**下肢溃疡**

1949
新 中 国
地 方 中 草 药
文 献 研 究
(1949—1979年)
1979

外用方：（1）龙骨二两　冰片一两

制法：共为细末待用。

　　（2）猪鸡冠油三斤　头发一两　白矾四两　铜录适量

制法：将头发、白矾用油炸过，滤去渣，加入铜录调匀待用。

用法：先将方（1）撒于疮面，再将方（2）敷于上面包好即可。

献方：凤云山

主治：**疮疡不收口**

外用方1：萆薢皮二钱　土茯苓皮二钱　黄芪二钱　海螵蛸
　　　　　（去壳）五钱　当归首皮二钱　上片一钱

用法：共为极细末，撒疮口。

献方：杨兴堂

主治：**疮疡不愈**

外用方：轻粉一钱　雄黄一钱　银珠三钱　寸香五分　三仙
　　　　丹三钱　硼砂三钱　冰片一钱　元粉三钱

用法：共为极细末，撒患处。

献方：曹洪义

主治：**恶疮**

外用方：苦麻菜四两　胡桃仁一两　大枣一两

用法：共捣如泥外敷。

献方：王世贵

主治：**瘰疬**

方1：**(未溃)**柳寄生一两　蒙花根（蜜炙）五钱　桔梗五钱

服法：煎水煮鸡蛋，一日一个，连吃七天。

外治方：**瘰疬**两头烧灯火；在肺俞穴用艾绒隔蒜灸。

方2：（已溃）桃树皮五钱　薄荷三钱　白芍三钱

用法：先将疮口用艾叶煮水洗净，再将上药研细撒于患处。

献方：张天纲

方3：新石灰调桐油外敷。

内服：首乌一两　白敛一两

服法：水煎服。

献方：王绪武

方4：（已溃）陈猪油　陈胡桃

用法：共捣如泥，外敷。

献方：唐世富

方5：元参四钱　生地二钱　连翘二钱　银花五钱　豆根二
　　　钱　射干二钱　防风二钱　甘草一钱　夏枯草一
　　　两

服法：水煎服。

献方：陈蔚森

方6：天葵子四两　大贝母一两　皂角子二十一个　夏枯草
　　　一两　黄酒四斤

服法：用黄酒将上药泡半月后，每天饭后各 服 二 两。忌 鸡
鱼。

献方：曹洪义

方7：白芍一两　白术一两　柴胡三钱　花粉三钱　茯苓五
　　　钱　陈皮二钱　附子一片　甘草一钱

1949

新　中　国
地方中草药
文　献　研　究
(1949—1979年)

1979

蒲公英三钱　千年老鼠屎（即紫背天葵子）五钱

用法：水煎服。

献方：刘刚峰

方8：火针疗法

操作方法：用酒精棉球将最大的淋巴结核消毒后，把淋巴结
　　　　　核提起捏紧，再用小号三棱针在酒精灯上烧红，
　　　　　快速刺入，连刺七至九针，然后在手术处涂碘酒
　　　　　消毒，七天后，再刺第二个即可。

献方：焦连茂

主治：**急性阑尾炎**

处方：红藤一两　二花四钱　连召三钱　广香三钱　丹皮三
　　　钱　桃仁三钱　白花舌蛇草四两　冬瓜子一两　大黄
　　　四钱　芒硝四钱　甘草一钱

用法：水煎服，每日一剂服三次。

献方：刘选清

主治：**阑尾周围脓肿**

处方：红藤一两　二花三钱　连召三钱　乳没各三钱　广香
　　　二钱　桃仁二钱　芒硝三钱　大黄三钱

用法：水煎服。

献方：刘选清

主治：**肠梗阻**

方1：大黄四钱　玄明粉五钱　枳实三钱　厚朴四钱　广香
　　　钱半　莱菔子五钱　元胡三钱

加减：偏热加黄连二钱，偏寒加半夏三钱　干姜二钱　**蛔虫**
　　　梗阻加苦楝根皮一两　乌梅四钱　使君子五钱。

用法：水煎。2—3小时服一次。

献方：刘选清

方2：代赭石一两　滑石五钱　甘遂钱半　芒硝三钱　**厚朴**
　　　四钱　枳实四钱　麻仁四钱

加减：热加大黄三钱　寒加干姜三钱　呕加半夏三钱　口渴
　　　加花粉三钱。

用法：水煎服。外用肥皂水灌肠。

献方：张天纲

主治：**胆囊炎**

处方：柴胡三钱　半夏三钱　黄芩四钱　郁金四钱　枳实三
　　　钱　芒硝三钱　金钱草一两　六一散五钱　目发黄者
　　　加大黄三钱　茵陈五钱

用法：水煎服。一日三次。忌油腻。

献方：刘选清

主治：**胆结石**

处方1：（消结散）凉黄八两　广香三两　**蜣螂五十六个**
　　　　（去头足）　火硝四两

制法：前三味共为细末，后加火硝研细备用。

服法：早晚各服一分。

禁忌：腥、荤、辣。

说明：本方亦治肠粘连、子宫瘤。子宫瘤每次服一分五厘。
　　　无蜣螂可加文术二钱　枳实二钱　沉香二钱。

1949

新 中 国
地 方 中 草 药
文 献 研 究
(1949—1979年)

1979

献方： 张书魁

方 2： 过路黄一两　金钱草一两　郁金五钱　枳实三钱　马鞭草五钱　广香二钱　六一散五钱

用法： 水煎服。

献方： 刘选清

主治：睾丸硬结

处方： 官桂二钱　炮姜二钱半　附块二钱半　白术三钱　北细辛八分　川楝子二钱半　吴芋二钱半　芦巴二钱　小香二钱　川椒三分　桔核三钱

用法： 开水煎服。

献方： 刘刚峰

主治：痔疮

方1： 文蛤肉一斤　槐实一两

用法： 燉食。

外用方： 冰片一钱　田螺五个

用法： 田螺揭盖，放入冰片，等化水后外搽。

献方： 赵玉珊

方2： 外痔。苏子二两　花椒二两　槐子二两

制法： 上药共捣烂，煎水过滤去渣，滤液浓缩如糊状、装瓶。

用法： 棉签蘸药搽患处。

献方： 杨增顺

主治：褥疮

外用方：鱼腥草

制法：将上药洗净切碎，用菜叶包住，放火内烧熟，石臼捣
　　　　如泥。

用法：外敷疮面，一日换一次。

献方：左振岐

主治：破伤风

内服方：桂枝三钱　白芍四钱　荆芥三钱　全虫三钱　蜂房
　　　　一两　虫退三钱

服法：水煎服。

献方：刘选清

主治：脓毒败血症（毒气归内）

处方：银花一两　连翘五钱　蒲公英一两　黄连二钱　焦栀
　　　三钱　黄柏三钱　生石膏一两　知母四钱　粳米三钱
　　　甘草一钱半　黄芩三钱

用法：水煎服，一日一剂。

献方：张乔松

主治：深部脓肿

外用方：芙蓉花叶或根、皮适量

用法：捣为泥，外敷患处。

说明：此方对腮腺炎、乳腺炎和无名肿毒均有效。

献方：张乔松

1949

新　中　国
地 方 中 草 药
文 献 研 究
(1949—1979年)

1979

主治：**秃头**

外用方1：松香二钱　硫黄二钱　雄黄二钱　上片三分

制法：将松香末装大葱叶内，点燃，所滴之松香油待干后加
　　　他药共为细末待用。

用法：上方药末用香油调搽患处。

献方：刘选清

外用方2：香油　土槐枝　熟蛋黄

制法：将槐枝放香油内炸焦，去槐枝，加蛋黄调油。

用法：外搽患处。

献方：王绪武

主治：**毛发脱落（头发、眉毛、胡须脱落）**

内服方：熟地五钱　白芍四钱　当归四钱　川芎三钱　菟丝
　　　四钱　首乌一两　五味三钱　枸杞三钱　甘草一钱

服法：水煎服

外用方：石灰二斤　白矾一斤　水三斤

用法：将上三味搅匀澄清洗头。

献方：刘选清

主治：**鬼剃头（斑秃）**

内服方：熟地四钱　川芎三钱　白芍三钱　当归三钱　旱莲
　　　草一两　首乌一两　菟丝五钱　苍术五钱　黄芪五钱
　　　细辛一钱　甘草一钱

服法：水煎服。

献方：刘选清

主治：**癣**

处方：明雄一两　明矾二钱　枯矾三钱　银珠一钱　冰片五
　　　分

用法：共研细末，蜂蜜调敷患处。

注：药末宜用瓷瓶收贮，密闭勿泄气。

献方：刘刚峰

主治：**牛皮癣**

处方1：白信石一钱（煅）　呋喃西林软羔一两

用法：二味药捣匀局部瘙破搽患处，每日四至五次。

注：此方名为"三天光"。若无白信石，可用"六六六"药
　　　粉三钱代替。

献方：刘在邦

处方2：九一丹
　　　　熟石膏九两　白降丹一两

制法：共为细末。

用法：用凉开水调搽。

献方：王绪武

处方3：鸭蛋子去壳捣烂　凡士林适量

用法：两药调匀，外搽极薄，多搽次数。

献方：唐世富

主治：**黄水疮**

处方：松香三钱　杏仁四钱　枯矾五分　花椒二钱　黄豆五
　　　钱（炒）

制法：共为细末，用香油或菜油调成糊状。

1949

新 中 国
地方中草药
文 献 研 究
(1949—1979年)

1979

用法：涂患处。

献方：邱尚廉

主治：**荨麻疹**

处方1：防己五钱　荆芥五钱　薄荷五钱　苍术五钱　地夫子五钱　白酒适量

用法：水煎服

处方二：油菜子一两　核桃壳一斤

操作方法：将药倒进炉火内冒烟，让患者熏闻疹块，片刻即消失。

注意：一次熏闻时间不宜过长，以免煤气中毒。

献方：刘宗升

处方2：荆芥三钱　西风四钱　牛蒡子三钱　蝉退三钱　白疾莉三钱　乌蛇三钱　当归四钱　生地四钱　黄芩三钱　地夫子四钱　薄荷一钱半　甘草一钱

用法：水煎服。日服三次。

献方：邹德欧

主治：**蛇咬伤**

处方1：六月寒

用法：用根皮口嚼外敷。茎叶煎水内服。

献方：陈蔚森

处方2：雄黄三钱　蜈蚣三条　甘草三钱　全虫三钱　大黄三钱　二花五钱　连召三钱　公英五钱

服法：水煎服

献方：刘选清

处方3：蛇毒　一支箭五钱　牛尾蒿三钱　铁杆蒿三钱　鸡
　　　　血藤叶三钱　一支蒿五钱　雄黄三钱　青盐一钱

用法：共为末外敷伤口。

献方：徐炳银

处方4：香芝麻适量

用法：先用碘酒消毒，用叶外敷，茎煎水内服。

注：此药要分公、母：不开花者为公，开花者为母。一般早
　　晨咬伤用公的，下午咬了用母的。

献方：周玉才

处方5：天蓬蒿适量　甜酒适量

用法：二味共煎内服。亦可捣烂外敷。

献方：葛仲华

处方5：毒蛇咬伤、破伤、恶疮、顽固性溃疡。金黄健毒散：
　　　　春不见一两　黄柏二两　白芷一两　地苦胆一两
　　　　细辛一两

用法：共为末用鸡蛋清调匀，外敷患处。亦可内服，每次一
　　　钱，日二次，开水冲服。

献方：刘朝龙

处方6：一枝箭一钱　一支蒿二钱　扛扳归一钱　铧头草二
　　　　钱

用法：煎水内服或外洗。

献方：杨增顺

主治：**狂犬咬伤**

处方1：野苦荞根五钱　万年青五钱　黑紫竹皮一两

用法：每日一剂服二次，水煎服。外用，将上方鲜药共捣成

・69・

1949

新 中 国
地 方 中 草 药
文 献 研 究
(1949—1979年)

1979

膏，敷伤口部。

献方：刘宗升

处方2（1）水菖蒲一两　玉片三钱　细辛一钱　白芷三钱

用法：共为细末，紫竹根煎汤冲服，一日一次，三日服完。

（2）苦荞根一两

用法：水煎服。

（3）口嚼黄豆有腥味为止。

（4）臭蒿适量，口嚼外敷伤处。

献方：彭佐商

主治：**狂犬咬伤**

处方3 马桑树根一两半　青铜钱七个

用法：水煎服，日二次。连服七日。

献方：肖志光

处方4 贯仲四两　凤凰尾五两　小血藤四两　臭牡丹根五两地骨皮四两　大血藤四两　石菖蒲四两　紫竹根五两

用法：共为细末，每日服一两，出汗为度。

献方：杨兴唐

主治：**风湿性腰腿痛**

方1：白术一两　苡米二两

用法：水四杯，煎至一杯，一次温服。

献方：魏俊初

方2：广三七三钱　北瓜根五钱

用法：浸酒服。

献方：刘刚峰

· 70 ·

方3： **海风藤五钱** **青风藤五钱** **牛夕五钱** **地风五钱** 甲
珠五钱 酒一斤

用法：将药和酒装瓷罐内，置水锅中加热炖，水开后一小时
取出，去渣，早晚服酒一小杯。

方4： **虎杖五钱** **寄生一两** **金毛狗三钱** **杜仲四钱** 当归
三钱 丹参五钱

用法：水煎空腹服，日二次。

献方： 曹洪义

方5： （万灵丹）首乌四两 苍术四钱 牛夕三钱 当归三
钱 草石斛三钱 天麻三钱 二乌各一钱 全虫二钱
羌活三钱 木通三钱 麻黄一钱 细辛一钱 木瓜三
钱 甘草一钱 菟儿伞根三钱

服法：水煎服。

献方： 曹洪义

方6：当归三钱 川芎三钱 独活三钱 **寄生三钱** 牛夕三
钱 续断三钱 桂枝二钱

服法：水煎服。

献方： 张吉祥

方7：当归五钱 川乌二钱 红花三钱 牛夕三钱 木瓜三
钱 自然铜五钱 苡仁四钱

用法：共为细末，每次服一钱，开水送下。

献方： 赵玉珊

主治： **风湿性关节炎**

方1：乌附三钱 **桂枝三钱** **杜仲五钱** **毛姜三钱** 破故脂
四钱盐炒 独活四钱 川牛夕四钱 木瓜四钱 **当归**

1949
新中国
地方中草药
文献研究
(1949—1979年)
1979

四钱　黄芪四钱　狗脊四钱　秦艽四钱　均姜三钱
生草一钱

用法：开水煎服。

献方：刘在邦

方2：巴戟一两　熟地一两　白术三钱　茯苓三钱　盐附子
二钱半　牛夕五钱　萆薢五钱

服法：开水煎，早晚各服一次。

献方：刘在邦

方3：黄柏一两　苍术七钱　川牛夕五钱　炙龟板五钱　生
地四两　灵仙五钱　炙川乌三钱　甘草一钱

服法：开水煎，早晚各服一次。

献方：曾全才

方4：红辣椒鲜半斤或干三两　槐树皮四两　白酒适量

用法：共研末，用时用白酒调为糊状，放入锅内文火翻炒，
2—3分钟，摊于布上。先用布条将患处包裹两层，
再将此药外敷，每日换敷一次。

献方：吴万贵

方5：（桃羌散）羌活五钱　祖师麻三钱　朱砂七五钱　长
虫七五钱　铁扁担三钱　广木香二钱　筋骨草一两
红续断一两

用法：白酒浸服。

献方：刘朝龙

方6：松叶半斤　艾叶半斤　侧柏叶半斤　糯米草灰适量

用法：先将前三味煎水，视患处大小取糯米草灰，水调糊状
敷患处，外用布条包扎，每日换药一次。

献方：吴万贵

• 72 •

方7：**夜关门**二两　**火烟子**一钱

用法：上药共研细末，凡士林调匀，外敷患处。

献方：杨增顺

主治：**劳伤腰痛**

处方：续断四钱　碎补一两　毛狗一两　苏木三钱　杜仲五钱　破故脂三钱　寄生三钱　白术三钱

用法：水煎服。

献方：葛仲华

主治：**五劳七伤**

处方１：桃儿七二钱　铁棒锤一钱　长虫七二钱　铁扁担二钱　窝儿七二钱　土沉香三钱　红毛七三钱　狮子七三钱　松梅三钱　广三七一钱　太白茶二钱　筋骨草三钱　伸筋草二钱　九牛造一钱　姜黄三钱

服法：泡酒，每晚临睡服10毫升。

献方：何明德

方2：铁棒锤一钱半　桃儿七三钱　一碗水一钱　大梦花根白皮三钱

用法：上药泡酒，睡前服三毫升。

献方：张天刚

主治：**腰肌劳损**

处方：千锤打根皮一两（紫红色者）。

制法：洗净、焙干、研末。

用法：口服每次１—２钱，开水或白酒送服。

1949

新　中　国
地方中草药
文　献　研　究
(1949—1979年)

1979

禁忌：酸、冷食物。

献方：吴万贵

主治：**瘫痪**

方1：（丢拐散）血竭五钱　马前子四两（去毛）　乳、没各五钱　儿茶五钱　广香五钱

制法：马前子先用水煮，换水四、五次，刮去毛，用香油炸黄，土炒去油和上药共研细末，贮瓶备用。

用法：每服五分，每晚睡前服。

禁忌：风。

献方：王绪武

方2：二活各四钱　二乌各三钱　防风八钱　桂枝四钱　秦艽三钱　防已三钱　苡米四钱　木瓜三钱　牛夕三钱　桑寄生五钱　麻黄三钱　忍冬藤三钱　石斛三钱　当归三钱　苍术三钱

用法：水煎服。

方3：制马前二两　桂枝五钱　自然铜钱半　麻黄二两　川牛夕一两　石斛二钱　羌活五钱　柴胡五钱　独活五钱　前胡五钱

用法：共为细末，炼蜜为丸，每丸钱半，日二次，每次一丸，开水送服。

献方：张天刚

主治：**脚痛症**

处方：甘草五钱　白芍一两　牛夕三钱　木瓜三钱

用法：水煎服。

献方：王绪武

妇 产 科

· 白 页 ·

妇　　科

主治：**月经不调**

处方：韭菜头三钱　倒提龙七个　金钱草四钱　益母草四钱
　　　对经草四钱　月季花三钱　全当归三钱　小木通三钱

加减：小腹痛加赤芍三钱　丹参五钱
　　　血量少加小血藤三钱。

服法：水煎服，月经来时连服三剂。

献方：张天纲

主治：**闭经**

处方：归尾三钱　赤芍三钱　川芎三钱　生地三钱　三棱二
　　　钱　文术二钱　桃仁三钱　红花二钱　炮姜二钱　附
　　　块二钱　益母草三钱　泽兰三钱　木通二钱　碎补三
　　　钱　牛夕二钱

服法：开水煎服。

献方：刘国太

主治：**痛经**

处方1：鸡血藤五钱　丹参五钱　小香五钱　灵脂三钱　炒
　　　香附六钱　朱砂七三钱　醋艾叶为引

服法：水煎服。

献方：左振岐

1949

新　中　国
地 方 中 草 药
文 献 研 究
(1949—1979年)

1979

处方2：当归四钱　元胡四钱　枳壳三钱　香附三钱　丹参
　　　　三钱　芥穗三钱　川芎三钱　瓦楞三钱　炒小香三钱
　　　　甘草八分　建红米二钱

服法：水煎服。

献方：刘刚峰

主治：**月经过多**

处方1：四物汤加元参三钱　黄柏三钱　沙参四钱　黄芪四
　　　　钱　生柏叶五钱　大黄二钱

服法：水煎服。

献方：彭佐商

处方2：熟地一两　川芎三钱　白芍三钱　当归六钱　荆芥
　　　　三钱　枣皮三钱　白术五钱　续断二钱　甘草一钱

服法：水煎服。

献方：刘刚峰

处方3：生地四钱　当归二钱　川芎一钱　白芍五钱　阿胶
　　　　三钱　炒贯仲一两　旱莲草五钱

服法：水煎服。

献方：曹洪义

主治：**经期周身痛**

处方：桃儿七二钱　铁扁担二钱　见血飞三钱　长七虫二钱
　　　　八角龙三钱　板倒甑三钱　五花血藤四钱　土沉香三
　　　　钱　大小对月草三钱　当归四钱　益母草二钱　化灵
　　　　芝二钱　凤尾草二钱　茴香根二钱　手掌参三钱　草
　　　　石斛三钱　大枣三钱

服法：用酒浸，每晚喝半小盅。

献方：何明德

主治：**血崩**

处方1：党参五钱　白术三钱　生地四钱　白芍四钱　当归
　　　　四钱　阿胶五钱　黄芪一两　炒蒲黄三钱　地榆四钱
　　　　侧柏叶五钱　甘草一钱　陈棕炭三钱

服法：水煎服。

献方：邹德欧

处方2：党参四钱　黄芪一两　熟地一两　枣皮五钱　当归
　　　　五钱　阿胶一钱　香附五分　荆芥一钱　白术三钱
　　　　木耳炭三钱

服法：水煎服。

献方：刘刚峰

处方3：当归四钱　白芍四钱　沙参八钱　白术四钱　黄芪
　　　　八钱　艾叶一钱　甘草一钱　阿胶珠四钱　生地炭一
　　　　两　棕榈炭一两

服法：水煎服。

献方：张书魁

处方4：丹参三钱　黄芪三钱　当归三钱　生地炭五钱　川
　　　　芎二钱　白芍三钱　黄连一钱　地榆四钱　黄柏三钱
　　　　阿胶三钱　蒲黄三钱　地骨皮四钱　毛腊根四钱　桦
　　　　白皮三钱　小蓟四钱

服法：水煎服。

献方：刘国太

处方5：黄芪一两　当归三钱　白芍炭五钱　阿胶四钱　**贯**

1949

新 中 国
地 方 中 草 药
文 献 研 究
(1949—1979年)

1979

仲炭五钱　仙鹤草五钱　三七二钱（冲服）　地榆炭
五钱　黄芩炭三钱　生地炭四钱　侧柏炭三钱。

服法：水煎服。

献方：邱尚廉

处方6：百草霜一两　陈棕炭一两

制法：共为细末。

服法：每次三钱，凉水冲服。

献方：张吉祥

主治：**白带**

处方1：（**热偏重**）麦冬四钱　滑石六钱　土茯苓五钱　银
花五钱　菊花三钱　黄柏三钱　连召四钱　黄芩三钱
甘草一钱

服法：水煎服。

献方：曹洪义

处方2：半夏二钱　茯苓三钱　陈皮二钱　甘草一钱　苍术
三钱　黄柏二钱　丹参三钱　草薢三钱　香附三钱
台乌二钱　升麻三钱　樗根皮为引

服法：水煎服。

献方：张吉祥

处方3：白术一两　山药一两　党参三钱　白芍三钱　苍术
三钱　柴胡二钱　芥穗二钱　陈皮二钱　龙骨五钱
牡力五钱　前仁三钱　苡仁三钱

服法：水煎服。

献方：焦连茂

处方4：党参　茯苓　当归　龙骨　黄芪　牡力　熟地　川

断　菟丝子各三钱　白芍　石莲子　山药各四钱　金樱子　益智仁　川芎各二钱

服法：水煎服。

献方：刘国太

处方5：黄芪五钱　苍术三钱　白术四钱　茯苓四钱　白芍五钱　黄柏三钱　黄芩三钱　赤石脂五钱　煅龙骨五钱　煅牡力五钱　白果三钱　禹粮石四钱　乌贼骨三钱　蛇床子三钱　樗根皮一两。

服法：水煎服。

献方：邱尚廉

主治：避孕

处方1：水银二钱　雄黄二钱　栀子四钱　半夏二钱　泽泻二钱　寸香五分

制法：水银与雄黄共研，余药共为细末，然后混合拌匀。分为六包。

用法：每日二次，每次一包，开水送下。月经过后或出月后二十五天服。

献方：陈蔚森。

处方2：归身一两　山查一两　奎元一两　芡实一两　茯苓一两　熟地一两　莲须五钱　石莲子一两　金樱子一两

制法：上药共为细末，生蜂蜜和丸，如指头大。

用法：早晚各服一丸，开水送下。

处方3：木耳半斤

制法：烧黄研为细末。

用法：每次服五钱，白开水送下，月经期服。

1949

新 中 国
地 方 中 草 药
文 献 研 究
(1949—1979年)

1979

献方：赵玉珊

处方4：茜草一两　桃仁五钱　轻粉二钱　红花五钱

制法：共为细末。

用法：月经前后各服一分。

献方：张书魁

处方5：归尾三钱　赤芍三钱　生地三钱　川芎二钱　甲珠
　　　一钱　寸香二分　蚕砂四钱　麦芽三钱　通草二钱
　　　滑石四钱　红花一钱

服法：经行前后水煎服。

献方：刘国太

主治：**绝育**

处方：水银一两　绿豆粉一两　蚕砂一两　黄姜子一两　云
　　　苔子五钱

制法：水银油炸一小时倒纸上余药共为细末混合，用生蜂蜜
　　　和丸如蚕豆大。

服法：早晚各服一丸，白开水送下，经后服。

献方：赵玉珊。

主治：**不孕症**

处方：陈艾二钱　苏叶三钱。

用法：黄酒煎服。

献方：刘刚峰

主治：**跌伤损胎下血**

处方：杜仲五钱　生地一两　白术五钱　寄生一两　续断五
　　　钱　胶珠四钱　艾叶二钱　鲜苎麻根二两

服法：水煎服。
献方：葛仲华

主治：**胎衣不下**
处方：芡实叶一张
服法：水煎服。

主治：**产后感冒**
处方：白芷三钱　肉桂二钱　厚朴三钱　川芎四钱　桔梗三
　　　钱　枳壳三钱　茯苓四钱　苍术三钱　半夏二钱　炙
　　　甘草二钱　陈皮三钱　当归三钱　白芍四钱　干姜三
　　　钱
制法：除白芷肉桂，其余各药加水醋各半炒黄放冷备用。
服法：水煎服。

主治：**产后腰腹痛**
处方：益母草一两　香附八钱　韭菜根七钱　白茄子根五钱
　　　广木香二钱
服法：水煎服。
献方：葛仲华

主治：**月间痨、症瘕**
处方：红娘二钱（去翼）　斑蝥二钱（去足）　硇砂五分
　　　元肉半斤　干漆三钱（煅）　乳香三钱　没药三钱
　　　大枣一斤
制法：前六味共为细末，枣肉为丸，如绿豆大。

1949

新 中 国
地 方 中 草 药
文 献 研 究
(1949—1979年)

1979

服法：每次三粒，每日三次，逐日增加至每次九粒为度。开水送下，连服三周即停。

献方：肖志光

主治：下乳

处方：鱼螵珠二两　鲜虾米二两　黄芪二两　猪蹄一斤

服法：炖汤服。

献方：刘在邦

主治：奶癣

处方：松香三钱　硫黄三钱

制法：共为细末，用新布卷成捻，用香油浸泡，再点燃捻子接油备用。

用法：外擦。

献方：邱尚廉

主治：乳裂

处方：霜茄子七个　冰片三钱　枯矾一钱　黄丹五分

用法：共为细末，香油调搽。

献方：杨兴唐

主治：乳腺炎

处方1：火草叶适量

用法：捣烂塞鼻孔一分钟去掉。

献方：唐世富

处方2：吴芋一粒（去皮）。

用法：夹腋窝，左侧患夹左边，**右侧患夹右边，皮肤有刺痛**
　　　感即去掉。
献方：周玉才

主治：**乳中结核**
处方1：熟地一两　鹿角胶三钱　**麻茸八分**　桔梗三钱　油
　　　桂一钱　炮姜一钱　甘草八分
用法：水煎服。
处方2：白细辛五分　安桂三钱。
用法：共为细末，用酒调敷患部。
献方：刘刚峰

主治：**阴痒**
处方1：生地四钱　当归四钱　秦艽三钱　苡米五钱　白芍
　　　四钱　荆芥二钱　黄芩四钱　**黄柏三钱**　薄荷二钱
服法：水煎服。
处方2：土苓一两　黄柏　苍术各五钱　苡米三钱　银花四
　　　钱　甘草一钱
服法：水煎服。
处方3：蛇床　生地　槟榔　二花各等分
用法：煎水熏洗。
献方：彭佐商
处方4：苦参　蛇床　地肤　五倍子各一两　花椒二钱　大
　　　葱一把
用法：水煎熏洗。
献方：刘国太

1949
新 中 国
地方中草药
文 献 研 究
(1949—1979年)
1979

主治：妇人阴部肿瘤

处方： 当归　白芍　生地　土苓　地丁各四钱　川芎　胆草
公英　栀子　丹皮各三钱　柴胡二钱　银花五钱

服法： 水煎服。

献方： 樊宗虞

主治：乳腺癌

处方： 公英五钱　贝母三钱　花粉四钱　苡米五钱　露蜂房
五钱　白芷四钱　牡力四钱　甘草一钱　银花五钱
白花舌蛇草一两　槐耳五钱。

服法： 水煎服。

献方： 刘选清

主治：宫颈癌

处方： 黄芪一两　胆草三钱　紫草四钱　莪术三钱　桃仁二
钱　生地四钱　吴芋一钱　当归四钱　黄柏二钱　二
花四钱　甘草一钱　甲珠四钱

服法： 水煎服。

献方： 刘选清

・84・

五 官 科

1949

新 中 国
地 方 中 草 药
文 献 研 究
(1949—1979年)

1979

· 白 页 ·

五 官 科

主治：**倒睫**

处方：生木别适量为细末。

用法：睡前用绸包裹塞鼻孔，左塞于右，右塞于左，一夜见效。

献方：张乔松

主治：**急性结膜炎**

处方：防风三钱　羌活三钱　白芷二钱　细辛一钱　苍术三钱　黄芩三钱　川芎三钱　生地四钱　甘草一钱　红花三钱　银花五钱　菊花二钱　木贼三钱　蒺藜三钱

服法：水煎服。

献方：焦连茂

主治：**失光**

处方：黄芪五钱　防风三钱　当归三钱　白芍三钱　莲须三钱　杜仲五钱　故纸三钱　金樱子三钱　血余炭一钱（冲服）

服法：水煎服。

献方：葛仲华

主治：**目翳**

1949

新 中 国
地方中草药
文 献 研 究
(1949—1979年)

1979

处方1：赤芍三钱　开喉箭三钱　升麻三钱　木贼三钱　追
　　　　风七三钱

服法：水煎服。

献方：徐炳银

处方2：元元半斤　大米适量

用法：放瓷罐内煮稀饭吃，每日食一次。

献方：张吉祥

处方3：黄芪五钱　生地五钱　蕤仁三钱　茯苓三钱　枣仁
　　　　三钱　当归三钱　木贼三钱　蝉退二钱　夏枯草三
　　　　钱

服法：水煎服。

献方：葛仲华

主治：**夜盲**

处方：蛤粉三钱　黄腊三钱　猪肝一叶

制法：将猪肝切薄拌蛤粉再加黄腊放少量食盐蒸熟。

用法：不拘量吃。

献方：曹洪义

主治：**化脓性中耳炎**

处方1：煅海螺壳一钱　黄连五分　冰片一钱　芭蕉树叶汁
　　　　适量。

制法：共为细末用芭蕉树叶汁调。

用法：点耳内，每日二至三次。

献方：杨兴唐

处方2：黄丹　冰片　枯矾各等分

制法：共为细末。

用法：吹耳内，每日二次。

献方：刘选清

处方3：大葱叶蜂蜜

制法：用大葱叶内装蜂蜜。

用法：塞入耳内。

献方：陈蔚森

主治：**耳中流血**

处方：熟地二两　麦冬一两　石菖蒲一钱

服法：水煎服。

献方：刘刚峰

主治：**耳聋**

处方1：蒲公英四钱　石菖蒲三钱　生地六钱　细辛八分
　　　　盐黄柏二钱

服法：水煎服。

献方：刘刚峰

处方2：猫尿

用法：点耳，三分钟后倒出猫尿。

注：取猫尿法：用大蒜擦猫鼻自出。

献方：张书魁

主治：**鼻渊**

处方1：党归二两　玄参一两　辛荑二钱　柴胡一钱　栀子
　　　　一钱　贝母一钱

1949

新 中 国
地 方 中 草 药
文 献 研 究
(1949—1979年)

1979

用法：水煎服。

献方：刘刚峰

处方 2：柴胡六钱　白芍五钱　枳实四钱　牡力四钱　吴茱
　　　　三钱

服法：水煎服。

献方：朱有德

主治：**鼻衄**

处方 1：元宝草

用法：塞入鼻孔。

献方：曹洪义

处方 2：当归四钱　生地一两　白芍三钱　石膏三两　知母
　　　　三钱　桔梗三钱　甘草一钱　白茅根一斤

用法：水煎服。

处方 3：流出鼻血一滴。

用法：点大眼角内。

献方：陈蔚森

处方 4：干姜二钱　甘草一钱　白茅根三两

服法：水煎服。

献方：王绪武

主治：**鼻瘤**

处方：硇砂二钱　乳香三钱　米饭适量

制法：共为末和丸三十粒。

服法：每次十五粒，白开水送下。

典型病例：一患儿右鼻孔生一长九十毫米粗十毫米的肉条，

我用剪刀剪掉，但下午又复生。以此方服二次告愈。

献方：朱育德

主治：**牙龈出血**

处方：熟地一两　山药三钱　枣皮二钱　丹皮三钱　泽泻三钱　骨碎补五钱　五味一钱　麦冬一两　云苓三钱　元参五钱

服法：水煎服。

献方：刘刚峰

主治：**牙痛**

处方：赤芍三钱　川芎三钱　黄连三钱　生地五钱　薄荷三钱　防风三钱　芥穗三钱　焦栀三钱　丹皮三钱　**海**桐皮三钱　连召四钱　细辛一钱　甘草一钱

服法：水煎服。

献方：廖德成

主治：**口腔炎**

处方：生地四钱　木通二钱　油桂一钱半　黄连二钱　吴**芋**二钱

服法：水煎服。

献方：焦连茂

主治：**咽痛**

处方：白芍四钱　柴胡一钱　豆根二钱　甘草二钱　玄参三

· 89 ·

1949

新　中　国
地方中草药
文　献　研　究
(1949—1979年)

1979

钱　麻黄一钱　桔梗四钱　花粉三钱

服法：水煎服。

献方：刘刚峰

主治：**喉头炎**

处方 1：吴芋一两。

制法：上药为末与面粉混合，加醋调匀。

用法：贴于足心"涌泉"穴。

献方：张吉祥

处方 2：喉头炎　金果兰一钱半　银花四钱　玄参五钱　连召三钱　甘草一钱

用法：水煎服，配合针灸，血海穴八分，留针五十分钟。

献方：张书魁

主治：**梅核气**

处方：台乌四钱　赭石一两　柏子仁五钱　佛手四钱　厚朴四钱　建曲四钱　陈皮三钱　建菖三钱　枳壳三钱　木香三钱　茯神四钱　甘草一钱　竹茹五钱

服法：水煎服。

献方：邹德欧

附献方人单位

刘选清：汉中地区医院。

魏俊初：汉中地区医院。

樊宗虞：汉中卫校。

刘刚峰：洋县县医院。

朱有德：镇巴县医院。

邹德欧：城固县医院。

刘朝龙：城固县天明公社天明大队医疗站。

肖志光：城固县南坎营公社卫生所。

焦连茂：宁强县医院。

邱尚旗：宁强县城关医院。

曾金才：宁强县铁锁关区卫生院。

张乔松：南郑县医院。

曹洪义：南郑县新集区医院。

张天纲：镇巴县白河公社星子山医疗站。

左振歧：洋县前湾公社卫生所。

张书魁：汉中县城关镇医院。

刘国太：汉中县城关镇医院。

陈蔚森：勉县周家山公社卫生所。

彭佐商：勉县城关医院。

赵玉珊：留坝县青桥公社卫生所。

凤云山：汉中县老君公社卫生所。

刘宗升：佛坪县陈家坝公社郭家坝医疗站。

1949

新 中 国
地 方 中 草 药
文 献 研 究
(1949—1979年)

1979

王绪武：勉县城关医院。

吴万贵：佛坪县龙草坪公社龙草坪大队医疗站。

何明德：南郑县牟家坝公社卫生所。

周玉才：西乡县白龙公社龙王沟大队医疗站

葛仲华：西乡县东方红医院。

杨增顺：留坝县医院。

刘在邦：洋县五间公社卫生所。

张吉祥：南郑县忍水公社张营大队医疗站。

廖德成：汉中县铺镇公社卫生所。

唐世富：勉县漆树坝公社卫生所。

徐炳银：汉中县褒河公社马家沟大队医疗站。

杨兴唐：略阳县城关医院。

王世贵：勉县东风公社卫生所。

冯宗成：镇巴县东升公社卫生院。

张文英：宁强县金家坪公社金华大队医疗站。

中草药中毒与急救

提　要

第四军医大学编。

1976 年 1 月出版。共 185 页，其中目录 6 页，正文 179 页。纸质封面，平装本。

作者将收集到的有关中草药中毒与急救的知识汇集成册，以便广大"赤脚医生"和医药卫生人员在防病治病中参考，从而保证人民的生命安全。

本书分总论和各论两部分。总论部分介绍了毒物的一般知识、急性中毒的病史采集与诊断、急性中毒的处理原则。各论部分分别介绍植物类、动物类、矿物类的有毒药物及其中毒后的处理方法。其中植物类部分按照导致中毒的药理成分分为含生物碱类中毒、含苷类中毒、含毒蛋白类中毒、毒菌类中毒、含亚硝酸盐类植物中毒和含其他有毒成分中毒。动物类部分介绍了河豚、蟾蜍、斑蝥等有毒动物 11 种。矿物类部分介绍了砒霜、雄黄等有毒矿物 7 种。对每种有毒药物，本书依次介绍其学名及别名、来源、成分、毒理作用、临床中毒表现、急救处理及预防等。各论的最后部分是动植物类引起的变态反应及其处理，介绍了变态（过敏）反应的概念，并详细论述了鱼类过敏、灰菜过敏、蚕豆过敏、虎杖过敏、牛黄解毒丸过敏，对每种变态反应依次介绍其原因、症状、预防及治疗。

中草药中毒与急救

第四军医大学

目　　录

总　　论

第一章　毒物的一般知识

第二章　急性中毒的病史采集与诊断

第三章　急性中毒的处理原则

各　　论

第四章　植物类

1949

新　中　国
地 方 中 草 药
文 献 研 究
(1949—1979年)

1979

1949

新　中　国
地 方 中 草 药
文 献 研 究
(1949—1979年)

1979

1949

新中国
地方中草药
文献研究
(1949—1979年)

1979

总 论

第一章 毒物的一般知识

（一） 毒 物 的 概 念

毒物一般是指能损害人体健康的物质。这一概念，通常不包含那些需要很大剂量才危害健康的物质，也不包括病毒、细菌、机械的及物理的因子等。

（二） 药 物 与 毒 物

药物和毒物很难划分明显界线，如多数药物，当用量过大或用之过久，就可能出现中毒现象，成了毒物。临床有时利用一些毒物的特殊作用，控制毒物的用量来治病，这里毒物又成为药物。因此，药物除有治疗作用外，还可引起过敏反应和中毒反应；一般地说，过敏反应与个体体质有关，而中毒反应则与用量过大或蓄积有关。故医务工作者除对药物的治疗作用应有清楚的认识外，对药物可能导致的不良反应，也应有足够的认识与警惕，这样才有益于更好和安全地为工农兵病员服务。各国药典中收集了许多毒药和剧药，我国古代称药理作用峻烈的药物为虎狼药，其极量与致死量很接近，服用量过大，在短期内即有引起中毒死亡的可能。此外，有成瘾作用的麻醉药，如鸦片、大麻等也称为毒药。

1949

新 中 国
地 方 中 草 药
文 献 研 究
(1949—1979年)

1979

（三） 毒 物 的 分 类

由于毒物品种甚多，国内国外分类方法不一，但多从临床角度出发，按毒物的主要毒理作用进行分类，方便临床诊断和处理，较为实用。不过，毒物中毒反应往往是多方面的，同一种毒物，由于剂量、浓度及进入机体的途径不同，表现的临床症状亦异，短时间进入机体的剂量大为急性中毒，小剂量慢慢进入机体，则引起慢性中毒。如白砒（三氧化二砷），成人中毒量为10毫克，口服后即感咽喉部灼热，引起恶心，呕吐，腹痛，腹泻，心率增快，血压下降甚至惊厥、休克。若是吸入大量三氧化二砷粉尘，则主要见呼吸道刺激症状如咳嗽，胸痛，呼吸困难和神经系统症状，而胃肠道症状则出现较晚。所以毒物分类，本文将以毒物所含化学成分为根据，并参照对身体的主要作用和毒理作用来分类，把毒理作用和临床处理基本相同的毒物，归纳在一起叙述，便于急救处理中的查考。

（四） 毒 理 学

毒物中毒，是毒物与机体相互作用的表现。现将毒物致毒的机理，和影响毒物作用的因素，简述如下：

毒物在体内的代谢过程

毒物进入机体与毒物的性状和途径有关，影响其吸收快慢与症状的轻重均有密切关系。如由血管直接注入，中毒症状出现最快，经由腹腔、肌肉进入则次之，皮下又次之，由

· 2 ·

口服吸收更慢。另外与毒物化学性能有关，如挥发性毒物多经呼吸道侵入机体，一些脂溶性毒物则可由皮肤吸收，有些药物则易由粘膜表面吸收，引起严重中毒。

毒物在机体排泄主要是由胃肠道和肾脏，有一部份是由乳腺、皮肤汗腺排泄，具有挥发性的物质可从肺呼出。毒物排出体外的形式，有些是原状或成为分解产物，或与其他物质结合成无毒的形式排出体外，这与机体的解毒功能有关。毒物从机体排出愈快，毒物对机体损害就小，就愈容易恢复健康；否则就慢，损害健康就严重。

影响毒物作用的因素

i 毒物剂量与中毒关系

毒物对人的中毒量与致死量，仅是一个大致的标准，不十分准确。一般地说，毒物进入机体剂量小，中毒表现就轻，引起的损害也小。若毒物剂量甚大，则中毒症状出现快而重，甚至危及生命。但是，在空腹时服毒与餐后服毒又有显著不同；因空腹容易吸收，而饭后胃内充满内容物，可将毒物稀释，延缓其吸收，故毒性可以明显减弱。

ii 毒物物理性状的影响

毒物易于溶解在水中的，比较容易吸收，进入血液而引起中毒，这称为毒物的吸收作用。有些毒物的作用首先出现在局部，如强酸、卤碱之类，口服时引起口腔、食道和胃粘膜的腐蚀，出现局部作用，其吸收后的作用并不明显。在水里不易溶解的物质，一般来说较难引起吸收中毒。气体或具有挥发性的毒物，自肺吸入后易进入血液，也易出现急性中毒。

iii 机体因素

1949

新 中 国
地 方 中 草 药
文 献 研 究
(1949—1979年)

1979

　　机体对毒物的反应往往随个体差异而有很大的不同，这种个体差异对外来物质反应有质的不同，如仅接触微量特定物质即出现皮疹、发热，甚至过敏性休克，称为特异体质。而对某些物质，仅小剂量即引起毒性反应，表现对量的反应不同，此为高敏体质。与上述情况刚好相反，有些个体对某些毒物有较大的耐受性，在接触或服用某一毒物较大剂量，并不引起中毒。这可能是先天体质关系，或是后天反复多次应用，逐渐形成对某一毒物的耐受性，如种植川乌的地区，有食用乌头习惯的人，对乌头碱的毒性就能耐受比一般人大数倍的剂量而不致中毒。

　　机体健康情况与中毒反应和预后有较大影响。在健康情况下中毒，称为健康中毒。人体在有伤病情况下发生中毒，称为带病中毒，在这种情况下，症状及预后当较健康的人严重。人体当处于饥饿、疲劳、体力及机体抵抗力下降时，往往对毒物比较敏感；妇女在月经期间或妊娠期，对有些毒物也比较敏感。

· 4 ·

第二章　急性中毒的病史采集与诊断

对急性中毒病例的诊断和其他疾病一样，必须了解病史、既往健康状况、临床症状与体征、化验检查结果，详细取得资料，作好鉴别诊断，仔细分析材料，力求迅速得出正确的结论。诊断是处理的先决条件，急性中毒病人，中毒前大多健康，若得到及时治疗，可以迅速恢复健康，很快能够重返抓革命、促生产的工作岗位，为社会主义建设作出贡献，意义重大。

（一）　病　史　记　录

在询问中毒病例病史时，由本人或陪人讲述，应注意了解中毒前的健康状况，中毒物质的名称、剂量、用药的途径和时间。如对毒物名称叙述不明确时，可追问毒物的形态、颜色、气味以及来源等。甚至可要求陪人或家属将剩余毒物或其包装，或中毒物的标本送来化验检查，以帮助毒物的鉴定与明确诊断。在中毒后所作的临时处理，亦应了解并加以记录。

病人平素健康，猝然发生重症，如呕吐、腹痛、腹泻、惊厥、休克、昏迷等，并不能以饮食失当或常见疾病解释者，临诊医生应考虑急性中毒的可能。尤其是当病人已神志不清，或婴幼儿，或病人否认服毒情况下，常不易确诊，易导致误诊，耽误抢救时机；故遇到这种情况，医生应仔细了解

· 5 ·

1949
新　中　国
地方中草药
文　献　研　究
(1949—1979年)
1979

病人近期健康状况、思想情绪及既往病史，以帮助诊断。

对原患有某种疾病，而突然出现新的症状，又不能以宿疾或其他常见病作解释者，也应考虑"中毒"。如系服用新加用的药物，则应排除药物的反应，以及服用剂量是否适当等。我们曾见到病人因治病心切，自己增加数倍药量而引起中毒的。也有因医务人员发错药，或弄错剂量而致急性药物中毒的。平时加强全心全意为人民服务的思想教育，这种事故是完全可以防止的。

（二）　症状、体征及体格检查

急性中毒病人，应详问自觉症状，注意典型的临床表现，如番木鳖碱的中毒呈全身强直性惊厥；鸦片或吗啡的中毒，是以呼吸抑制，呈叹息样呼吸，瞳孔缩小似针头大为其特征，这对诊断的帮助很大。但典型症状或体征的出现，往往是重度中毒或属晚期的病例。有些毒物中毒只有临床症状而无特异性体征，所以了解中毒史，详细询问自觉症状，作全面的体格检查是很必要的，但不可因体检而延误治疗。初次检查后，随着病情变化，还应随时复查，发现新出现的症状和体征。如对病人或陪人提供的中毒情况有疑惑时，医生有必要及时会同陪人检视现场，查明卧室、枕边留下的包装毒物的纸盒、药瓶或其他有关物品，对明确毒物，作出诊断，会有较大帮助。

· 6 ·

（三） 实 验 室 检 查

对急性中毒病例，除作一般血、尿常规检查外，必要时作肝、肾功能，基础代谢，心电图，以及血、尿中的毒物测定，对诊断往往有重大帮助。如针对可疑毒物，采集大小便、呕吐物、胃洗出液等标本作定性或定量的毒物分析。有毒动物、植物、矿物中毒，可采集同样标本，送有关单位鉴定。

总之，急性中毒病人需要进行急症抢救，故要求诊断迅速、准确。为了争取时间，亦可边进行抢救，边了解临床资料。必须争分夺秒，因为"时间就是生命"。救治时间的早晚与病人的预后关系极大。急性中毒的诊断，难易悬殊极大，但多数中毒病例，自有其特殊的临床表现，通过询问病史，细致的查体，结合必要的化验进行分析，常可得出正确诊断。但一些无中毒病史叙述的病例，则诊断较难。遇到这种情况，病人昏迷不能自诉，即应从陪人那里了解病人昏迷前的健康状况。如病人平素无肝、肾、糖尿病等病史，查体无发热，血压不高，心律齐，无脑膜刺激征等，则可大致除外脑血管意外、肝昏迷、尿毒症、糖尿病性昏迷等，故可首先考虑中草药中之中枢抑制药中毒，如能进一步查到昏迷前服用药物的标本或可辨识之包装，其诊断遂可成立。有些有毒之中草药中毒，早期即出现严重的消化系统症状，如剧烈腹痛、腹泻、呕吐等，但和急性胃肠炎、痢疾、阑尾炎、胆囊炎等有不同的临床表现。

1949

新　中　国
地方中草药
文　献　研　究
(1949—1979年)

1979

第三章　急性中毒的处理原则

（一）　接　诊　与　护　理

初步肯定病人系急性中毒时，无论其当时病情轻重如何，均应立即予以相应处理。应迅速而有重点地进行病史询问和查体，必要时收集其呕吐物、大小便等送去化验。抢救工作告一段落或病情较稳定时，可一面抢救，一面深入了解病史及体检。病情、体检记录及护理记录力求详尽。如碰到病人或其家属否认中毒，或拒绝治疗，对之更应谨慎，不应轻易放过，须留诊观察。一些病人诉说中毒分量不大，且当时症状轻微，亦应提高警惕，可能是中毒早期，应注意病情变化。如不能肯定其为中毒轻症时，仍应留诊观察。

急性中毒病人应卧床休息，有惊厥出现时，宜安置于安静的暗室。有呕吐、腹泻者，应适量输液，纠正电解质及酸碱的平衡。昏迷或不能吞咽的病人应下鼻饲；昏迷不醒时，注意口腔卫生的护理，酌情予以抗感染治疗，每日翻身5—6次，防止褥疮和坠积性肺炎。上呼吸道分泌物不能排出时，应用吸引器随时吸除，以免窒息和感染。还应经常检查膀胱，有无尿潴留。如有尿潴留，应留置导尿管导尿。冬季要保暖，夏季防暑。

饮食方面：中毒病人早期，胃纳均差，仅能进些流食，必要时可静脉滴注葡萄糖液。当病情好转，可给予低脂富含糖及维生素乙、丙和适量蛋白质的流质或半流质食品。特别是口服毒物（**药物**）中毒病人，消化道常有损害，在恢复期应进富有营养和易消化的食物，并宜少吃多餐，不可一次进食过饱。

（二） 去除尚未吸收的毒物

中草药一般以口服中毒较为多见，口服毒物通常在胃吸收不多，以小肠粘膜吸收为主，但毒物进入小肠并不能立即完全吸收，口服 4—6 小时内胃中尚有毒物残留。这时可首先采用内服阻滞毒物吸收剂，再行引吐、洗胃，以排除胃中毒物。估计毒物尚在肠内，可采用泻剂、灌肠等法，将毒物清除出肠道。

1. 催吐：

病人必须在神志清楚，呕吐中枢反应存在的情况下，催吐才有效，洗胃之前最好先行催吐。

方法是先给病人饮水 1—2 杯或给予口服阻滞毒物吸收剂后，用手指或压舌板，或筷子等刺激咽后壁探吐。吐后可再饮水 1—2 杯，反复施行几次。如机械刺激无效，可改服 0.2—0.5% 硫酸铜 100—250 毫升，或其他催吐药如硫酸锌（1 克），吐根糖浆（30 毫升），碘酒（20 滴）等可加水饮用，每 5—10 分钟服一次，至呕吐为止。此外，阿朴吗啡能兴奋呕吐中枢，作用迅速，5 毫克皮下注射，5 分钟内可引吐（鸦片或吗啡中毒者禁用）。

2. 阻滞毒物的吸收：

①沉淀剂——一些药物可使某种毒物产生沉淀反应，可减少或延迟毒物的吸收。i 鞣酸，一茶匙混和子水内口服，

1949

新 中 国
地 方 中 草 药
文 献 研 究
(1949—1979年)

1979

加服适量碳酸氢钠,可促进其沉淀作用。其对许多生物碱如马钱子碱、洋地黄甙以及重金属盐等,可形成不溶性沉淀。无鞣酸时,可饮浓茶代替。ii. 碘或复方碘溶液 1 — 2 毫升,加入水半杯口服,能对一些生物碱和重金属盐产生沉淀。

②氧化剂——某些毒物遇氧化剂易被氧化而破坏,可达到解毒的目的。如最常用的高锰酸钾溶液1:2000—5000,可用于洗胃,对有机物质,氰化物等毒物有效。

③凝结剂——牛奶、鸡蛋清等富含蛋白的物质对重金属和生物碱之类毒物,能形成凝结不溶物质,使之不易吸收,减低其毒性。

④吸附剂——药用活性碳能对某些毒物,如生物碱及金属离子产生吸附作用,以减少或延缓毒物吸收,而减轻中毒。较通用的解毒剂为活性炭2份、氧化镁及鞣酸各1份,每次用15克左右,在一杯水内混匀口服。

⑤保护剂——稀粥、淀粉、牛奶、蛋清,镁乳等,有保护消化道粘膜,减少刺激作用,用于有腐蚀性的毒物中毒。

⑥通用解毒中草药:有些中毒物质不明的病人,除用温开水加适量盐洗胃外,尚可用绿豆、甘草汤作通用辅助解毒剂。祖国医学早在《神农本草》中就有记载,利用"七情合和"中"相杀"或"相畏"的配伍,来拮抗药物的毒性,如防风可杀砒毒,绿豆杀巴豆毒,半夏畏生姜等,利用药物的拮抗作用来解救中毒。

3. 洗胃:病人服毒在 4 — 6 小时内,洗胃效果好。如系清醒病人,可自行吞咽胃管。若病人已昏迷可用开口器,将胃管缓缓送入约50厘米深。先注入少量温水,将胃内容物尽量抽空(部份抽出液可送检)。洗胃液可用1:2000高锰酸

· 10 ·

钾液，或 1 — 2％碳酸氢钠溶液，每次灌洗量以200—300毫升为宜，洗胃可反复进行几次。也可采用羊奶、鸡蛋清等延迟毒物吸收，保护胃粘膜。

注意事项：

①引吐、洗胃时注意避免异物误入气管，以致窒息或肺部感染。

②虚脱或休克病人，不宜立即采用催吐或洗胃措施，应采取升压等恢复体力办法，待情况稳定时才能进行，否则会加重病情。

③肝硬化、高血压病等，催吐、洗胃可导致上消化道大出血。

④患有心脏病者，催吐、洗胃可致虚脱。

4. 排除肠道毒物：

一般采用泻剂或灌肠，能加速毒物自肠道排出。不易吸收的毒物，48小时内在肠道中尚可存在，故灌洗肠道，排除毒物，48小时内还可进行。通常采用盐类泻剂为佳，如用25％硫酸钠30—60毫升或50％硫酸镁40—50毫升，可在口服或洗胃终了时由胃管注入。也可采用200—500毫升温水高位灌肠。

采用中草药导泻：当归3钱，大黄、明矾各1两，甘草5钱，煎服。或天名精2两、大黄6钱、玄明粉4钱，煎服，效果亦好。

（五） 已吸收毒物的排泄与解毒

毒物如已被吸收，应尽快使之解毒或排出体外。

· 蕊 ·

1949
新 中 国
地 方 中 草 药
文 献 研 究
(1949—1979年)
1979

1. 肝脏的解毒功能:

肝脏对许多毒物有解毒作用,是人体解毒的主要脏器。肝脏醣元含量充分与否,对肝脏解毒功能有很大影响。维生素丙有促进肝醣元储存的作用,所以临床上的中毒病例可给予充足的维生素丙和葡萄糖,对增强肝脏的解毒功能有很大帮助。

2. 肾脏对毒物的排泄功能:

有些毒物或毒物的分解产物系由肾脏排出,中毒病人可啯饮大量茶水,促进利尿排出毒物,如恶心、呕吐者,由肛门补液或采用输液,如有酸中毒征象,可用4%碳酸氢钠、$\frac{1}{6}$克分子乳酸钠或3.64%T.H.A.M.(三羟甲基氨基甲烷)

及适量的生理盐水或5%—10%葡萄糖。尿量过少或无尿时,可静滴20%甘露醇或山梨醇100—250毫升,由肾脏迅速排除毒物。必要时还可采用对肾脏无刺激性的利尿剂,以促进肾脏的排泄功能。当肾功能减退时,为了清除血内有毒物质及不能排除的新陈代谢产物,如非蛋白氮等,可采用体外循环血透析或腹膜透析法,借以排除毒物,纠正代谢性酸中毒,效果良好。尤其在抢救毒物损害肾功能的病例,能起到拯救生命、转危为安的良好效果。

3. 常用中草药解毒方:

①甘草浓煎,频频服用,对多种中毒有解救效果。

②甘草一份,绿豆二份,水煎服,当茶饮用。能解多种毒物中毒。

③甘草5钱,大黄3钱,水煎服。可解毒,同时还有导泻作用。

· 12 ·

④防风2两，水煎，频频饮用。

⑤绿豆或黄豆，煎汁内服。

⑥茅根或芦根，煎水内服。有清热解毒、利尿的功效。

⑦兴国解毒药：鸡血藤、田七、脊木香、茜草各5钱，香附子3钱，冰片1钱，小野鸡尾草（金花草）5—8两。据报导，对大茶药、乌头、苍耳子、马钱子、野毒菌、氰化物及亚硝酸盐、农药等中毒有解毒作用。

4. 解毒剂：

①美兰(Methylenum Coeruleum)：为一种氧化剂，可使高铁血红蛋白还原为血红蛋白，因而常用于各种原因引起的高铁血红蛋白血症，如亚硝酸盐类中毒引起的肠原性紫绀症等。为这一解毒目的，美兰常用小剂量1—2毫克/公斤，1%溶液加入25%葡萄糖液20毫升，缓缓静注。如1—2小时后未见好转，再用同样剂量或半量注射一次。口服则用3—5毫克/公斤，4小时后再重复给药。由于美兰为一氧化剂，当小剂量进入机体时，可被组织内的辅酶A迅速还原为白色美兰，变成还原剂，因而使高铁血红蛋白还原为血红蛋白。但是，当氰化物中毒时则与上述情况相反，需用较大剂量美兰，10毫克/公斤迅速静注，大量美兰进入机体，辅酶A不能使美兰全部还原成白色美兰，因此美兰仍保持一定的氧化剂能力，可使血红蛋白氧化成高铁血红蛋白，与氰化氢结合成氰高铁血红蛋白，以阻止氰离子对细胞色素氧化酶的作用。

②硫代硫酸钠（Natrii Thiosulfas）：氰化物口服中毒时，用硫代硫酸钠5%溶液洗胃。如氰化物已被吸收，则须静注50%硫代硫酸钠25—50毫升，必要时，半小时后重复

· 13 ·

1949

新 中 国
地 方 中 草 药
文 献 研 究
(1949—1979年)

1979

注射一次，可使氰化物变为低毒的硫氰化物排出体外。

③二巯基丁二酸钠：这是我国创制的多种金属解毒剂，毒性较低。本品具有活性的巯基，能夺取与人体巯基酶系统结合的砷、汞、铋、锑等金属，结合成不易分解的络合物，而从尿中排出，以达解毒目的。肌注，每次0.5克，每日2次，可加2%普鲁卡因2毫升，以减轻疼痛。静注，每次1克，每日1次。溶解于注射用水或生理盐水，25%葡萄糖10—20毫升中，缓缓注射。用药3天，休息4天，为一疗程。用时宜新鲜配制，不可加热。因其水溶液不稳定，放置过久，毒性增大。

④硫酸阿托品(Atropine Sulfas)：阿托品有阻断胆碱能神经节后纤维的作用；可对抗M-胆碱反应系统的作用，因而是有机磷杀虫剂中毒时的重要解救药。一些毒菌中含有毒蕈碱，其毒性在于能兴奋胆碱能神经节后纤维，故阿托品是特效的解救剂。

⑤"654"与"654—2"注射液：本品系我国特产之中草药，由茄科植物唐古特莨菪中提取出的天然品称为"654"，人工方法合成品称为"654—2"，亦即是山莨菪碱(Anisodaminum)。常用制剂有"654氢溴酸盐"及"654-2盐酸盐"，可作肌肉或静脉注射。成人一般剂量为5～10毫克，每日1～2次。

"654"与"654-2"的作用和用途基本相同，惟后者的副作用略大。其作用与阿托品类似，为胆碱能神经阻滞药，在外周对抗乙酰胆碱和解除平滑肌痉挛，尤其是解除微血管平滑肌痉挛方面的作用与阿托品的作用相近；但中枢兴奋作用远较阿托品弱，抑制腺体分泌和扩瞳作用也较弱，其副作

· 14 ·

用及毒性均比阿托品小。这一从中草药中发现的有效成分山莨菪碱，临床已广泛采用于急性微循环障碍性疾病的治疗，证明有扩张微小动脉，改善微循环的良好作用。对中毒性休克，过敏性休克，急性肾炎合并心力衰竭，高血压脑病，农药中毒等的治疗均取得了显著效果。

应用"654"及"654-2"的方法，急救时多采用静脉注射，一般采取5～15分钟重复给药一次。用药间隔时间及次数，根据临床病情缓急与症状之轻重来决定。早期，0.5～1毫克/公斤体重/次；晚期，1～2毫克/公斤体重/次，作静脉注射。休克纠正后，剂量可改为2～3毫克/公斤体重/日，可分2～3次静脉给药，直至临床症状控制为止。

（四） 对症治疗及合并症、后遗症的处理

中草药中毒病例，无特效解救方法时，须以对症处理为主。由于毒物种类多，剂量、中毒方式、个体差异、救治的早晚等对预后均有影响。我们应抓住其主要矛盾，密切观察病情变化，随时给予适当处理。

1. 恶心、呕吐、腹泻：

中草药中毒病例，口服中毒最为常见。引起恶心、呕吐或腹泻，常由于毒物刺激胃肠道所致，此亦为机体的防御机能，自然排毒的反应。如服毒时间不长，可迅速予以洗胃，洗胃后可灌喂少量保护剂，如牛奶、镁乳等。如呕吐不止，则应考虑脱水及电解质紊乱，需补充水及电解质，有酸中毒时给予乳酸钠或碳酸氢钠纠正之。或用针刺疗法止呕，针内关、中脘、足三里、天突等。或服阿托品、冬眠灵止

· 15 ·

1949

新 中 国
地 方 中 草 药
文 献 研 究
(1949—1979年)

1979

吐。某些毒物，如毒蕈碱、毒扁豆碱、钩吻等可使肠蠕动增强，引起腹痛、腹泻。砒中毒时也可引起腹部剧痛，频繁腹泻。前者可服阿托品类缓解，后者则须用杜冷丁或鸦片类制剂止痛。由于重度腹泻的失水和电解质紊乱，可予电解质及输液补充。腹痛、腹泻，可针刺中脘、天枢、足三里、关元或灸神阙。

2. 呼吸衰竭：

病人呼吸表浅缓慢，可考虑为呼吸中枢抑制，予间断吸氧，肌肉注射呼吸中枢兴奋剂，如尼可刹米1.5毫升，祛痰菜碱3—6毫克等。如已出现交替呼吸或呼吸有停顿现象时，应作人工呼吸或作气管插管。组织缺氧较重者，可静注细胞色素丙30—60毫克/日，及三磷酸腺甙10—20毫克/日，可促进组织功能恢复。若中毒病人突然发作呼吸困难，呼吸急促，咳嗽，咯出大量白色泡沫或粉红色分泌物，出现紫绀，此时应考虑中毒性肺水肿的可能。由于肺间质及肺泡充满了液体，造成呼吸困难，因此吸氧对各种原因肺水肿都有效，加压吸氧效果更佳。采用0.5克氨茶碱加2%普鲁卡因2毫升肌注，有缓解支气管痉挛作用，但作静脉注射要谨慎，有时会发生严重反应。出现心力衰竭时，可加用毒毛旋花子素K0.25—0.5毫克，溶于50%葡萄糖40毫升作静脉推注，或西地兰0.4—0.8毫克，溶于50%葡萄糖40毫升。作静脉推注吗啡忌用。对呼吸道应保持通畅，随时清除呼吸道分泌物。还应注意继发感染问题。

3. 心动过缓或心跳停止：

中草药中如夹竹桃、万年青、蟾蜍毒、乌头碱等中毒时，可见到心动过缓，心律不齐或晕厥等，甚至出现心跳骤

· 16 ·

停，心音消失，**抽搐，瞳孔散大**等。心率过缓时，皮下注射阿托品1—2毫克，或0.5—1毫克静脉注射，如为完全性房室传导阻滞，可用1毫克异丙肾上腺素加入5％葡萄糖盐水200毫升中作静脉点滴。如心跳停止或心室纤颤，血压测不到，脉搏消失，心音听不到时，应立即进行体外心脏按摩，同时进行人工呼吸。每按摩心脏四次，作人工呼吸一次，有条件时迅速准备气管插管给氧，作间断正压吸氧。药物心内注射，首选0.1％肾上腺素1毫升，数分钟后如无心跳，可重复注射。呼吸兴奋剂如山梗菜碱、尼可刹米也可作肌肉或静脉注射给药。由于心脏停搏，会很快出现代谢性酸中毒，必须及时纠正，有利于心脏复跳，进行心脏按摩的同时还应静脉推注5％碳酸氢钠60—100毫升，如迟迟不复跳，5—10分钟后可重复注射一次。

作心脏按摩的同时应迅速给予输液或输血以增加中毒者机体循环血量。如采用动脉输血效果更好，可使心肌、脑的血液供给获得改善。如胸外心脏按摩和心内注射药物后数分钟，心脏仍不复跳，考虑一般都有心室纤颤存在，此时即使无心电图描记，也可进行胸外除颤，即是以除颤器一定的电频率消除心室颤动，使窦房结重新作为起步点，以恢复心脏正常跳动。方法是：将一电极置胸骨下端，另一电极放于心尖部位，以150—450伏特电压，0.1—0.3秒通电，无效时可重复，但应注意对心肌可能造成的损伤。

心跳恢复后常出现低血压及心律不齐。低血压或血压不能维持时，可用去甲肾上腺素，或间羟胺、甲氧胺与生理盐水或葡萄糖液配成适当浓度静脉滴注，以维持收缩压在90毫米汞柱以上即可。如有心律不齐，不给予适当处理也可再次

1949
新　中　国
地方中草药
文　献　研　究
(1949—1979年)
1979

心脏停跳，若仅有少数期前收缩，可不加处理待其自然恢复。若发生阵发性心动过速，且为室性的则以普鲁卡因酰胺0.5克加入50％葡萄糖40毫升静注，继之用0.5克加入10％葡萄糖250毫升静脉点滴维持。如为心房纤颤或室上性则用洋地黄制剂，最近1—2周内未用过洋地黄者，可先予静脉注射西地兰0.4—0.8毫克溶于25％葡萄糖液10—20毫升，缓缓注射，以后每4小时0.4毫克，总量为1.2—1.6毫克。或口服地高辛，首次0.5—1毫克，以后每4小时0.25毫克，直至3毫克左右。

4．烦躁不安、惊厥、中毒性精神病：

尽管原因多有不同，但多属毒物对中枢神经的兴奋所引起，或因脱水、缺氧等所致。故首先考虑用具有强大镇静、镇惊作用的巴比妥类，如苯巴比妥钠0.1克肌注，或戊巴比妥钠0.25～0.5克慢慢静脉推注，也可采用人工冬眠。若病人有肝肾功能不全时，上述药品必须慎用。还可选用针刺人中，大椎，内关，合谷，安眠，涌泉，风池等穴。如系缺氧则吸氧，缺钙则补钙，丢失体液则补液。

5．中毒性肝损害：

肝脏是机体重要的解毒器官，自消化道吸收之毒物首先在肝脏处理。有些毒物能直接损害肝细胞，如一些含毒蛋白的毒物易致肝功损害，造成中毒性肝炎。发现后即应保护肝脏，给复合维生素，口服或注射葡萄糖，每日200克，并加用小量胰岛素，出现肝昏迷者，口服谷氨酸，或注射精氨酸（20克），或r-氨酪酸（4克），每日一次。

6．中毒合并症及后遗症：

一些重度中毒病人，往往发生若干合并症或后遗症，如

· 18 ·

继发性感染、水电平衡紊乱、神经炎、震颤麻痹、造血器官损害，甚至出现高级神经活动的障碍等。这些中毒后引起之合并症或后遗症，若能得到适当处理，均有可能完全恢复。如马桑子重度中毒病人，发生抽搐，经抢救后脱险，但遗留有记忆力损害，记不清发病前后经过。有的病例则出现计算力损害，无端发笑、发呆及语言障碍等，约经半年后才能恢复。

1949

新中国
地方中草药
文献研究
(1949—1979年)

1979

各　论

第四章　植　物　类

第一节　含生物碱类中毒

钩　吻

学名及别名：

钩吻 (Gelsemium elegans Benth.)，　别名大茶叶、野葛、胡蔓草、断肠草、黄藤、火把花、苦吻、苦药、苦蔓公、水莽草、烂肠草、大炮叶。

来源：

为马钱科植物钩吻之根、茎、叶或全草。春夏季时叶之嫩芽极毒。

成分：

含生物碱钩吻素子、丑、寅、卯等四种。

毒理作用：

钩吻为极强之神经毒，误服中毒的主要表现是呼吸麻痹，呼吸麻痹的原因可能是抑制了脊髓中与呼吸有关的运动神经原。动物试验表明钩吻与乙酰胆碱有拮抗作用，因而抑制小肠的活动，中毒者表现出口渴、心悸、心率快、视物模糊、两腿无力等，类似颠茄类中毒的症状，提示毒素具有抗乙酰胆碱的作用。口服钩吻后立即发生症状或于半小时左右发生，其症状出现的快慢与所服剂量关系不明显，而与服法有关，用根煎水服或咽下其新鲜嫩芽者，症状多立即出现，咽下其根者症状出现较慢，有二小时才出现的。中毒剂量约为根2—3克或嫩芽7个，其流浸膏3.5毫升即可致死。中毒死亡约在数小时内，尸体外表无异状，尸检也无特殊变化，仅咽喉、胃粘膜肿胀，各内脏充血，血液呈暗红色流动性，有窒死的现象。

临床中毒表现：

最初出现消化道刺激症状，口腔、咽喉及腹部烧灼感或疼痛，有些病人表现恶心、呕吐、腹泻或便秘，神经系统及肌肉症状表现为吞咽困难，言语不清或不能言语，肌肉无力，共济失调，眼睑下垂，瞳孔散大，视力减退或复视，甚至嗜睡、半昏迷、震颤，呼吸循环系统症状表现心跳早期缓慢以后加快，呼吸初为快而深，继而慢且浅，呼吸不整及呼吸困难，最后因呼吸麻痹窒息而死亡。死亡前有肌肉震颤、痉挛、角弓反张的表现。

急救处理：

1. 以1—2%鞣酸洗胃，使生物碱沉淀，或服用动物炭吸收毒素。

2. 新鲜羊血300毫升乘热灌服，或以新鲜之白鸭、白鹅血灌服。一次或二次。

3. 刺激与兴奋呼吸中枢：可给予加入二氧化碳之氧气吸入，注射伊色林、山梗菜硷、咖啡因等，必要时作人工呼吸。

4. 对症治疗：补液，运用升压药维持血压。如有瞳孔散大、口渴，而无恶心、呕吐及腹痛，似有颠茄类药物中毒之症状时，可用新斯的明1毫克，作静脉或肌肉注射，至症状消失。

1949

新 中 国
地 方 中 草 药
文 献 研 究
(1949—1979年)

1979

5. 中草药：甘草煎水服，或三黄汤煎服，或用山大颜根二流米水浸液内服（山大颜根三斤捣碎，用2—3斤大米的第二次洗米水浸泡）。

李时珍本草纲目中记有："多饮甘草汁，白鸭白鹅断头沥血入口中，或热饮羊血一升灌之……"在实践中也报告钩吻中毒者，用新鲜羊血灌服而获救，而同样服此钩吻中毒的另一例因拒服羊血而致死。钩吻中毒的死亡率是很高的，但广西则用钩吻煮水喂猪，羊食用钩吻也不会中毒。本草纲目中也记载："人误食其叶者致死，而羊食其苗大肥"。是否羊血中含有对钩吻毒素的抗体，尚不明了。

雷 公 藤

学名及别名：

雷公藤(Tripterygium wilfordii Hook. f.)，别名菜虫药、红柴根、蝗虫药、红药、黄藤、蒸龙草、三木棉、犁头刺藤等。

来源：

为卫矛科野生植物雷公藤的根皮、茎干皮及嫩芽，广泛用于杀菜虫。野生于地中，常被误服而中毒。

成分：

根、茎干及嫩芽内均含有雷公藤碱(Tripterygine)等五种生物碱，并含有卫矛醇(Dulcitol)、雷公红(Tripterine)。

毒理作用：

1. 局部对胃肠道的刺激作用，引起剧烈腹痛、恶心、呕吐、腹泻、血便。

· 22 ·

2. 吸收后对中枢神经系统的损害，引起视丘、中脑、延脑、小脑及脊髓的严重营养不良性改变。

3. 吸收后所致肝脏、心脏的出血与坏死及肾脏的损害，发生心悸、胸闷、气短、紫绀、急性肾功能衰竭等。

据动物试验，死亡原因主要在于毒物对心肌及肾脏的作用，大剂量中毒死亡较速，与心肌损害有关，稍小剂量中毒致死者，死亡较慢，与肾功能衰竭有关。中毒而死之犬，心跳先停，呼吸后停，尸犬解剖所见为胃肠道粘膜充血、水肿、出血，尤其是肠道出血明显，呈出血点或出血斑，弥蔓分布。中枢神经系统视丘、中脑、延脑、小脑与脊髓的神经细胞有严重营养不良性改变。其他脏器肺、肝、肾等有水肿或浊肿改变。雷公藤中毒死亡者之尸体解剖也见广泛胃肠道出血、肝郁血、心肌出血及肾小管坏死。内服致死量：嫩芽约七个，根皮约 1 — 2 两。

临床中毒表现：

一般内服者约于 2 小时后出现症状，如煎服或同时饮酒者症状出现更早、更重。症状表现为胸闷、气短、心跳弱、血压下降、发绀、体温不升高反而下降。二、三日后出现浮肿、肾脏损害、尿毒症、脱发等，甚至死于急性肾功能衰竭。一般死亡时间约在24小时左右，最多不超过 4 天。服毒后如能渡过 5 天，预后则较好。

急救处理：

1. 服后 4 小时内可用高锰酸钾洗胃，用导泻剂硫酸镁、硫酸钠等。

2. 输液、给氧、强心剂等对症疗法。

3. 低盐饮食。

1949

新 中 国
地方中草药
文 献 研 究
(1949—1979年)

1979

4. 民间方:

①凤尾草3两　塘螺60个　乌桕树鲜嫩芽10个（或根皮8两）混合洗净，捣碎取汁吞服。

②金粉蕨[为凤尾蕨科的日本乌蕨 Onychium japoni-cum(Thumb.)Kunze]之叶4两，用冷开水洗净，锤打碎成糊状，干净纱布包好浸于盛好的开水碗内（约300毫升）后用双手绞其汁内服。一般服一次即可。

相传用新鲜羊血热服也有解毒作用。在动物试验中，雷公藤对各种动物的毒性不同，对犬、猪及昆虫毒性很大，可中毒致死，但对羊、兔、猫、鼠、鱼却无毒性。用兔胃浸出液灌予实验动物犬，可使中毒之犬症状出现较迟、较轻、死亡较晚，可能兔胃浸出液对雷公藤有一定解毒作用。浙江、福建地区传用新鲜羊血解毒，是否羊血内含有某种物质对抗雷公藤毒素，可以试用。

藜　芦

学名及别名:

白藜芦 (Veratrum album L.)、绿藜芦 (Veratrum viride Aiton)、黑藜芦(Veratrum nigrum L.)，别名山棕榈、观音帚、山葱、葱葵、半芦、人头发、人发草。

来源:

系百合科植物藜芦的根茎与根。

成分:

含有多种生物碱，藜芦碱(Jervine)，原藜芦碱(Proto-veratrine)，伪藜芦碱 (Pseudojervine) 及绿藜芦碱(Ce-vadine) 等。总含量约1—2%。其中以原藜芦碱最毒，绿

• 24 •

藜芦碱及藜芦碱次之。

毒理作用：

藜芦碱类除由消化道吸收外，尚能透过皮肤进入体内，主要经过肾脏排泄。其主要毒理作用为：

1. 局部及胃肠道刺激作用，产生咽喉、上腹部烧灼针刺感，流涎，恶心，呕吐，呃逆，严重者腹绞痛，腹泻。

2. 抑制大脑，刺激延脑的迷走神经核，产生心跳变慢，血压下降，大量出汗，心律不整，震颤，痉挛，肠蠕动增加，喜卧嗜睡及呼吸抑制等。

藜芦对血吸虫的治疗有一定效果，但其毒效比例甚小（约为1.6倍），用量小，可避免中毒，但疗效甚小或无效，加大用量有某种疗效而中毒的可能性也大。藜芦的毒性成分和有效成分均易受干热破坏，在60℃以下，其毒性大，而120℃以上则毒性及疗效甚小。故中毒的轻重与藜芦的服法有关，未加热或加热不够的藜芦服用后中毒症状明显，而煎服的则毒性小。有报告服藜芦治疗血吸虫时黄疸指数增高而肝功能无重大变化，可能藜芦对肝脏有轻度损害，但黄疸并非肝原性，而是由藜芦的色素吸收入血所致黄疸指数增高。有的中毒病人中毒后有"黄视"现象，可能也与其色素有关。

临床中毒表现：

藜芦中毒的突出表现为血压下降，心率变慢和轻度的呼吸抑制。服后即感咽喉，上腹部烧灼感，恶心，呕吐，流涎，呃逆，腹痛。服后数小时感上肢疲乏无力或上臂皮肤发麻，或行走不稳，头晕，嗜睡。有的病人有"黄视"。服量过大时可发生痉挛，最后因呼吸中枢麻痹而死亡，因藜芦有

1949

新　中　国
地方中草药
文　献　研　究
(1949—1979年)

1979

催吐作用，常引起剧烈呕吐，故大部分病人中毒不大严重。

急救处理：

1.　1:5000高锰酸钾洗胃，服用活性炭。

2.　大量补液，如因呕吐剧烈而有低血钾则予以补充钾盐。

3.　阿托品0.5—1毫克皮下注射，15—30分钟可重复一次。

4.　吸氧。

5.　民间用方：葱煎水内服，或雄黄、葱头，猪油同浓茶冷服可解毒。

民间谓葱可解藜芦之毒，但据实验证明。葱似无此解毒作用，可参考应用。

番　木　鳖

学名及别名：

番木鳖(Strychnos nux-vomica Linne)，别名　马钱子。

来源：

系马钱子科植物番木鳖树的干燥成熟种子。

成分：

含生物碱约1.5—5%。主要为番木鳖碱（士的宁 Strychnine $C_{21}H_{22}O_2N_2$）及马钱子碱(Brucine $C_{23}H_{26}O_4N_2$)，另有番木鳖次碱，α及β可鲁勃林以及番木鳖甙少量。

毒理作用：

兴奋脊髓之后角细胞，增进反射应激能，使反射机构呈高度敏感，大量时则破坏反射活动之正常过程，使兴奋在整

· 26 ·

个脊髓中扩散而呈肌肉强直性痉挛，对延脑之呼吸中枢及血管舒缩中枢也有兴奋作用，但中毒量可抑制呼吸中枢。最小致死量：成人口服0.03—0.1克，或皮下注射0.005克。中毒而死者僵直甚速，尸检所见，血色发黑呈液状，有小出血点等窒息的病理改变。

临床中毒表现：

主要由于其对脊髓作用所致：除头痛、头晕、焦燥不安、呼吸增强外，见颜面及颈部肌肉强硬，继之有高度反射兴奋，呈阵发性强直性惊厥，角弓反张，牙关紧闭，呈狞笑貌，两手握拳，呼吸肌也强直收缩而发生窒息。以上各症状可因光线及声音之刺激而加剧。兴奋过后继以麻痹，可因窒息死亡或因呼吸麻痹而死亡。

急救处理：

治疗原则为有效地控制惊厥而保护延脑、中脑。

1. 避免声、光刺激，各项检查及治疗操作应轻快，尽量减少对病人的刺激。

2. 静脉注射戊巴比妥钠或阿米妥钠0.3—0.5克，也可用水合氯醛、乙醚等以制止惊厥。

3. 惊厥控制后以1:2000高锰酸钾或1—2%鞣酸洗胃。

4. 中毒症状可因二氧化碳之增多而加剧。故治疗时可予以氧气吸入。

萝芙木

学名及别名：

萝芙木 (Rauvolfia yunnanensis Tsiang)，别名 山马蹄根、羊屎米根、蛇根草。

1949

新中国
地方中草药
文献研究
(1949—1979年)

1979

来源:

系夹竹桃科植物萝芙木的根。

成分:

根中含多种生物碱,总含量约2.5%,其中最重要的为利血平(Reserpine)。由国产萝芙木之根、叶中提取的总生物碱为"降压灵"。

毒理作用:

其生物碱利血平,临床用于治疗高血压,它能使周围组织内交感介质释放增加,以至排空,交感神经的冲动受阻,因而有降压的作用及镇静作用,副作用为口干、鼻堵、头昏晕、嗜睡、心跳减慢、腹胀等,有时可见震颤麻痹,感觉异常,血压过低。利血平长期应用可能引起精神失常,但未见有严重中毒者,据报告20个月患儿服260毫克未引起死亡。但动物试验大量中毒可引起呼吸及循环衰竭以致死亡。

临床中毒表现:

大量或长期服用后产生中枢神经系统抑制的症状:嗜睡,神经反射减弱或消失,甚至意识不清,呼吸深而慢,血压过低,心跳缓慢。植物神经调节紊乱之症状如瞳孔缩小,肠蠕动及分泌增加而出现腹痛腹泻,颜面潮红,鼻粘膜及眼结膜充血,鼻堵,体温过低等。

急救处理:

1. 1—2%鞣酸或1:5000高锰酸钾洗胃。

2. 服用泻剂硫酸镁或硫酸钠。

3. 10%葡萄糖生理盐水静脉输入。

一般预后好,能顺利恢复。

· 28 ·

曼 陀 罗

学名及别名：

曼陀罗(Datura stramonium Linne)、莨菪(Hyoscy-amus niqer Linne)、颠茄(Atropa belladonna Linne)、东莨菪(Scopolia japonica Maxim.)。白曼陀罗花即洋金花(Flos Daturae Albae)，别名山茄子、风茄儿、风茄花、天茄花。莨菪子即天仙子(Semen Hyoscyami)，别名山烟子、大山烟子。

来源：

茄科植物曼陀罗、东莨菪、莨菪及颠茄的叶、子、根、花及茎枝。

成分：

曼陀罗、东莨菪、莨菪及颠茄的叶、子、根，花及茎枝均含有不同量 (0.04—1.2%) 的生物碱，其中以莨菪碱为主要成分，其次为东莨菪碱、阿托品等。

毒理作用：

对周围神经的作用为阻滞 M-胆碱 反应系统，抑制或麻痹迷走神经及副交感神经，如抑制分泌、散大瞳孔、加速心率、扩大支气管及弛缓胃肠平滑肌等；对中枢神经，莨菪碱及阿托品为兴奋大脑及延髓，出现谵妄、焦烦不安及幻觉等；对脊髓影响反射机能可产生抽搐、痉挛。东莨菪碱对中枢神经起抑制作用，而对末稍神经的作用与莨菪碱、阿托品相同。

莨菪碱一次极量为0.475毫克，多因误食果实或药用根、

1949

新　中　国
地方中草药
文　献　研　究
(1949—1979年)

1979

茎、花、叶等过量而致中毒，但用曼陀罗叶外敷也可致急性中毒。中毒症状可产生于食后或敷后10分钟至90分钟。

临床中毒表现：

口干、皮肤潮红、结膜充血、瞳孔放大、对光反应不灵敏或消失、心惊、心动过速、脑晕头痛、躁动不安、谵语、幻觉、间歇性抽搐或痉挛、甚至昏迷，最后呼吸麻痹。病人中毒症状严重，但死亡者不多。

急救处理：

1. 以1:5000高锰酸钾或1%鞣酸洗胃，然后给以硫酸镁导泻或灌肠。

2. 毛果芸香碱2—4毫克皮下注射以括抗莨菪碱作用，可15分钟一次，直至症状缓解，孔瞳缩小。也可用毒扁豆碱。新斯的明在抗胆碱脂酶时可导致N-胆碱系统与M—胆碱系统同时兴奋，所以中毒时以采取毛果芸香碱与毒扁豆碱为宜。

3. 烦躁不安者，可用镇静剂三溴片等，如躁动严重或有间歇抽搐者，可肌注氯丙嗪25—50毫克，或10%水合氯醛15—20毫升保留灌肠。尽量选排泄较快的镇静剂而不采用长作用巴比妥类药物。

4. 对症及支持治疗：如氧气吸入，输液，注射山梗菜碱及人工呼吸等。

毒　扁　豆

学名及别名：

毒扁豆 (Physostigma venenosum Balfour) 。

来源：

系豆科植物毒扁豆的干燥成熟种子。

成分：

含有数种生物碱，主要成分为毒扁豆碱(Physostiqmi-ne, Eserine, $C_{15}H_{21}N_3O_2$)，此外还有异毒扁豆碱(isophysostiqmine)，尼色林 (Geneserine)，依色胺(eseramine)，非索维林 (Physovenine) 等。新斯的明是一种人工合成的生物碱，它具有与毒扁豆碱相似的作用。

毒理作用：

毒扁豆碱易于由消化道或鼻粘膜吸收，有抗胆碱酯酶的作用。具有兴奋副交感神经末稍、刺激骨骼肌神经末稍、抑制中枢神经系统尤其是抑制延髓的作用，它的毒理作用主要表现为兴奋 M-胆碱系统及 N-胆碱系统，即瞳孔缩小，流涎，胃肠蠕动增加，心率变慢等。极量为1毫克，致死量为6—10毫克。

临床中毒表现：

通常因医疗上用药过量或误服引起中毒，用作缩瞳药时，滴药过多，也可产生中毒。中毒表现为流涎，出汗，肠绞痛，腹泻，恶心，呕吐，瞳孔缩小，脉率变慢，血压下降，呼吸困难，肌肉纤维性颤动。对呼吸中枢先兴奋后抑制，最后死于呼吸麻痹，死前神志清楚。

急救处理：

1. 1:5000高锰酸钾洗胃，服用1%鞣酸，或服用浓茶，或服碘酊20滴。

2. 静脉注射硫酸阿托品0.5毫克，或皮下注射 1 毫克，每隔15分钟一次，直至瞳孔放大，心跳增加和绞痛缓解。也可用颠茄酊40滴，每半小时内服一次。

· 31 ·

1949

新 中 国
地方中草药
文 献 研 究
(1949—1979年)

1979

3.　呼吸衰竭时应用安纳加，吸氧及人工呼吸等。

毛果芸香叶

学名：

毛果芸香叶（Pilocarpus jaborandi Holmes）。

来源：

系芸香科植物毛果芸香树及其他芸香属植物的干燥叶。

成分：

含四种生物碱，以毛果芸香碱（Pilocarpine）为主，约0.5—1%，另为异毛果芸香碱（Iso-pilocarpine）、毛果芸香次碱（Pilocarpidine）、及毛果芸香新碱（Pilosine）。

毒理作用：

兴奋胆碱反应系统，具有毒蕈碱样作用，由于兴奋交感神经末稍而有明显的发汗及流涎作用，它使瞳孔缩小，胃肠及子宫收缩。致死量：皮下注射0.5克。皮肤及粘膜吸收也可引起中毒。

临床中毒表现：

流涎，流泪，大量出汗，恶心，呕吐，腹泻，瞳孔缩小，脉搏缓慢，尿意频数，眩晕，虚脱。由于使支气管分泌增加可以引起肺水肿，可因肺水肿或循环衰竭而死亡。死亡前神志清楚。

急救处理：

1.　高锰酸钾液洗胃及服用泻盐硫酸镁。

2.　运用拮抗剂阿托品，静注或皮下注射0.5—1毫克，半小时后可再重复，直至症状缓解。

3.　大量输液。如出现肺水肿，输液需慎重。

· 32 ·

4. 吸氧及人工呼吸。

延胡索

学名及别名：

延胡索 (Corydalis ambigus (Pall.) Cham. et Schlecht.)，别名玄胡、延胡。

来源：

系罂粟科植物延胡索及山延胡索的干燥块茎。

成分：

含有十余种生物碱，延胡索碱，去氢延胡索碱，原阿片碱等，其中之一为延胡索乙素，经制成片剂及注射剂。

毒理作用：

对蛙产生吗啡样麻醉作用及脊髓麻醉，但对哺乳动物麻醉作用甚微而对心脏血管起抑制作用，引起血管麻痹和心肌功能障碍。

临床中毒表现：

延胡索在临床作为镇痛药，延胡索乙素有显著的镇痛，安眠，镇静及降血压作用，口服易于吸收，毒性小。如服量过大中毒则表现为头昏，面色苍白、血压下降，脉搏弱，心跳弱而无力等。

急救处理：

1. 口服者，早期以 1:2000 高锰酸钾或 1—2% 之鞣酸溶液洗胃，服用导泻剂硫酸镁等。

2. 氧气吸入。

3. 强心剂及恢复血压药物的使用。

1949

新 中 国
地方中草药
文 献 研 究
(1949—1979年)

1979

半 边 莲

（山梗菜）

学名及别名：

半边莲 （Lobelia radicans Thunb.），别名细米草、急解索、半边花、蛇脷草、长虫草。

来源：

系桔梗科山梗菜属植物半边莲的全草。大种半边莲，分布于东北各省，全草所含成分与半边莲相同，仅植株较大，无匍匐茎。

成分：

全植物含多种生物碱，主要为山梗菜碱 （Lobeline），山梗菜酮碱，山梗菜醇碱，异山梗菜酮碱，此外尚有皂甙，黄酮类，氨基酸等。

毒理作用：

动物试验证明有利尿作用。本品制剂在非经口给药时能通过颈动脉球反射性地引起呼吸兴奋，大剂量可以引起血压下降。本品具有烟碱样作用，对植物神经节小剂量引起兴奋，大剂量则产生抑制或麻痹。山梗菜碱的中毒量约为20毫克。

临床中毒症状：

半边莲用于治疗血吸虫病，蛇咬伤，蜂蝎螫伤，也可治风湿性神经痛，但全植物又具毒性，过量服用可引起毒性反应，其中毒症状与烟碱中毒相似，流口水，恶心，呕吐，腹痛，腹泻，眩晕，头痛，感觉异常，震颤，阵挛式强直性痉

· 34 ·

挛，脉搏快，呼吸困难，瞳孔缩小，对光反应消失，严重者血压下降，昏睡，惊厥，最后因呼吸心脏麻痹而死亡。

急救处理：

1. 1:5000高锰酸钾或1—2%鞣酸洗胃。

2. 饮用浓茶或服用1%鞣酸。

3. 大量输液以促排泄。

4. 给氧及人工呼吸。

古 柯 叶

学名及别名：

古柯叶 (Folium Cocae) ，别名可卡叶。

来源：

系南美古柯科植物古柯树 (Eryfhroxylon Coca Lam ayck) 的干燥叶。

成分：

含多种生物碱，总含量约为0.7—1.5%，主要成分为可卡因 (古柯碱Cocaine)，还有莨菪醇和伪莨菪醇的酯类，爱康宁，古豆碱等。

毒理作用：

古柯叶为兴奋剂，强壮剂，可用以消除疲劳。提制的古柯碱为重要的局部麻醉药，粘膜涂用或皮下注射，数分钟内即可麻痹感觉神经。进入人体后，一部分被破坏，大部分不受影响，自尿中排出。用于粘膜或皮下注射或内服过量时均可引起中毒。主要是中枢神经兴奋及循环虚脱。

临床中毒表现：

少量时 (0.01—0.03克) 可抑制疼痛。至中毒量时则有

1949

新 中 国
地 方 中 草 药
文 献 研 究
(1949—1979年)

1979

精神紧张，眩晕，耳鸣，面色苍白，发冷，血压下降，惊厥，阵发性痉挛，胸闷，呼吸困难，紫绀。局部作用可见流涎，咽部灼热，咽肌痉挛，吞咽困难，呕吐，胃痛，腹胀，腹泻等。大量古柯碱如迅速被吸收入血液内，可使意识立即消失，面色极度苍白，发生短时间的痉挛，数分钟后即可死亡。

急救处理：

1. 冲洗涂药局部，如系皮下注射者，在注射处上部扎止血带以减少吸收，内服者予以1:5000高锰酸钾液洗胃，服用鞣酸液或活性炭，使生物碱沉淀。

2. 惊厥者可用戊巴比妥钠0.3—0.4克静脉注射。

3. 循环虚脱可用毒毛旋花子甙K及升压药物。

4. 呼吸衰竭者坚持用人工呼吸，因系神经细胞兴奋过度而致衰竭，所以用中枢兴奋剂没有效果。

箭　毒

学名：

箭毒（Carare）。

来源：

系南美产数种马钱子科及防已科植物之皮及根的浸出物。

成分：

有效成分为箭毒碱，其主要成分为管箭毒碱（D-Tubocurarine），其它如Curine. Curarine. Protocurarine. Protocurine以及Protocuridine等不同的箭毒，作用最强者为Protocurarine。

· 36 ·

毒理作用：

使肌肉对于运动神经所释放的乙酰胆碱失去反应能力，运动神经冲动传导被阻滞而产生肌肉弛缓，而神经干和肌肉表现正常。小剂量时仅限于骨骼肌，活动愈多的肌肉受累愈甚，大剂量时也阻断肾上腺髓质及颈动脉球的胆碱反应系统。箭毒由消化道吸收很慢、很少，而由皮下或肌肉注射吸收很快，所以吃了被箭毒射死的动物很少会引起中毒。以箭毒作麻醉或治疗痉挛状态时，治疗剂量是3—9毫克。

临床中毒表现：

骨骼肌肉弛缓性瘫痪，膈肌和肋间肌受累而产生呼吸麻痹。在1—2小时内可因呼吸衰竭而死亡。

急救处理：

1. 人工呼吸及吸氧，因为呼吸肌麻痹，所以人工呼吸是最重要的。

2. 静脉注射新斯的明0.5—1毫克，或静脉注射毒扁豆碱1—2毫克。

阿　片

学名及别名：

阿片（Papaver somniferum Linne），别名　鸦片、乌烟、大土、阿芙蓉。

来源：

系罂粟科植物罂粟的未成熟蒴果，经割破果皮而流出的乳汁干燥而得。

成分：

含有二十余种生物碱，约20％左右，所含之生物碱以吗

1949

新　中　国
地方中草药
文　献　研　究
(1949—1979年)

1979

啡 (Morphine) 最重要（约 5—15%），其次为可待因 (Codeine)，那可汀 (Narcotine)，罂粟碱 (Papaverine)，蒂巴因 (Thebaine)，那碎因 (Narceine) 等。

毒理作用：

吗啡、可待因等作用于中枢神经系统，主要作用系镇痛，并不产生昏迷及减少运动，而大量时能引起睡眠。抑制作用主要在大脑皮层之感觉区，在延髓，对呼吸中枢及咳嗽中枢均有抑制作用，对肠道平滑肌减少其蠕动，但提高括约肌的张力。口服阿片致死量为 2—5 克，可待因中毒量 0.1 克，致死量 0.8 克。

临床中毒表现：

急性中毒时昏睡或昏迷，呼吸浅表而不规则，瞳孔极度缩小，伴有紫绀。因毒理作用主要在中枢，故昏迷时脊髓反射依然存在，最后死于呼吸衰竭。

吗啡、阿片有成瘾性，慢性中毒即阿片瘾或吗啡瘾，表现食欲不振，便秘，早衰，阳萎，消瘦，贫血，但仍有良好的记忆力及工作能力。

急救处理（急性中毒者）：

1. 1:1000高锰酸钾液洗胃，服用泻盐硫酸镁。

2. 呼吸抑制者，用山梗菜碱，可拉明注射。如呼吸衰竭给吸入含二氧化碳之氧气，作人工呼吸。也可用阿托品兴奋呼吸中枢，但其对中枢兴奋作用较弱。

3. 静脉注入葡萄糖可促使吗啡的解毒。

4. 膀胱充盈，括约肌收缩者应导尿。

对慢性中毒者采用逐步减量戒除，同时给予镇静剂。

秋 水 仙

学名：

秋水仙 (Colchicum autumnale L.)。

来源：

为百合科植物秋水仙，全草均有毒，**而种子毒性最大**。药用其球茎和种子。

成分：

秋水仙之各部分均含有秋水仙碱 (Colchicine) 及似秋水仙碱 (Colchiceine)，以秋水仙碱为主要成分，在球茎和种子内含量最高。

毒理作用：

秋水仙碱本身无毒，但在体内被氧化成**氧化二秋水仙碱** (Oxydicolchicine) 则有剧毒，抑制呼吸中枢，通过对神经细胞的兴奋作用加强胃肠活动。其排泄所经之处发生严重的刺激症状，其排泄主要在胃肠道及肾脏。秋水仙碱由胃肠道吸收很慢，常用秋水仙碱注射治疗疾病。致死量约为20—30毫克。

临床中毒表现：

因为在体内氧化转变为氧化二秋水仙碱而发生毒性作用，故潜伏期较长，皮下注射也须经数小时才发生症状。最初为咽喉、胃烧灼感，其它症状类似霍乱，恶心、呕吐剧烈，腹泻，大便为血水样。以后出现肾的症状，可有血尿或尿闭。脉快而弱，病人极度疲惫，腓肠肌抽痛，肌肉关节疼痛，随后出现上行性麻痹，经 1 — 2 日后，因呼吸麻痹而死亡，死亡前神志清楚，但临死前可能出现终期性谵妄或惊

• 39 •

1949
新 中 国
地 方 中 草 药
文 献 研 究
(1949—1979年)
1979

厥。

急救处理：

1. 高锰酸钾洗胃，内服鞣酸蛋白。

2. 大量输液以防治脱水、休克。

3. 给氧及人工呼吸，并给予呼吸兴奋剂。

毒 芹

学名及别名：

毒芹 (Cicuta virosa L.)，别名毒人参、芹叶钩吻、走马芹。

来源：

为伞形科植物毒芹的全草

成分：

全草含生物碱，主要为毒芹碱 (Cicutine)，另有去氢毒芹碱、羟基毒芹碱，伪羟基毒芹碱，甲基毒芹碱等，总含量为0.12—0.36%，叶与未成熟果实中含量较高。

毒理作用：

类似箭毒之麻痹运动神经末稍及运动中枢。

临床中毒表现：

作用迅速，皮肤粘膜均易吸收，中毒量约为60毫克，致死量0.15—0.3克。服用后不久即出现流涎、恶心、呕吐、腹痛、下痢，半小时至1小时内出现四肢软弱，骨骼肌瘫痪，眼睑下垂，瞳孔散大，体温下降，最后因呼吸麻痹而死亡。

急救处理：

1. 以1:2000之高锰酸钾液洗胃，并服导泻剂硫酸镁。

· 40 ·

2. 服用鞣酸以沉淀生物碱，2％鞣酸200毫升。

3. 饮水及输入液体。

4. 人工呼吸、吸氧及注射尼可刹米等。

吐　根

学名：

吐根（Cephaelis ipecacuanha(Brot.) A. Rich.）。

来源：

系茜草科植物吐根的干燥根。

成分：

含生物碱2—3％，有吐根碱（emetine），吐根酚碱（cephaeline）及吐根微碱（psychotrine），其中吐根碱占生物碱之55—70％。

毒理作用：

吐根除对粘膜，皮肤及皮下组织有强烈的局部刺激外，在全身主要是胃肠道、骨骼肌及心血管系统的反应。在中枢刺激延脑的迷走中枢。吐根碱的排泄主要途径是肾脏，排泄很缓慢，吐根碱一次极量为50毫克，但药物的积蓄是中毒的重要原因。中毒死亡之剂量在1.25克以上，但有的病例总剂量不到0.6克即发生死亡。

临床中毒表现：

于服用或注射后约30分钟或1小时才出现症状：头昏、头痛、恶心、呕吐、腹泻、血便、骨骼肌（尤其是颈部和四肢）无力及肌肉压痛、肌肉僵硬等，在心血管方面可有突发心力衰竭，心肌炎，心律不齐，血压低，可死于心肌炎或心房颤动。

· 41 ·

1949

新 中 国
地 方 中 草 药
文 献 研 究
(1949—1979年)

1979

急救处理：

1.　1—2％鞣酸液洗胃或1：5000高锰酸钾洗胃。

2.　卧床休息，给予镇静剂。

3.　静脉输液。

4.　维生素乙、丙等。

金 鸡 纳 皮

学名：

金鸡纳树（Cinchona ledgeriana Moens）。

来源：

茜草科金鸡纳树之茎及根皮。

成分：

金鸡纳树皮内含有多种生物碱，总含量约5—8％（最高
15％）。以金鸡纳碱（奎宁 Quinine）为主要生物碱，占总
含量的70％左右。其次是奎尼丁、辛可宁、辛可尼丁等生物
碱。

毒理作用：

金鸡纳碱与神经的接触，具有原浆毒性作用，低浓度对
组织有兴奋作用，而高浓度时则有抑制作用，产生一时性或
持久性麻痹；金鸡纳碱并有血清蛋白沉淀作用，静脉注射时
可引起循环障碍，肌肉注射时可引起无菌性脓疡；另外金鸡
纳碱常可引起变态反应。中毒而死亡之尸体解剖所见为各脏
器之出血征象，致死量约为 8 克。

临床中毒表现：

中毒时引起中枢神经抑制，恶心，呕吐，眩晕，头
痛，耳鸣，听力及视觉障碍或有知觉消失，如一次量超过4

· 42 ·

克，可产生意识消失，谵语，瞳孔散大，反射减退，粘膜出血，有的出现肾脏损伤以致发生无尿及尿毒症。呼吸最初是兴奋，继而抑制变浅，中毒更重时则皮肤发冷，紫绀，体温和血压下降，脉快而微弱，最后因呼吸停止而死亡。由于金鸡纳碱过敏者可有显著的皮肤表现，如猩红热样发疹，搔痒刺激，颜面水肿，出血性紫斑等。

急救处理：

1. 内服中毒者以高锰酸钾液或鞣酸液洗胃，并服用硫酸镁或硫酸钠导泻。

2. 呼吸衰竭者用安纳加，麻黄素，吸氧及人工呼吸等。

3. 输液及对症治疗。

4. 听力及视觉障碍者可用硝酸甘油（0.6毫克，舌下含化 1 — 2 片)，以解除其血管痉挛。

5. 过敏而产生皮疹者可用抗组织胺类药物。

皂 荚

学名及别名：

皂荚（Gleditsia sinensis Lam.），别名 皂角、悬刀、乌犀、鸡栖子。

来源：

系豆科植物皂荚的干燥果实。

成分：

含皂荚碱皂素（Gleditsia saponin，$C_{59}H_{100}O_{20}$)，含量约为10%。

毒理作用：

· 43 ·

1949

新 中 国
地方中草药
文 献 研 究
(1949—1979年)

1979

可引起喷嚏，皂荚碱皂素之水溶液，如同其它碱皂素，有红血球溶解现象。

临床中毒表现：

食入皂荚后约 2 — 3 小时出现症状，胃脘内饱胀和灼热感，恶心，呕吐，烦躁不安，10—12 小时，发生腹泻，腹痛，排水样及泡沫状大便，可因呕吐腹泻而致轻度脱水，头晕，无力，四肢酸麻等。

急救处理：

1. 高锰酸钾或鞣酸洗胃，服用泻剂。

2. 输液。

3. 4%小苏打液 100 毫升内服，因皂荚素在酸性环境中极易水解。

4. 阿托品及复方樟脑酊。

5. 镇静剂及其它对症处理。

天 南 星

学名及别名：

天南星 (Arisaema consanguineum Schott)，别名虎掌、大野芋头、蛇包豆、南星。

来源：

天南星科植物天南星的球状块茎。

成分：

含有类似毒芹碱 (Coniine) 的物质，并含有肥皂草素。

毒理作用：

天南星全草之浸出液皮下注于 20 支小鼠，动物初呈安

· 44 ·

静，继则呼吸不整，徐缓，轻度惊厥，遂致麻痹。榨取块茎之液给予家兔则中毒，可有惊厥，麻痹而死。

临床中毒表现：

服用后局部有强烈的刺激作用，即感麻木、灼辣感，舌颊疼痛，涎多，舌运动不灵活，舌体轻度肿胀，咽颊充血，水肿，口腔粘膜、悬壅垂呈现白色米粒大之糜烂，全身可有头昏，心慌，四肢发麻。重者出现昏迷，窒息，呼吸停止。

急救处理：

1. 高锰酸钾或鞣酸洗胃。

2. 内服稀醋，鞣酸或浓茶等。

3. 给氧及其它支持疗法。

4. 鲜姜汁5毫升，或25%干姜汤60毫升内服或含服，或以醋1—2两内服及含服。

5. 生姜一两，防风二两，甘草五钱煎水，先含服一半，后内服一半。

麦　角

学名：

麦角 (Secale cereale L.)。

来源：

寄生于禾本科植物黑麦上的一种真菌之菌核。

成分：

内含生物碱约十余种，总量约为 0.01—0.4%，最重要的为麦角毒碱 (Ergotoxine)，麦角胺碱 (Ergotamine) 和麦角新碱 (Ergonovine)。

1949

新 中 国
地 方 中 草 药
文 献 研 究
(1949—1979年)

1979

毒理作用：

麦角生物碱有麻痹交感神经、收缩血管，刺激子宫肌肉作节律性收缩的作用。欧洲国家有因食用含麦角之小麦制成的食物而中毒的，我国野生麦角较少，但常因坠胎而服麦角或误服而中毒者。中毒致死量为 5—10克，中毒死亡者尸体解剖可见有血管变化及栓塞。

临床中毒表现：

初可出现口渴，上腹部烧灼感，恶心，呕吐，流涎，下痢等。吸收后则有心慌，出汗，脉搏缓慢，血压上升，眩晕，头痛，眼花，瞳孔散大，意识不清及昏迷，并发癫痫样的痉挛。最后死于呼吸麻痹及心力衰竭。对孕妇，可发生子宫收缩及流产。

慢性中毒者，因其毒性对血管的作用可有听觉及视觉障碍，寒冷，手足发紫或肢端坏死等。

急救处理：

1　活性炭及硫酸钠溶液洗胃或高锰酸钾溶液洗胃。

2　阿托品口服或皮下注射。

3　巴比妥类药物的应用，吸氧及其它对症治疗。

4　利尿剂。

5　慢性中毒有血管痉挛者，可用血管扩张剂，如亚硝酸盐类，胆碱酯类，罂粟碱，茶碱等。

闹 羊 花

学名及别名：

闹羊花 (Rhododendron molle G. Don.)。别名闹阳花、黄杜鹃花、羊踯躅、羊不食草。其果实又名二轴子、八里

· 46 ·

麻。

来源：

系杜鹃花科植物羊踯躅的花及果实。

成分：

含有闹羊花毒素 Andromedotoxin. Asebotoxin。

毒理作用：

花之浓汁与酒共服可引起麻醉作用，失去知觉。

临床中毒表现：

恶心，呕吐，腹泻，血压下降，甚则昏迷，呼吸浅弱，最后呼吸中枢麻痹。

急救处理：

1. 高锰酸钾溶液洗胃，硫酸镁导泻。

2. 输液以纠正脱水。

3. 给予吸入含 5% 二氧化碳之氧气，并予以呼吸兴奋剂。

4. 呼吸衰竭者予以人工呼吸。

5. 栀子一两，煎汁内服可解毒。

石　蒜

学名及别名：

石蒜 (Lycoris radiata Herb.)。别名毒火蒜、石大蒜、野大蒜、乌蒜、水麻、一枝箭。

来源：

石蒜科植物石蒜的鳞茎。

成分：

鳞茎含九种生物碱，主要成分为石蒜碱，含量约为

1949

新 中 国
地方中草药
文 献 研 究
(1949—1979年)

1979

0.15%。

毒理作用：

石蒜碱具有催吐作用。对豚鼠及兔的子宫有明显的兴奋作用，与麦角相似。

临床中毒表现：

流涎，恶心，呕吐，腹泻，抽搐，肢冷，虚脱，最后因呼吸中枢麻痹而死亡，死前多无意识障碍。

急救处理：

1. 高锰酸钾或鞣酸洗胃。

2. 导泻剂硫酸镁或硫酸钠内服。

3. 输液。

4. 阿托品口服或皮下注射。

5. 其他对症处理。

马 兜 铃

学名及别名：

马兜铃（Aristolochia debilis Siebold et Zuccarini）。根别名青木香、独行根、藤又名天仙藤、痒辣菜、青木香藤。果实又名水马香果。

来源：

马兜铃科植物马兜铃之果实，根及茎藤。

成分：

果实及块根均含挥发油及生物碱，有毒成分为马兜铃碱和马兜铃酸，以种子最毒。

毒理作用：

家兔每千克皮下注射马兜铃碱0.0075克即发生严重的肾

· 48 ·

脏炎，增至0.02克则引起血尿，少尿，尿闭，呼吸困难等，死于呼吸麻痹。

临床中毒表现：

出血性下痢，知觉麻痹。嗜睡，瞳孔散大，呼吸困难，由肾炎而引起蛋白尿及血尿。

急救处理：

1. 高锰酸钾液或鞣酸液洗胃。

2. 输液。

3. 呼吸困难者可用咖啡因，尼可刹米等。

4. 维生素乙₁肌肉注射。

烟　叶

学名及别名：

烟叶 (Nicotiana tabacum Linne) 别名烟叶、红花烟草。

来源：

系茄科植物烟草的干燥叶。

成分：

含生物碱 $0.6-8\%$，主要的烟碱 (Nicotine)，另有少量的去甲基烟碱，烟胺碱，导尼古替因，尼古替林，毒藜碱，阿那他品等。

毒理作用：

烟碱性极毒，可由内服，吸入或皮肤接触而中毒，入人体后迅速吸收，毒性发生极快，可于 $5-30$ 分钟内死亡。内服致死量约40—60毫克。其作用为阻滞神经节，它对植物神经节有选择作用，开始或小剂量引起兴奋，大剂量则产生抑

1949
新　中　国
地 方 中 草 药
文 献 研 究
(1949—1979年)
1979

或麻痹。

临床中毒表现：

开始出现轻度症状可表现为流涎，恶心，呕吐，腹泻，悸，瞳孔缩小，皮肤冷湿；重者则腹痛剧烈，呼吸困难，律不齐；更严重者可有惊厥，昏迷，呼吸中枢麻痹而于数钟内死亡。纯烟碱40毫克即能致死，吸烟者，每支烟卷能入人体内的烟碱约2－4毫克，如将10—20支纸烟所含之碱一次食入即可中毒，甚至死亡。

急救处理：

1. 食入烟碱者，以1:2000高锰酸钾或1－2％鞣酸或一3％双氧水洗胃。

2. 皮肤接触者以大量清水冲洗感染部位。

3. 吸氧，人工呼吸。不宜给呼吸兴奋剂，因烟碱本身有呼吸兴奋作用。

4. 血压低而虚脱者用麻黄碱，垂体加压素，如心跳停即作心脏按摩，或静脉注入阿托品1毫克，或心内注射肾上腺素。

5. 碘酊5—10滴，水冲服，每小时一次。

石　榴　树　皮

学名及别名：

石榴树（Punica granatum L.），别名安石榴树皮。

来源：

系安石榴科植物石榴树的茎皮和根皮。

成分：

含有五种生物碱，石榴皮碱（Pelletierine）约0.5％，另为异石榴皮碱、甲基异石榴皮碱、甲基石榴皮碱、伪石榴皮碱等约1.8%。其果皮中也含有少量的生物碱。

毒理作用：

对中枢神经系统先兴奋后抑制，对横纹肌先强直后麻痹，对视神经也有一定损伤。

临床中毒表现：

恶心，呕吐，腹泻，反射亢进及惊厥。继而出现肌肉软弱无力，瞳孔散大，视力障碍，眼底血管收缩，眩晕，头痛，虚脱及呼吸肌麻痹等。

急救处理：

1. 高锰酸钾洗胃，硫酸镁导泻。

惊厥时可用巴比妥类药物。

3. 对症处理。

麻　黄

学名及别名：

麻黄（Ephedra Sinica Stapf），别名麻黄草。

来源：

系麻黄科植物草麻黄、木贼麻黄、矮麻黄及中麻黄的干燥地面上的草质茎。

成分：

含有生物碱约6种，如L-麻黄碱、d-伪麻黄碱等，其中麻黄碱为主要成分。

毒理作用：

对中枢神经系统具有兴奋作用，尤其是呼吸中枢及血管运动中枢。对周围的作用的拟交感神经作用，可使血压升

1949

新 中 国
地 方 中 草 药
文 献 研 究
(1949—1979年)

1979

高，心肌兴奋，小动脉收缩，支气管和胃肠道平滑肌松弛，瞳孔散大，代谢率增加等，重度中毒时可见呼吸困难，惊厥，烦躁等，最后因呼吸衰竭，心室纤颤而死亡。

药典规定麻黄碱一次极量为50毫克，一日极量为150毫克，有人误服超过极量的30余倍后经抢救仍能获救，可见麻黄及麻黄碱的常用治疗量是与致死量之间，安全范围是很宽的，一般不易发生中毒致死。

临床中毒表现：

服大量中毒后初表现为中枢兴奋，神经过敏，焦虑不安，烦躁，心悸，心动过速，头痛，眩晕，震颤，出汗及发热的感觉，有的有恶心，呕吐，上腹胀痛，瞳孔散大，或有排尿困难，心前区疼痛，重度中毒者则视物不清，呼吸困难，惊厥，最后因呼吸衰竭，心室纤颤而死亡。

急救处理：

1. 高锰酸钾液或鞣酸溶液洗胃。

2. 立即皮下注射阿托品1毫克，20分钟后视病情需要可重复注射。

3. 镇静剂苯巴比妥0.03～0.1克，或用冬眠灵50毫克。

4. 静脉滴入5%葡萄糖生理盐水，补充体液。

5. 避免用呼吸兴奋剂及中枢兴奋剂如氨苯砜，咖啡因、卡地阿佐等，因可与麻黄碱对中枢神经系统起协同作用，加重中枢神经及心血管的负担。

乌头与附子

学名及别名：

乌头（Aconitum chinense Paxton），别名五毒根、

小叶芦、鸡头花、铁棒锤、小黑牛、独儿七、羊角七、小脚乌、天雄、侧子、刁附等。

来源：

系毛茛科植物乌头的干燥块根。主根名乌头，附生的子根名附子，不生稚根的主根名天雄。乌头品种多达 二 百 余种，四川栽培的称川乌，野生的和其他地区产的均称草乌。草乌品种甚多，如 雪 上 一支蒿，落地金钱，搜山虎等，这类药物均含有乌头碱，其毒性均由此生物碱所致。

成分：

含乌头碱及中乌头碱等，水解后产生乌头次碱及乌头原碱。

毒理作用：

此药所含生物碱易于从消化道吸收，故中毒极为迅速，因误服或服用过量而中毒时，于数分钟后即出现中毒症状。其毒性作用主要是刺激神经系统，先兴奋，后抑制，最先是感觉神经末梢的兴奋刺激，横纹肌和心脏的兴奋，以及中枢神经的兴奋，继而发生上述各部的抑制与麻痹作用，多因呼吸或心肌麻痹而死亡，死亡多在中毒后三、四小时之内，尸检所见为一般窒息，无特殊病理变化。乌头类中毒剂量与品种有关，如落地金钱为 3 — 8 分，雪上一支蒿为 5 —10分，搜山虎 1 钱，川乌 1 — 2 钱，附子 1 — 2 两。

临床中毒表现：

最先出现的明显症状是口唇、舌、四肢发麻，继之不能站立，头晕、头痛、眼花、畜语困难，运动不灵。有部分病例出现痛觉减弱或消失。口服中毒者还有 呕 吐，腹 鸣 音 亢

1949
新 中 国
地方中草药
文 献 研 究
(1949—1979年)
1979

进，流涎及腹痛，腹泻等。中毒病例均出现心慌，皮肤冷，胸闷，心率慢而弱，血压下降。部分病人出现频繁的期前收缩，心律不齐，心电图显示室上性和室性期前收缩，束枝传导阻滞，低电压ST段改变及T波低平等。

多数病例体温均下降（52.9%）重者吞咽困难，呼吸缓慢，呼吸中枢抑制，有的突然出现抽搐，为急性心源性脑缺血综合征表现，可突然死亡。

急救处理：

1． 1—2%鞣酸液洗胃，服用活性炭。

2． 静脉输入葡萄糖盐水。

3． 注意保温。

4． 注意呼吸情况，必要时给氧及呼吸中枢兴奋剂尼可刹米等。

5． 心跳缓慢而弱时，皮下注射阿托品，但有人认为在乌头碱直接作用于心室肌，产生高频异位节律时，采用阿托品阻滞副交感神经的兴奋，却有对频发性室性期前收缩持续时间长，不易纠正的缺点，此种情况应予普鲁卡因酰胺或奎尼丁治疗异位节律。

6． 血压下降，突然抽搐时应即抢救急性心源性脑缺血，可采用毒毛旋花子甙K及异丙基肾上腺素等。

7． 苦参一两，水煎服，可纠正乌头碱中毒引起的心律不齐。

8． 中药方：甘草五钱 犀角五分 川连一钱或用猪油、生姜、芫荽、红糖煎服。有人曾用生姜、甘草各五钱，银花六钱煎服，抢救生川乌、草乌中毒，12小时完全恢复。

附（一）雪上一枝蒿（Aconitum anthora L.）：

为毛茛科乌头属植物，主要含乌头碱，生服毒性更大。民间用以治风湿痹痛及跌打损伤，用于止痛。有兴奋迷走神经的作用，对感觉神经末梢先兴奋后麻痹，对心肌有直接兴奋作用，中毒时引起显著心律不齐及心电图改变，中毒急救处理同乌头附子。

附（二）博落回（Macleya cordata R. Bri）：为罂粟科博落回属的一种有毒植物，又名勃勒回、号筒草等。形态如蓖麻，有大毒，只供外用，不可内服。民间用作堕胎药，实无堕胎作用。据初步研究认为有杀蛆作用，故湖南民间用以投入粪池，防止蝇蛆孳生。一般用作驱虫剂，治恶疮及皮肤病。但民间草医有用来内服治疗跌打损伤，因而引起中毒致死案例不算罕见。博落回主要含生物碱，如白屈菜红碱、血根素等。服后感口唇、面部发麻，头晕，全身乏力，心律紊乱，出现急性心源性脑缺血症致死。急救处理与乌头、附子相似。

苦楝

学名及别名：

苦楝(Melia azedarach L.)，其果实苦楝子又名金铃子。

来源：

苦楝皮系楝科植物楝树的干燥根皮，苦楝子系楝树的干燥果实。

成分：

根皮含苦味生物碱 (Margosine) ，中性树脂、鞣质等。常为驱虫药，而含毒成分主要为苦楝碱(Azaridint)。

毒理作用：

· 55 ·

1949
新 中 国
地方中草药
文献研究
(1949—1979年)
1979

对胃有一定刺激作用，使胃粘膜发生水肿、炎症、脓肿与溃疡，而其它内脏无明显变异，对血象、血压、呼吸等均无明显影响。川楝能使小鼠自发活动减低，使狗产生呕吐，潜伏期皆甚长，又似对中枢有一定影响。

临床中毒表现：

主要为胃肠道刺激症状，呕吐，腹泻。有报告苦楝中毒产生头晕，呼吸困难，心跳，震颤，痉挛，甚至麻痹，失去知觉而死亡。

急救处理：

1. 高锰酸钾洗胃。服用导泻剂硫酸镁等。2. 服用蛋清或活性炭。3. 输液。4. 对症处理。

百　　部

学名及别名：

百部(stemona japonica Mig.)及其同属植物,别名婆妇草,野天门冬。

来源：

系百部科植物百部的块根。

成分：

含有百部碱及对叶百部碱等十余种生物碱，主要的为Holorin。

毒理作用：

减低呼吸中枢的兴奋性。

临床中毒表现：

服用过量可引起呼吸中枢的麻痹。

· 58 ·

急救处理：

1. 高锰酸钾或鞣酸洗胃，硫酸镁导泻。

2. 给氧、人工呼吸、及呼吸兴奋剂山梗菜碱或尼可刹米。

3. 对症处理。

4. 民间方：生姜汁、白米醋共饮服。

苦　参

学名及别名：

苦参（Sophora flavescens Aiton），别名苦槐子、山槐、野槐、牛参、地槐、好汉枝、苦骨、地骨。

来源：

为豆料植物苦参的干燥根。

成分：

苦参根内含苦参碱（Matrine）约1—2%，另有氧化苦参碱、羟基苦参碱、别苦参碱、野靛碱、甲基野靛碱、臭豆碱等多种生物碱。苦参种子内含少量金雀花酮碱及野靛碱等。

毒理作用：

苦参碱注射于家兔发现对中枢神经有麻痹现象，同时发生痉挛，最后因呼吸停止死亡。苦参碱注射于青蛙，也有类似的毒性作用。

临床中毒表现：

临床上多因口服过量而中毒，中毒后表现流涎，步伐不整，呼吸及脉搏急速，惊厥，最后因呼吸停止而死亡。

急救处理：

1949

新 中 国
地方中草药
文 献 研 究
(1949—1979年)

1979

1. 高锰酸钾液或鞣酸液洗胃，硫酸镁导泻。
2. 内服蛋清，鞣酸或浓茶。
3. 镇静剂苯巴比妥钠肌肉注射0.1—0.2。
4. 呼吸兴奋剂。
5. 民间解毒方：大黄、枳实、银花、甘草、朴硝，水煎服。

茺蔚子

学名及别名：

茺蔚子 (Leonurua sibiricus L.)，益母草子，小胡麻，三角子，益母蒿子，坤草子。

来源：

本品为唇形科植物益母草的干燥果实。

成分：

益母草含生物碱、益母草碱 (leonurine)，是胍的衍生物，并含有水苏碱、益母草定，其子茺蔚子中含茺蔚宁 (Leonurinine)。

毒理作用：

益母草素对小白鼠中枢神经系统初见有兴奋作用。尤其对呼吸中枢有直接兴奋作用，继起痉挛，终至麻痹；致死量0.6—0.7毫克。生物碱对于灌注脏器有血管舒张作用，且于离体脏器及活体动物均有对抗副肾碱的作用。引起中毒量多为一次服食30克左右。于 4 — 6 小时之间发病。

临床中毒表现：

多为突然全身无力，下肢不能活动呈瘫痪状，周身酸麻痉痛，胸闷，剧者有汗出呈虚脱状态。少数病人出现四肢发冷或痉挛。

急救处理：

茺蔚子中毒尚无特殊治疗，采用一般处理及对症疗法，输液（5%葡萄糖、生理盐水）必要时给予强心剂。

中药给赤豆绿豆甘草汤，脉沉肢冷者加参附干姜。

针刺：足三里、阳陵泉、环跳、风市、命门、气海、关元、曲池、人中等穴。

第二节 含 甙 类 中 毒

（一） 含 强 心 甙 类

海杧果

学名及别名：

海杧果（Cerbera manghas L.），别名 黄金茄、牛心茄、牛金茄、山样子、牛心荔、黄金调。

来源：

海杧果为夹竹桃科植物，其成熟果实似牛心；其果实的核仁最毒。

成分：

海杧果核仁中含有毒成分为海杧果甙（Cerbrin）和毒性苦味质等。此外，还含有生物碱。

毒理作用：

海杧果中毒报导尚少，但发病数实际不少，在广东、台湾等沿海地区均有发生，尚未引起足够重视。海杧果一粒核仁约重2克，足以毒死小鼠30～40只，对豚鼠最低致死量

1949

新 中 国
地方中草药
文 献 研 究
(1949—1979年)

1979

360毫克/公斤。临床病人中，有仅服4粒核仁即出现严重中毒症状者。中毒症状颇似洋地黄强心甙，其中毒症状的轻重与服用量成正比关系。其致死原因为心律不齐，出现房室传导完全性阻滞，心源性休克，最后是因心力衰竭，肾功损害而死亡。

临床中毒表现：

病人多在服食3～4小时后，首先感上腹部不适，持续性腹部隐痛，随之出现恶心，呕吐，头晕，头痛，心前不适，胸闷，气促，心悸，四肢麻木，困卷思睡，部分病人有尿少及排尿困难。中毒重者出现神志不清，谵语，烦躁不安，流涎，出冷汗，乃至抽搐，昏迷。据报导还有食后引起肠穿孔的。

急救处理：

（1）患者服食毒物后8小时，均要强调洗胃，用1:2000高锰酸钾溶液，或5%鞣酸蛋白彻底洗胃，该毒物吸收较慢，洗胃后予一定量导泻剂及蛋清水。出现昏迷者须吸氧，保持气道通畅，并保温。

（2）输液，根据病人吐泻情况，以及心脏功能情况，决定输液量，并在输液过程中补充维生素乙及丙。

（3）心律不齐的处理——海杧果中毒出现心率缓慢，心律不齐，甚至昏迷，血压测不到时，应改虑为心源性休克所致，处理如下：

①苯妥因钠——本品对强心甙类中毒导致之心律不齐均有效，首次静脉注射125～250毫克，每隔10分钟，可重给予同样剂量，直至显效。如能在心电图监护下用药更好。心律转复到窦性节律，即应改为口服，每日300～400毫克维持

• 60 •

量，分数次服。苯妥因钠有一定副作用，但不严重，目前还是处理快速心律不齐比较安全和有效的药物之一。

②钾和镁的补充——海杧果中毒多有血钾偏低，使心肌对强心甙毒物敏感性增加，所以补充血钾能对抗毒物对心肌的影响，促进心律不齐易于转复。补钾剂量最初每日予 4～6 克氯化钾；要经常测定血清钾，测心电图以供补钾量的参考。此外，低镁血症也易导致强心甙的中毒；当患者伴有低镁血症时，应补充镁离子，予硫酸镁20% 20 毫升，应缓慢静脉注入，每分钟 1 毫升。

③阿托品——当心率过缓，心律紊乱，出现心源性休克时，可考虑用阿托品或 654-2 液作肌肉或静脉注射，阿托品一般用0.01～0.1毫克/公斤体重，严重病例用 1～2 毫克直接静脉推注。以后每隔15～30分钟注射一次，直至心率增快到80～100次/分，血压回升，病情好转才改为 1～5 毫克加入10% 葡萄糖液中静脉滴注，以维持心率和血压。据万宁县人民医院抢救海杧果中毒经验，患者已出现昏迷，脉搏扪不到，心跳 36次/分，心律紊乱，曾在抢救过程中多次应用阿托品，24小时内共用阿托品11毫克，并在适当补液、补钾后，症状逐步改善，住院二天，即痊愈出院。

万年青

学名及别名：

万年青根 (Rohdea japonica (Thunb.) Roth.)，别名白河车、千年蒀、开口剑、冬不凋草。

来源：万年青系百合科植物，其干燥根茎入药。本品分为草边叶与玉边叶两种，民间用以治疗全身浮肿。万年青叶

1949

新 中 国
地 方 中 草 药
文 献 研 究
(1949—1979年)

1979

四川成都地区习惯用以治疗感冒，民间认为清凉无毒，实际并非无毒。

成分：

万年青根中主要含万年青甙，属于强心甙类物质。汪昭武等自成都万年青根中提出三种结晶性醣甙，称为万年青甲、乙、丙素，均有显著强心作用。冯高阌等指出万年青叶毒性较根为强，但未论及万年青叶之强心作用比根强。

毒理作用：

万年青之药理作用与洋地黄毒甙相近似，增强心肌收缩力，兴奋迷走神经，心率减慢，血压上升，引起间接利尿，对延髓中枢兴奋，致呕吐，其药效约比洋地黄大3倍，因较易中毒。有报导服万年青叶4克遂引起严重中毒致死的病例，患者服后1小时感恶心，心前区有压迫感，四肢厥冷，头昏重，脉搏28次/分，心律缓慢。心电图检查，完全性房室传导阻滞，心跳18次/分。四肢抽搐，神志渐入昏迷。约在服药后十小时出现心源性休克，虽经大力抢救，病情未见好转，终于在服药后48小时，心跳与呼吸先后停止而死亡。

万年青甙的蓄积作用比洋地黄毒甙稍强，但局部刺激作用与致呕吐作用比洋地黄毒甙弱，这与万年青根与叶中所含成分较难自胃肠道吸收有关。对青蛙万年青甙的最低致死量为0.3毫克/公斤，对兔为0.29毫克/公斤。

临床中毒表现：

一般认为万年青叶无毒，实际并非无毒。万年青根及叶用量过大，或服用较久均可招致中毒。其主要中毒症状，先出现恶心，呕吐，腹泻，继之胸闷，四肢发冷，心率缓慢，渐渐进入昏迷，心脏束枝传导阻滞，乃至心跳停搏。

· 62 ·

急救处理：

（1）中毒早期可用高锰酸钾液洗胃，导泻等。

（2）重度中毒时，有迷走神经兴奋症状，心率过缓时，应给予654-2液，或阿托品解救。

据吴德城等报导服万年青叶中毒致死一例，抢救中曾采用阿托品对抗胆碱能神经，但效果不佳；作者推论，可能因万年青甙的中毒剂量下，有对心肌的直接抑制作用。故纠正心脏的传导阻滞，改善血液循环等措施需更加有力，这一点可参看洋地黄中毒急救处理。

海 葱

学名及别名：

海葱(Urginea maritima(L.)Baker)，别名白海葱。

来源：

海葱为百合科，为白海葱球茎的鳞片，干燥后供药用。本品有强心、利尿、祛痰作用。

成分：海葱含有强心甙类成分，即海葱甙甲及海葱甙乙。

毒理作用：

海葱强心甙有直接增强心肌收缩力及使心率缓慢的作用，其与洋地黄的强心作用极相似，所不同的是作用迅速而不持久。大剂量的祛痰及催吐作用明显

临床中毒表现：

口服可刺激咽部粘膜，引起咽部灼热感，恶心，呕吐，胃肠绞痛，腹泻，腿痛等。大剂量内服，可出现心悸，心律不齐，房室传导阻滞，紫绀，呼吸困难，惊厥等，颇似洋地

1949

新 中 国
地 方 中 草 药
文 献 研 究
(1949—1979年)

1979

黄中毒表现。

急救处理：

进行洗胃，导泻。输液，促进毒物排泄，对症处理可参照海杧果或洋地黄中毒急救。

杠柳皮

学名及别名：

杠柳皮 (Periploca sepium Bge.)，别名五加皮、北五加皮、羊奶条、羊桃根皮、香加皮。

来源：为萝摩科杠柳属植物，杠柳的根皮。

成分：

主要含杠柳毒甙，属于强心甙类。

毒理作用：

杠柳毒甙的作用与毒毛旋花子甙相似，中毒时血压先升后降，心脏收缩力增强，继而减弱，心律不齐，乃至心肌纤颤而死亡。

杠柳酊和杠柳液的毒理作用，先出现震颤后麻痹，心肌先兴奋后心脏停止于收缩期。杠柳的毒性成分与其挥发性成分无关，但其兴奋现象可能与挥发性成分有关。本品虽与南五加皮功用相似，但有毒，不可过量或久服，以免中毒。

临床中毒表现与急救处理：

杠柳之中毒表现国内尚未见报导，如遇中毒患者，视病情，可考虑按强心甙类中毒之急救处理办法。

洋地黄叶

学名及别名：

洋地黄叶(Digitalis purpurea L.),别名毛地黄叶。

来源:

洋地黄为玄参科植物,药用洋地黄之干燥叶。

成分:洋地黄叶中的主要成分为强心甙,含有洋地黄毒甙等五种,此外尚含两种皂素。

毒理作用:

洋地黄叶致死量为 2—3 克,强心甙类有相似的结构,许多有毒植物中存在这类成分,其对心脏有选择性作用,是这类毒物中毒的基础。洋地黄中毒初期即有恶心呕吐,厌食,继之出现心律不齐,可发生各种类型的心律紊乱,心肌应激能增高,房室传导阻滞,导致房性或室性纤维颤动,造成心肌代谢障碍,心脏活动紊乱,血循环停止而死亡。

强心甙在体内分布于心、肝及骨骼肌中,洋地黄毒甙排泄很慢,少量从胆汁及小便排泄,在尿中二周后仍可检出,故有蓄积作用。视力不正常,视物见奇异的几何图形。重度中毒可引起心肌纤维的分裂,整个心肌有散在性的坏死区,死亡前可出现谵妄与惊厥。

临床中毒表现:

洋地黄中毒的最常见症状是胃肠道功能紊乱,各种心律不齐,神经系统紊乱,视觉障碍,以及充血性心力衰竭加重等。

中毒最早出现的症状是食欲不振,2 或 3 天内出现恶心、呕吐,如伴有视觉障碍或心律不齐,并有服药史时即可提示为洋地黄中毒。神经系统症状有头痛、眩晕,复视,失眠,色视(黄视及绿视较多见),嗜睡、昏睡、痉挛等,其中色视往往为中毒先兆。心脏主要是心律失常,最常见的为

1949

新 中 国
地 方 中 草 药
文 献 研 究
(1949—1979年)

1979

室性期前收缩，心室纤颤。由于对迷走神经的兴奋，也可引起窦性心动过缓，房室传导阻滞，结性心律等。心电图可见T波倒置，P—R间期延长，S—T段下降等。

急救处理：

1. 洋地黄中毒最重要的处理是立即停药。轻度中毒病人，出现窦性心动过缓，Ⅰ度房室传导阻滞，或偶尔出现室性早搏，只须停药数天即可恢复。

2. 严重中毒病人，特别是在出现严重心律不齐时，最好在有心脏病监护设备下进行救治。药物中苯妥因钠和补钾，对制止各种洋地黄诱发之快速心律不齐目前是最有效的。分别介绍如下：

（1）苯妥因钠已经临床证明对洋地黄诱发的心律不齐，如阵发性心动过速，房室结性节律，室性二联律，多源性室性早搏或房室结性、室性心动过速均有效。1—3分钟内静脉注入125～250毫克，间隔5～10分钟可重复给予同样剂量，一般数分钟内可见显效；当转变到窦性节律后，即可改为口服300～400毫克，每日分数次给药。心得安、利朵卡因等对洋地黄中毒引起之室性过早搏动，心室纤颤等也有效，但须注意这类药物对心肌有抑制作用，心得安尤其如此，心动过速得到纠正即要适时停药。

（2）钾盐——轻度洋地黄中毒，怀疑低血钾症时，可口服氯化钾，每日3～6克，分作3次服。为了消除各种房性或室性快速心律不齐，补充钾可以纠正异位节律；紧急时可用氯化钾1.5～3克，溶于5％葡萄糖250～500毫升中缓慢静滴，1～2小时内滴完；但肾功能不全则忌用静滴。有窦性心动过缓，Ⅰ度或完全性房室传导阻滞时，钾相对禁用，除非证实血钾过低才可审慎给予，有条件时须作连续心电图监护更好。

（3）利朵卡因——广泛用于治疗急性心肌梗塞后室性早搏及快速室性心律不齐，其抗心律不齐作用可代替普鲁卡因酰胺，其优点是无明显损害心肌收缩力及产生低血压的普鲁卡因酰胺所存在的缺点。当采用钾及苯妥因钠无效或禁忌时，利朵卡因可用于抗心动过速之室性心律不齐或频繁室性早搏。利朵卡因1～2毫克/每公斤体重，1～2分钟内静脉滴注，必要时20分钟后可重复给予同样剂量。多数成年人需用75～150毫克；但有房、室传导阻滞和低血压时，利朵卡因禁用。

（4）阿托品——洋地黄中毒出现窦性心动过缓，窦性停搏及房室传导阻滞时，用阿托品1～5毫克静注，2～3小时后可重复给药。

（5）异丙基肾上腺素——当房室传导阻滞给予阿托品无效，可用异丙基肾上腺素1毫克溶于5%葡萄糖500毫升静滴，但不适用于异位节律点自律性升高的洋地黄中毒心律失常，因其促使心肌自律性提高，反可诱发严重心律失常，故属禁忌。

（6）苦参液——中药苦参之乙醇提出成分，其中含苦参碱及金雀花碱。据山西中医研究所报导，证明苦参液对洋地黄、交感胺、乌头碱中毒所致实验性心律失常，具有良好的转变作用，尤其对心房纤颤，室性早搏等心律失常有较满意的纠正作用，而且没有心得安、奎尼丁等抑制心肌的副作用，故临床心律失常并伴有心衰和休克情况下对心得安、奎尼丁等忌用时，可试用苦参治疗。

1949

新 中 国
地 方 中 草 药
文 献 研 究
(1949—1979年)

1979

夹竹桃

学名及别名：

夹竹桃（Nerium indicum Mill.），别名　红花夹竹桃、柳叶桃树、叫出冬、柳叶桃。

来源：本品为夹竹桃科植物，其叶及种子入药。此外尚有黄花及白花夹竹桃也作药用。

成分：在夹竹桃的叶、花、树皮、木质部中均含有强心甙，如夹竹桃甙等。黄花夹竹桃种子中含有黄夹甙等。据称叶中之强心甙效力与洋地黄叶相仿，花的作用较弱，而茎皮与木质部的效力较强，种子中的黄夹甙强心作用亦较强。

毒理作用：

夹竹桃所含强心甙，动物实验已反复证实有显著的强心作用，其强心作用颇似洋地黄；但其强心甙或配基，大剂量时有抑制中枢神经系统作用。故可用于强心、利尿、祛痰、催吐、发汗及镇静。多数夹竹桃中毒是由于采用夹竹桃叶治疗精神病引起，中毒时出现心律紊乱，房室传导阻滞，最后出现心室纤颤，死于循环衰竭。

临床中毒表现：

服夹竹桃干燥叶约3克即足以致死。食后2—5小时发生恶心呕吐，剧烈腹痛，腹泻，头晕头痛，四肢麻木或肢端局限性紫绀，呼吸急促浅表，体温及血压均下降，心律紊乱，心跳缓慢，不规则，乃至出现心室纤颤，急性心源性脑供血不足，晕厥，抽搐，瞳孔散大，进行性嗜睡，昏迷，休克，心跳突然停止而死亡。心电图示窦性心动过缓，心律不齐，期前收缩，房室从不完全到完全性传导阻滞，室性心动过速，T波倒置等，与洋地黄中毒症状甚为相似。

急救处理：

食夹竹桃叶在 6 小时内，应洗胃，用 0.5% 鞣酸洗胃，或高锰酸钾液洗胃。必要时服泻剂或灌肠。输高渗葡萄糖溶液利尿，促进毒物排泄。予氯化钾，能口服者用 2 克，每隔 2 小时一次，尿量不少者可给 3—6 次。不能口服者注射氯化钾 2 克（10% 氯化钾 20 毫升），可加入 10% 葡萄糖液 200～500 毫升中缓缓静滴，每分钟 20～30 滴。

有异位心律及心动过速时，可采用普鲁卡因酰胺控制心律。有房室传导阻滞，心动过缓时应使用阿托品，剂量宜较大，才有较好疗效。也可用异丙基肾上腺素 1 毫克，稀释后静脉滴注。

预防：

夹竹桃中毒多见于服食蒸或煮的夹竹桃叶之汁，用以治疗精神病引起中毒，应当指出夹竹桃对精神病无肯定的疗效，故需加以宣传解释，防止不恰当的服药而致中毒。如夹竹桃作治疗用，也须在医生指导下进行。

八角枫

学名及别名：

八角枫 (Alangium chinense Harms)，别名白金条、白龙须。

来源：

本品属八角枫科，其根、叶、花、树枝均可供药用，有止血、止痛、祛风湿等作用，还用于避孕及肌肉松弛。

成分：八角枫主要含强心甙及生物碱等成分。

1949

新　中　国
地 方 中 草 药
文　献　研　究
(1949—1979年)

1979

毒理作用：

八角枫须根煎剂滤液静脉注射，家兔0.5克/公斤，可引起四肢伏地不能行走，头不能抬举等肌肉松弛表现，皮肤痛觉消失，作用持续约0.5～1小时。给予家兔1.25克/公斤静脉注射，可见呼吸逐渐抑制至停止，心脏出现房室传导部分阻滞；呼吸停止后，心跳仍能维持半小时。八角枫须根注射液0.08～0.1克对离体兔肠可引起痉挛性收缩，但大剂量0.4克以上反使肠管充分弛缓。予小狗静脉注射4克/公斤，可立即产生抽搐转入四肢瘫痪，呼吸减弱至完全停止，此时心跳仍存在，房室传导部分阻滞，心跳维持约半小时后死亡。由此可见八角枫急性中毒，迅速抢救呼吸抑制是一重要措施。

临床中毒表现：

面色苍白，呼吸浅而慢，大剂量之重度中毒见明显之呼吸抑制，终至呼吸停止。对心脏的影响主要见房室传导阻滞。

急救处理：

口服中毒可进行洗胃，呼吸抑制或停止时，采用氧气吸入，或人工呼吸。浙江医大曾抢救一例，用回苏灵取得较好疗效，剂量每次8毫克，肌肉或静脉注射。

（二）　含　腈　甙　类

木　薯

学名及别名：木薯(Manihot utilissima pohl.)，别名葛薯、树蕃薯等。

来源：本品为大戟科木薯属植物，我国南方栽培广，其块根含有丰富淀粉，南方颇喜生食，但生食易致中毒。华南农学院把木薯分为青茎种与红茎种两类。有谓青茎种含腈甙量高于红茎种，故当地农村称青茎种为苦种，红茎种为甜种；其实木薯中含腈甙的与栽培环境和施肥有关，尚不能绝对肯定某一品种含腈甙量高过另一品种。

成分：木薯之叶、根、茎中均含有一种腈甙，水解后产生氢氰酸引起中毒。

毒理作用：

木薯中毒症状与氰化物中毒症状相似，木薯所含腈甙须在胃肠内水解，释放出氢氰酸，吸收后才出现症状，故每在食后6—12小时，出现中毒症状。由于氢氰酸之（CN⁻）氰基易于与细胞色素及细胞色素氧化酶结合，阻断了细胞呼吸时氧化与还原的电子传递，使细胞代谢停止，发生细胞窒息，最后呼吸麻痹致死。

临床中毒表现：

木薯食后多在6—12小时出现症状，最快2—3小时。开始感头晕、头痛、恶心、呕吐、心悸、脉数、四肢困乏无力，伴有轻度腹泻、腹痛。中毒严重者，感胸闷，气促，四肢厥冷，烦躁不安，抽风，瞳孔散大，昏迷，呼吸衰竭而死亡。临终前无明显紫绀。

急救处理：

对中毒或可疑中毒患者，早期应催吐，用10%～20%硫代硫酸钠2—5克静脉注射；或采用1%双氧水，高锰酸钾等洗胃。

危重患者应立即予亚硝酸异戊脂吸入，每隔2分钟吸30

1949

新 中 国
地 方 中 草 药
文 献 研 究
(1949—1979年)

1979

秒，出现呼吸不整或麻痹时，可用大剂量山梗菜碱、尼可刹米和吸入氧气。一旦呼吸停止，应持续进行人工呼吸，直至呼吸恢复为止。继之，用 3％亚硝酸钠溶液，按每公斤体重6—12毫克，由静脉缓缓注入（切勿过量，因能形成高铁血红蛋白）。再用50％硫代硫酸钠25—50毫升缓缓注入，并以硫代硫酸钠10克溶于 5％葡萄糖1000毫升，静脉滴入，或加用羟化钴，救治疗效较美兰合并硫代硫酸钠的效果佳。

预防：

1. 木薯不可生食，煮木薯的汤亦不可食用。

2. 腈甙溶于水，加热水解后产生的氢氰酸可挥发，不加盖煮熟，可除去大部腈甙（95％氰氢酸），才不致发生中毒。

含腈甙果仁

含腈甙果仁包括苦杏仁、桃仁、苦扁桃仁、樱桃仁、李子仁、枇杷仁、梅仁、苹果仁。

来源：此类果仁系桃属植物成熟果子之种仁。

成分：此类果仁中均含腈甙类有毒成分，如苦杏仁中含有苦杏仁甙（amygdalin）$C_{20}H_{27}O_{11}N$ 约 3％，水解后可释放出氰氢酸（HCN）$0.1\sim0.25\%$。

毒理作用：

含腈甙果仁均含苦杏仁甙，腈甙在胃中经水解即释放氢氰酸。临床上常用之苦杏仁水即含 0.1％ 氢氰酸，可作镇咳药用。氢氰酸吸入或内服达 1 毫克/公斤体重，即能迅速致死。成人按50公斤计算致死量为50毫克。其毒理作用在于氢氰酸有抑制细胞呼吸酶系的作用，阻抑了组织细胞的氧化反

· 72 ·

应，出现组织窒息，最终出现呼吸麻痹致死。氢氰酸除由肺部呼出外，其大部分由体内与巯基结合，形成硫氰化物由肾脏排出体外。因氢氰酸中毒致死者，死后立即解剖时，可嗅到氢氰酸气味，血液呈樱红色，不凝固。静脉及右心充血，多有鲜红色尸斑，尸体不易腐败。若中毒后仍存活几小时，死后解剖可见肺、肝、肾及脾脏的充血或见出血瘀点，通常中毒死亡快的病例，尸解可以无变化。

临床中毒表现：

中毒轻者觉眩晕，无力，恶心，呕吐，头痛。重者出现惊厥，迅速出现昏迷，瞳孔散大，血压下降，抽风不止，脉搏弱而慢，呼吸急促不规则，致呼吸衰竭死亡。

急救处理：

含腈甙果仁类中毒时必须迅速处理，患者有明确吃杏仁或含腈甙果仁的事实；如服用不久可催吐，采用1:5000高锰酸钾洗胃。若已出现昏迷时，则宜先吸入亚硝酸异戊酯，每隔2分钟吸入30秒，再用3%亚硝酸钠溶液静脉注射，剂量10～15毫升。继用50%硫代硫酸钠溶液50毫升静脉注入，注射宜缓慢。必要时可用半量重复注射一次。

若有呼吸中枢抑制，可予呼吸中枢兴奋剂及吸氧等。抢救过程中注意保温，血压下降可注射肾上腺素或麻黄素。重危病例出现心脏停搏时，可采用动脉输血；有病案报导采用动脉输血抢救成功的。

预防：

向群众宣传，尤其是给儿童讲解不要吃苦杏仁、苦桃仁、李子仁、枇杷仁、樱桃仁、苹果仁。如果要吃时，必须用热水浸泡半天至一天，并勤换水，去皮，然后不加盖煮

· 73 ·

1949

新 中 国
地 方 中 草 药
文 献 研 究
(1949—1979年)

1979

熟，尝之不苦后方可食用，同时食入量不可过多。

茅膏菜

学名及别名：

茅膏菜（Drosera peltata Smith var. lunata Clarke），别名石龙芽草、落地珍珠、铁称砣、一粒金丹、地胡椒、苍蝇网、山胡椒草、捕虫草。

来源：

本品为茅膏菜科茅膏菜属植物，系多年生柔弱小草本，以全草入药。可外用于治关节痛，跌打损伤等。

成分：

全草含羟基萘醌，茅膏菜醌，氢氰酸等。

毒理作用：

据研究，茅膏菜提取物具有强大的解痉作用；其提取物注入蛙胸部淋巴囊及大腿肌肉内，10小时后检查，局部有出血性坏死。茅膏菜叶中含有两种腐蚀性色素及氢氰酸，叶中之汁接触皮肤可引起皮肤灼痛和发炎。误食后则引起氢氰酸中毒。

临床中毒表现：

叶汁接触皮肤后，引起皮肤充血、发红、感觉皮肤灼痛、发炎。

误食后可引起临床氢氰酸中毒的一系列症状。

急救处理：

如系皮肤接触中毒，可用清水或鞣酸液洗涤，再外敷硼酸软膏。若是茅膏菜内服中毒，则按照氢氰酸中毒解救方法治疗。

· 74 ·

（三） 含皂甙及泻素甙类

商　陆

学名及别名：

商陆（phytolaccaeacinosa Roxb.），别名山萝卜、抱母鸡、长不老、张果老、见肿消、金七娘、章柳。

来源：本品为商陆科多年生草本植物，其根入药；但其根、茎、叶、果均有毒。治疗上用于水肿、胀满。

成分：含有商陆毒素、氧化肉豆蔻酸，皂甙和多量硝酸钾，根中尚含有商陆碱。

毒理作用：

商陆一般用量为 3～10克，每日，超过这一剂量往往有毒性症状出现，服药后半小时至 3 小时发病。毒性试验中，大剂量时，刺激胃肠道，胃肠蠕动增强引起腹泻；并兴奋延脑运动中枢，致四肢肌肉抽搐，呼吸运动障碍，心肌抑制，血压下降，因心肌麻痹，心跳停搏致死。

临床中毒表现：

口服中毒时最早出现恶心，呕吐，中毒重者出现出血性呕吐，腹痛，腹泻，便血，言语不清，头痛，手足躁动，站立不稳，肌肉抽搐，血压下降，昏迷，瞳孔散大，因心脏和呼吸麻痹而死亡。妊妇则可引起流产。

急救处理：

1. 以1:5000高锰酸钾溶液洗胃，然后给以硫酸镁导泻或灌肠；

· 75 ·

1949

新 中 国
地 方 中 草 药
文 献 研 究
(1949—1979年)

1979

2. 给予中枢神经兴奋药，静脉注射生理盐水，或葡萄糖溶液，或1％亚甲兰100毫升，或维生素 C500—1000 毫克；

3. 心率缓慢，血压下降者，可给予强心剂。如果呼吸不好可静脉或肌肉注射可拉明；

4. 对症及支持治疗：如氧气吸入，必要时输血或行持续的人工呼吸等。

预防：

商陆干品毒性较大，其鲜品经较长时间煎煮后，毒性可以明显减弱；故应用此药以鲜品经煎煮后服用较安全。

黄 独

学名及别名：

黄独 (Dioscora bulbifera L)，别名 黄药子、零余薯、土芋、金线吊蛤蟆、黄狗头。

来源：

黄独为薯蓣科黄独的干燥块状根茎，可供药用。有小毒及清热凉血、消肿等功用。

成分：

含有黄独皂甙，黄独氨基酸等。

毒理作用：

黄独的块状根茎含有毒成分，口服时对口、舌、喉头均有刺激作用。服用过量引起重度中毒，呼吸抑制，因心脏麻痹而死亡。

黄独皂甙，半数致死量为1.438克/公斤，中毒后见动物活动增加、不安、抽搐、呼吸抑制很快出现死亡。

· 76 ·

给予小白鼠注射黄独氨基酸，1小时后小白鼠活动减少、竖毛、精神萎靡，三天内陆续死亡。亚急性毒性观察，病检，心脏肉质充血、坏变。肾小管上皮坏变，脾充血、增生、坏变，脑充血、坏变等。局部有炎症及肌肉坏变。说明黄独皂甙及氨基酸对皮肤，肌肉有甚大刺激性。

临床中毒表现：

内服对口、舌、喉引起刺激，引起灼痛感，流涎、恶心、呕吐、腹痛、腹泻、瞳孔缩小。重者出现昏迷，呼吸困难，终至心脏麻痹而死亡。

急救处理：

洗胃，导泻。内服蛋清或葛粉糊，活性炭。补液，静脉滴注葡萄糖盐水及对症治疗。

民间抢救、采用服大量绿豆汤，或生姜一两榨汁，用白醋二两、甘草三钱煎汤成400毫升，先含嗽后内服。或用岗梅半斤加水煎成600毫升，饮用。

芦　荟

学名及别名：

芦荟（Aloe vulgaris Lam.），别名奴会、讷会、象胆、洋芦荟等。

来源：本品为百合科芦荟属植物，自其叶基部切开流出的液汁，经浓缩干燥而得。

成分：主要含芦荟甙及芦荟泻甙。

毒理作用：

芦荟具有泻下作用，用量0.1～0.2克即可引起轻泻，0.25～0.5克引起峻烈腹泻，其作用在结肠和直肠；因此，服药后

1949

新 中 国
地 方 中 草 药
文 献 研 究
(1949—1979年)

1979

8～12小时才引起腹泻。如大剂量服用，能引起腹痛，腹泻，并出现里急后重，流产，虚脱，肾炎等。

临床中毒表现：

服用剂量过大，可引起出血性胃炎，腹痛，腹泻，血便，里急后重，盆腔器官充血，腰痛，肾脏损害等。

急救处理：

早期立即进行洗胃，然后灌服鸡蛋清调水及活性炭。出现其他症状时应作对症治疗。

需要时可用镇痛剂。妊妇中毒除上述处理外，应注意保胎，可选用黄体酮及维生素E等。选用镇静剂时须禁用吗啡。

七叶一枝花

学名及别名：

七叶一枝花（Paris polyphlla Smith），别名草河车、拳参、紫参、重楼、蚤休。

来源：

本品系百合科重楼属植物，为轮叶王孙之根茎。

成分：

主要含甾体皂甙及鞣质、生物碱。

毒理作用：

本品对小白鼠的半数致死量为2.65克/公斤体重。在亚急性毒性试验，大白鼠给总皂甙0.53克/公斤，每日给药一次。给药期间，多数鼠体重持续减轻，食欲减退，排稀便，毛松，呼吸不畅，腹胀死亡。在连续口服2周后解剖，见肝组织内有散在的肝组织坏死，周围的肝细胞体积增大，而肾组

· 78 ·

织则未见明显病变。

临床中毒表现：

出现恶心、呕吐、头痛严重者则引起痉挛。

急救处理：

①进行洗胃、导泻，可内服一定量的稀醋酸。

②对症处理。

③民间采用：甘草五钱煎水，再与白米醋、生姜汁二两混合，一半含嗽，一半内服。

梅豆角

学名及别名：

梅豆角 (Phaseolus vulgaris L)，别名 菜豆、芸豆、四季豆、龙骨豆、二生豆、三生豆、刀豆、架豆、肉豆、玉豆等。名称不一。

来源：

梅豆角系豆科菜豆属植物之嫩豆荚,品种甚多,经调查西安市秋季,9—10月发生的豆角中毒以架生白梅豆为多,冬季1—2月发生中毒的多为矮生菜豆 (Phaseolus humilis Hassk)。

成分：

中毒之梅豆角样品检查，皂素反应呈阳性。

毒理作用：

梅豆角中毒问题，就已有资料综合，多认为各种菜豆均含豆素 (Phasin)，系一种有毒蛋白质，经长时间煮沸可遭致破坏，其鲜品或未经煮熟的则能引起恶心呕吐，及出血性肠炎。还认为此种植物性毒蛋白，一部分凝集血球，另一

1949

新 中 国
地 方 中 草 药
文 献 研 究
(1949—1979年)

1979

部分则可溶解血球，还可以引起免疫现象。有人认为上述有溶血作用的物质，可能即是溶血性皂素。而从发生中毒的菜豆中已检出皂素反应阳性，故此类食物，如食前未充分煮熟破坏，进入消化道后，即会引起粘膜刺激症状，如唾液分泌，胃液分泌增多，肠胃蠕动增强，致恶心、呕吐、腹泻等消化道症状。神经系统方面，主要见引起头晕。其中毒发病急，病程较短，预后良好。

临床中毒表现：

一般都有恶心，呕吐，头晕，头痛。部分病人还见四肢麻木，胃烧灼感，心慌，背痛，畏冷等。血象检查，有白血球升高现象。中毒反应轻者一天内症状可消失，少数患者在二天以上。中毒预后，一般均良好，尚未见有死亡病例的报导。

急救处理：

急性中毒出现症状时，先催吐，继用灌肠，尽可能减少毒物的吸收，再视病情需要可给予补液，或对症治疗。

预防：

①注意，不吃已经有霉坏的豆角。

②梅豆角应炒或煮熟，使之变色，已无苦硬感，使毒素充分破坏后才食用。这样可以防止中毒。

木　通

学名及别名：

木通 (Aristolochia mandshuriensis komar.)，别名　木通马兜铃（马木通）、万年藤、东北木通、关木通。

来源：

· 80 ·

木通为马兜铃科的木通马兜铃植物的干燥木质茎部。市售之木通来源各地有所不同，按科属分有马兜铃科、木通科、毛茛科木通等。其中东北产的关木通多销售长江以北，后面两种多在长江以南市售。

成分：

木通马兜铃含有木通甲素及常春藤甙元，而木通科木通则含木通皂甙。

毒理作用：

木通为常用中药，常用量时一般认为无毒，但大剂量时曾有引起急性肾功能衰竭的报告。1964年吴松寒氏曾报告二例。一例产妇因无乳汁，于产后第五天用木通约二两二钱与赤豆煮汤一次服用，意在通乳。服后即感不适，头痛、胸闷、上腹部不适而胀，隐隐作痛，并呕吐一次，继即腹泻，每日7—8次。半月后面部浮肿，尿频尿急，逐渐周身亦肿，再二日后突然神志昏迷。诊断为木通中毒，急性肾功衰竭、尿毒症。

但由于木通原植物各地有不同市售品，其来源不同，植物所含成分亦异，所见报告木通之作用也不一致。如马木通具有利尿作用，而木通科木通除有利尿作用外，尚有增强心肌收缩的作用。木通的毒理作用研究报告甚少，其毒理作用不详。

临床中毒表现：

大剂量服后即感上腹不适，呕吐，头痛，胸闷，食欲减退，腹胀腹痛，继之有腹泻。重者出现尿频尿急，面部浮肿，渐起全身浮肿，神志不清，肾功受损，尿少。

急救处理：

1949

新中国
地方中草药
文献研究
(1949—1979年)

1979

1. 一般均以对症处理为主。

2. 出现肾脏功能损害，尿毒症明显时，应限制液体输入量，以防脑及肺水肿。纠正酸中毒，如二氧化碳结合力低于16毫当量/升，可给乳酸钠或三羟甲基氨甲烷纠正之。若见血钾过高，心电图有明显的高钾表现。低血氯，二氧化碳结合力低，用药仍不能纠正，血浆非蛋白氮高达200毫克%以上，有烦躁、昏迷时，已威胁病人生命，在此情况下，急宜进行透析疗法，腹膜透析法简便易行，如有条件能进行人工肾透析治疗则效果更佳。

人 参

学名及别名：

人参（Panax ginseng C. A. Mey.），别名 棒锤、山参、园参。

来源：

人参为五加科植物，人参属人参的干燥根，其叶也入药。红参亦称高丽参，系园参加工而成者。

成分：

含有人参皂甙，人参酸，挥发油，人参宁。其地上部分尚含有人参黄酮甙等。

毒理作用：

人参为《本草经》中之上品，自古即认为本品有补益作用；至于人参引起中毒尚未见到国内资料，今仅见1974年新医学报导人参（高丽参）中毒3例，其中2例治愈，1例抢救无效死亡。广东农村有婴儿出生后服人参以增强体质的习惯，因而引起中毒的不算少见，以往因无中毒资料，未引起

· 82 ·

注意。

40%人参水浸剂腹腔注射，对小白鼠的运动有显著抑制作用。人参中提出的人参宁注入蛙体内，可见呼吸减慢，并可出现呼吸麻痹，最后还可见士的宁样痉挛而死亡。小白鼠试验，人参宁少量呈兴奋表现，大量则明显抑制。人参对神经系统有兴奋作用，治疗量时缩短神经反射的潜伏期，有增快冲动传导，增加条件反射强度。成人服人参根粉，每日服0.3克以上，连续服用，可发生失眠，抑郁、体重减轻等毒性反应。人参大剂量时，血糖明显降低，心脏收缩力受抑制，血压明显下降。

临床中毒表现：

一婴幼儿足月顺产2日，服人参（高丽参）1～2分煎水。晚上婴儿出现间隙哭闹，烦躁不安，不能入睡，面色苍白，有时抑郁不动，继见唇面发绀，眼向上翻，双手握拳抽搐，呼吸急促。体温正常，心率88次/分，心音似成人心音。

急救处理：

1. 一般中毒处理，给予甘草水、蔗糖水口服，静脉注射或口服葡萄糖有一定效果。

2. 民间经验用萝卜干水能解除人参的作用，值得试用。

3. 出现明显呼吸抑制，可吸氧，或肌肉注射可拉明。抽搐用苯巴比妥钠，以制止抽搐。

4. 呕吐物有咖啡色样物时，应加用维生素K_3。

1949

新 中 国
地方中草药
文 献 研 究
(1949—1979年)

1979

（四） 黄 酮 甙 类

多穗金粟兰

学名及别名：

多穗金粟兰 (Chloranthus multistachys Pei) ，别名四叶对、及己、四大天王、四叶细辛、古籍别名獐耳细辛。

来源：

本品系金粟兰科及己及其同属植物的根或全草，供药用。有散瘀活血、杀虫、镇痛等作用。服药过量引起中毒。

成分：

已知有黄酮甙、酚类、醣类等。

毒理作用：

民间用于内服或外敷治疗劳伤，但毒性较大，常谓"及己入口，使人吐血。"一般认为服四叶对三株以上，服后3－4日出现病危或死亡。四叶对根煎汁灌饲小白鼠，解剖见各脏器充血，其肝脏各叶近肝门处有大出血灶，镜检该处肝细胞有坏死。徐氏等曾报告急性中毒死亡，尸检所见，内脏广泛出血，水肿，胃内找到及已根。1972年金华地区医院报告一例，四天内共服四叶对22株，引起蓄积中毒，患者第五日死于急性肝坏死。

临床中毒表现：

恶心，呕吐，口渴，头昏乏力，眼花，结合膜充血，胃脘有烧灼感，齿龈发黑，心悸，脉数。重度中毒时，则有四肢抽搐，谵妄，躁动不安，甚至昏迷，有的出现明显巩膜黄染，及肝肾功能损害。

急救处理：

一般轻症时，民间给患者服酱油汤 2—3 杯。或用当归三钱、黑豆卅粒煎水内服；或用香茶菜、阴地蕨各一两煎服。

还应采取对症治疗，予静脉注射高渗葡萄糖和大剂量维生素丙保护肝脏；有出血倾向时给予止血药。

了哥王

学名及别名：

了哥王（Wikstrcemia indica C. A. Mey.），别名　南岭荛花、九信草、地棉根、地棉麻树、蒲崙、指皮麻，石棉皮、狗信药、消山药、桐皮子、山雁皮、大黄头树。

来源：

了哥王为瑞香科荛花属植物，其根、根内皮及叶供药用。主要用于疮疖痈肿，风湿痹痛，跌打损伤等。

成分：

根皮中含南荛素，系一种黄酮甙，还有一种酸性树脂，其种子中含皂甙。

毒理作用：

本品有毒，其果实、叶、茎和根皮中均含有毒物质，内服需久煎，约需 3 小时以上的煎煮可减低毒性。所含有毒物质树脂，具有强烈的泻下作用，根皮对皮肤有刺激性。

临床中毒表现：

内服时，主要中毒症状为恶心、呕吐，腹泻等。

急救处理：

1949
新　中　国
地方中草药
文　献　研　究
(1949—1979年)

1979

先洗胃，饮浓茶，加服活性炭及鞣酸蛋白；给大量饮用盐水，或静脉输注葡萄糖盐水；必要时作对症治疗。

民间处理办法是口服冷白稀饭治疗。亦可用桂皮一钱，或甘草、防风各二钱水煎服解毒。

针刺上脘、中脘、足三里等穴位亦有止呕、止泻作用。

醉鱼草

学名及别名：

醉鱼草（Buddleia Iindleyana Fort.），别名　毒鱼藤、蒙花、痒见消、鲤鱼花草、鱼鳞子、闹鱼花、野江子。

来源：

本品系马钱子科植物，其花和叶中含有毒成分。

成分：

全草中含有刺激性挥发油及醉鱼草黄酮甙、醉鱼草甙均有毒。

毒理作用：

能使鱼类麻醉，人类服后引起恶心、呕吐、腹痛及四肢麻木。

临床中毒表现：

出现头晕、呕吐、呼吸困难、四肢麻木和震颤。

急救处理：

中毒早期应洗胃，再予硫酸钠或硫酸镁导泻，并口服大剂量糖水；呕吐剧烈者应补液，予葡萄糖盐水，加维生素乙$_1$，维生素丙。

中药解毒可采用防风、甘草各五钱，煎成500毫升顿服，或用细叶凤尾草（金兰草）一两煎服，也有一定效果。

芫　花

学名及别名：

芫花（Flos Daphne genkwae Sieb. et Zucc.），别名　老鼠花、紫荆花、去水、毒鱼、头痛花、金腰带、莞花。

来源：

本品为瑞香科瑞香属植物芫花的花，其根白皮也供药用。

成分：

花中含黄酮甙芹素，根皮中含 β-谷甾醇，芫根甙及黄色结晶性物质。

毒理作用：

芫花植物的全株均有毒，其果实及树皮毒性较大，除花供药用外，其茎、叶、根可作农药用，具有杀蛆及毒鱼作用。我国最早在《神农本草》就曾记载，本品有毒，并有去水（利尿和致泻作用）和毒鱼作用，多服时令人泻。芫花素对胃肠有刺激作用，可引起剧烈腹痛和腹泻。腹腔注射大白鼠的半数致死量为9.25克/公斤，故安全范围小。

临床中毒表现：

服食芫花果实及叶后，可以引起恶心，剧烈呕吐，腹泻，腹痛，脱水，出血性下痢，肌肉痉挛，昏迷。

急救处理：

芫花与大戟中毒症状相似，最先见其对口腔粘膜的强烈刺激，故应含嗽温水洗涤口腔；洗胃，给服阿拉伯胶浆，以保护胃肠粘膜。然后对症处理。

1949

新　中　国
地 方 中 草 药
文　献　研　究
(1949—1979年)

1979

（五）含其他醣甙类

马　桑

学名及别名：

马桑（Coriaria sinica Maxim.），别名　毒空木。

来源：

马桑为马桑科之野生灌木，订名为中国马桑，其根、茎、叶、果实均含有毒性物质，果实呈黑红色，尝之有甜味，故儿童有误食中毒者。

成分：

马桑之果实及嫩叶有剧毒，其根、茎、叶、果中含有多种结晶性有毒物质，其中主要为马桑毒素（Coriamyrtinum）系一种醣甙，及土亭（Tutinum）。每年六～七月，马桑果成熟，常易误食中毒。

毒理作用：

马桑果之作用颇似印防己毒，但毒性更为剧烈。马桑果实中毒之鱼，失去游泳能力，僵直浮于水面。鼠类食后发生惊厥死亡。人类误食中毒，心跳变慢，血压升高，呼吸加快，重者发生强直性惊厥，呼吸停止死亡。其毒理作用主要是兴奋大脑，尤其是延脑呼吸中枢，血管运动中枢，脊髓反射增强。毒物吸收后1小时即有少量从尿中排出，其有毒成分大部分在机体内解毒，机体解毒作用颇快，控制惊厥后，可迅速恢复。

临床中毒表现：

服食达中毒量后，出现恶心，呕吐，流涎，阵发性强直性抽搐，牙关紧闭，昏迷，心跳过缓，紫绀等，死于呼吸衰竭。

急救处理：

（1）洗胃用1:2000的高锰酸钾液，洗胃终了，灌入适量的蛋清以减少残留毒物的吸收，或用适量的盐类泻药导泻。

（2）若中毒已出现惊厥时，可皮下注射0.1～0.2克苯巴比妥钠以制止惊厥。不宜用吗啡类作镇惊剂，因加深呼吸的抑制。也可采用水合氯醛口服或灌肠。

（3）如心率过缓或出现虚脱时，可用咖啡因及山梗菜碱；其他呼吸兴奋药如可拉明等，因能加重惊厥故不宜采用。

（4）中草药解毒，用连翘、银花、绿豆煎服，有一定的解毒作用。

附病案举例：

患者男性7岁，惊厥，不省人事8小时。发病前患儿在山坡上玩耍，采食马桑果约200粒，食后约1小时即倒地不省人事，头左右摇摆，口角抽动，唇发绀，口吐白沫，四肢抽动，大便失禁。不停抽动6小时后抬回家，途中呕吐两口粉红色泡沫痰及马桑果渣，在家仍继续抽动又2小时后来院急诊。急诊时，见四肢有强直性抽动，并见窒息现象。每次抽动约半至1分钟停止，间隙3～4分钟。急诊时呕吐一次，吐出粉红色泡沫痰中有少量果皮渣。当即皮下注射苯巴比妥钠0.1克，未能及时止惊厥，又予乙醚15毫升吸入，数分钟后惊厥停止。

此次有同伴小孩二人，亦采食马桑果，每人约食30～40

1949

新 中 国
地方中草药
文 献 研 究
(1949—1979年)

1979

粒，无同样发作。

体检：营养发育中等，神志昏迷，血压因抽动未测出。查体时有断续小抽动，抽动时皮肤轻度发绀，双侧眼球上翻固定，瞳孔大小正常，对光反射及角膜反射均存在。惊厥时嘴角左右抽动，牙关紧闭，右侧颊粘膜有咬伤，咽部轻度充血。颈部在惊厥时有抵抗，间歇期中则无，心脏无杂音，肺无罗音。腹软不胀气，肝脾未扪及，未引出病理反射。

急救处理经过：

急诊时皮下注射苯巴比妥钠0.1克，吸入乙醚15毫升，猛烈的惊厥停止。入院后以2500毫升温开水洗胃，洗后大量呕吐，吐出物中混有少量红黑色果渣，至洗出液清亮后停止洗胃。再以生理盐水灌肠，并服50％硫酸镁10毫升。静脉滴注5％葡萄糖液900毫升，生理盐水600毫升。禁食12小时。经治疗处理后未再出现惊厥，于当晚12时神志清醒，开始能答话，说出发病前所吃的马桑果形状及数量，住院六日痊愈出院。

鸦胆子

学名及别名：

鸦胆子 (Brucea javanica Merr.)，别名 苦榛子、苦桑叶、老鸦胆、苦参子。

来源：

鸦胆子为苦木科，药用其种仁。对阿米巴痢疾、疟疾，捣敷痔疮、赘疣有一定治疗效果。

成分：

种仁内含有毒的鸦胆子素甲、乙、丙及鸦胆子醣甙和苦

· 90 ·

味甙等。

毒理作用：

鸦胆子的毒性存在于水溶性的苦味成分中，除去苦味质的油脂部分则无显著毒性。去油的鸦胆子对猫的最小致死量（口服）约为0.1克/公斤。其Yatanoside的毒性，对兔6～8毫克/公斤，猫、犬半数致死量为 0.5～1毫克/公斤。以猫、犬等进行之毒理实验，口服鸦胆子仁后，出现呕吐、腹泻、便血、胃肠道充血、出血，肾脏充血，肝脏脂肪变性及充血。如较小剂量连续给药，可出现慢性中毒，以0.01毫克/公斤去油脂鸦胆子仁，每日三次；数日后动物呈衰弱，厌食、肝肾轻度充血及轻度脂肪变性。

临床中毒表现：

内服剂量过大，可引起恶心、呕吐、腹痛、腹泻、头昏、全身无力，呼吸慢或困难，昏睡，最后四肢麻痹。

急救处理：

温水洗胃后，灌服蛋清、牛奶或活性炭，静脉滴注葡萄糖盐水及维生素丙，口服或肌肉注射维生素乙$_1$，并斟酌病情对症处理。

民间用甘草煎水频频饮用，或服红糖水、冷白稀饭，也有一定解毒效果。

藏红花

学名及别名：

藏红花(Crocus sative L.),别名 番红花、西红花。

来源：

本品为鸢尾科植物，其花的干燥柱头供药用。

1949

新 中 国
地 方 中 草 药
文 献 研 究
(1949—1979年)

1979

成分：含有胡萝卜色素，苦味甙及挥发油。

毒理作用：

藏红花的药理作用与菊科红花相似，其对子宫、肠管、血管及支气管平滑肌有一定兴奋作用，其中对子宫平滑肌作用较强，有引起堕胎作用。其藏红花之白色结晶物质，对家兔之半数致死量为70～75毫克/公斤，对狗和猫的半数致死量为50～75毫克/公斤。动物中毒后，表现精神萎靡，震颤、呼吸抑制、惊厥、便溺、血压下降，呼吸先兴奋后抑制，最后因呼吸衰竭而死亡。

临床中毒表现：

内服大剂量藏红花制剂，可引起胃肠道出血、血性呕吐、肠绞痛、腹泻、脉细数、意识不清、谵妄、惊厥、昏迷、血尿、尿闭等。如对中毒处理及时，一般预后均良好。

急救处理：

1.以高锰酸钾洗胃。2.服通用解毒剂：活性炭4份（烧焦的馒头亦可），氧化镁2份，鞣酸2份，水100份。3.补液及对症处理。

发芽马铃薯

学名及别名：马铃薯（Solanum tuburosum L.），别名为土豆、山药蛋、洋山芋。

来源：

本品为茄科植物之块根，马铃薯储存地窖中，保存不当或在春天发芽时，即为发芽马铃薯，有毒成分主要含于芽孔及胚胎部，食之可引起中毒。

成分：

发芽马铃薯中含有一种毒素名龙葵碱或称马铃薯素，它是一种甙类结构之生物碱；此种物质在马铃薯中含量极微，而在马铃薯嫩芽中含量达 5‰；未成熟的马铃薯中含龙葵碱量比成熟的马铃薯约高 5 — 6 倍。此外，发芽马铃薯中还含有毒醣甙，但含量甚少。

毒理作用：

吃发芽马铃薯，未成熟的或变质的马铃薯可发生中毒。口服可引起局部刺激及胃肠刺激症状，体温升高，呼吸困难，痉挛，吸收性肾炎、心衰、呼吸麻痹死亡。龙葵素注射易引起溶血及强烈粘膜刺激。急性中毒之患儿，尸检时有急性脑水肿，可能为其死因；此外还见胃肠炎、肺、肝、心肌及肾上腺髓质水肿等。

临床中毒表现：

食后中毒，往往于数十分钟或数小时出现症状，上腹部烧灼或疼痛最先出现，继之恶心、呕吐、腹痛、腹泻，反复多次吐泻后即有脱水及血压下降。严重中毒者可见体温升高，全身痉挛、昏迷、呼吸困难、脉数、终因呼吸麻痹死亡。

急救处理：

食后不久可立即催吐，并用浓茶水、高锰酸钾溶液洗胃。有明显脱水者即予 5% 葡萄糖盐水静脉补液，补足血容量后血压仍不能回升时，可酌加阿拉明或去甲肾上腺素。出现呼吸困难时给予吸氧，或注射苯甲酸钠、咖啡因等兴奋呼吸药作对症处理。

预防：

马铃薯发芽或皮肉青紫变绿时，食用时要仔细挖掉芽和芽眼周围部分。储存时注意避光，不让其发芽变绿。

1949

新 中 国
地 方 中 草 药
文 献 研 究
(1949—1979年)

1979

半　夏

学名及别名：

半夏 (Pinellia ternata Breit.)，别名　羊眼半夏、地茨菇、三叶半夏、三叶老、三步跳、麻玉果、燕子尾、小天南星。

来源：

半夏为天南星科半夏属植物半夏的干燥块茎球。

成分：

块茎球中含 β-谷固醇葡萄糖甙、辛辣醇类、微量挥发油和一种生物碱类似烟碱及毒芹碱的生物碱。

毒理作用：

半夏有镇咳、镇吐效果，实验已证明其有抑制咳嗽，和呕吐中枢的作用。由半夏中提得的一种生物碱对小白鼠的致死量为 $1\sim5$ 毫克/10克，对蛙为 0.5 毫克/克，均处于麻痹状态死亡。并在100毫克/公斤剂量下使猫镇静。半夏流浸膏对离体蛙心、兔心有抑制作用，但对呼吸、血压无明显影响。生半夏有催吐作用，如经120℃焙 $2-3$ 小时，可破坏其催吐成分。

临床中毒表现：

误服对口腔、喉头、消化道粘膜均可引起强烈刺激，首先引起口腔、咽喉粘膜肿胀疼痛、不能发声、流涎、痉挛、呼吸困难，最后因麻痹而死亡。

急救处理：

1. 服生姜汁或生姜、绿豆、防风、甘草煎汤服，以解毒。

· 94 ·

2. 出现呼吸不整或抑制时，可选用可拉明等呼吸中枢兴奋药。

京大戟

学名及别名：

京大戟（Euphorbia pekinensis Rupr.），别名 大戟、龙虎草、天平一枝香、膨胀草、将军草、震天雷、一盘花、红芽大戟。

来源：

为大戟科大戟属植物京大戟之干燥根，以根入药。

成分：

含大戟甙，朱任宏报告提得三种色素结晶。

毒理作用：

大戟对家畜有强烈的毒性，为峻泻剂。有强烈刺激性，接触皮肤引起皮炎。口服对口腔粘膜、咽喉部引起肿胀及充血、腹痛、下痢、虚脱、呼吸麻痹致死。

临床中毒表现：

口服中毒时，引起咽喉部肿胀、充血、剧烈呕吐及腹痛、腹泻。严重中毒者，出现脱水、电解质紊乱、虚脱。毒素吸收入血，侵犯中枢神经时，可见眩晕、昏迷、痉挛、瞳孔散大，最后因呼吸麻痹死亡。

急救处理：

1. 用1:2000高锰酸钾溶液洗胃。

2. 纠正电解质紊乱及脱水，静滴5%葡萄糖盐水1000－2500毫升，尿量增多后注意补钾。呼吸抑制加用呼吸兴奋剂。

1949

新 中 国
地 方 中 草 药
文 献 研 究
(1949—1979年)

1979

3. 民间用甜桔梗（荠苊）1两煎汤内服，或用菖蒲汁200毫升解之。或芦根四两煎汤内服解毒。

第三节　含毒蛋白类中毒

相思豆

学名及别名：

相思豆（Semen Abri），别名为相思子、美人豆、鸳鸯豆、红豆、红漆豆、赤小豆、土甘草豆、观音珠、鸡母珠（台湾）、相思藤。

来源：

本品系豆科（Leguminosae）植物相思子的干燥成熟种子。

成分：

种子有毒、含相思子毒蛋白、又称相思子素（Abrin）和相子酸（Abric acid）。前者含球朊（Globulin）和胨，以球朊最毒。另有报导认为含两种毒蛋白，一种叫Abrine，另一种叫Abraline。

毒理作用：

相思子毒蛋白所含之球朊，毒性最烈，对胃肠有刺激作用，往往引起强烈的炎性病变，临床出现呕吐、腹泻、腹痛。动物试验具有凝血作用，过量也可以引起溶血现象，产生血色素尿。叶、根、种子都有毒、有用叶、种子作堕胎而内服中毒者。一般用量0.8—1.5钱，过量和体质虚弱者易引起中毒。

临床中毒表现：

· 96 ·

误食后首先引起恶心、呕吐、腹痛、腹泻，严重者往往引起肠绞痛、剧泻带血，有的出现循环衰竭的症状、如心跳慢、脉细弱、心慌、气短、呼吸困难，数日后出现溶血现象、尿血、皮下出血、齿龈出血，逐渐呈现呼吸性窒息而死亡。

急救处理：

1. 首先用高锰酸钾洗胃或灌肠，以排除毒物。

2. 10％葡萄糖生理盐水静脉滴注。必要时少量输血。

3. 每日服苏打 5—15 克，以防血色素或其产物在肾中沉淀。

4. 对症疗法：吸氧、中枢兴奋剂、人工呼吸等。

苍耳子

学名及别名：

苍耳子 (Xanthium sibiricum Pair. et Wldd.)，别名为蒬耳子、苍子、刺鬼棵、地葵、野茄、青棘子、粘花子、荆钩子、痴头婆。

来源：

本品是一年生野生植物，系菊科植物苍耳的带有总苞的果实，干燥而得。苍耳子为药用材料，其油大多为工业用油，但其嫩芽和榨油后剩下的饼则可引起中毒。

成分：

苍耳子及幼芽中含有毒蛋白，为误食后中毒的主要成分，此外亦有苍耳子贰、苍耳子油及生物碱。

毒理作用：

苍耳子的毒理，目前尚不太清楚。根据初步研究，多数学者认为与其所含毒性蛋白类物质有关，部分学者认为毒性

1949

新 中 国
地 方 中 草 药
文 献 研 究
(1949—1979年)

1979

物质可能为苍耳子甙（Xanthostrumarin）和生物碱。体检和临床化验可发现其毒素影响到各个系统，常常损害肝、心、肾等内脏实质细胞，出现黄疸、心律不齐、蛋白尿。但毒性作用主要是损害肝脏，能引起突发性肝昏迷而迅速死亡，愈后易留下肝肿大的后遗症。尚能见到毛细血管渗透增强，伴有出血现象。

苍耳子中毒多由以下三种情况造成。

1. 食苍耳子面中毒：将苍耳子炒熟去壳磨成细粉，食用过多引起中毒。

2. 食苍耳子中毒：多见于小孩，将炒熟或烤焦的苍耳子，连壳带皮一起嚼吃，吃多了会引起中毒。

3. 食苍耳芽中毒：头年落在土中的苍耳子，翌年春季发芽，极似普通食用的黄豆芽，味鲜美，易误认为黄豆芽采食而中毒。

一般剂量为 3 — 5 钱。

临床中毒表现：

依食入量之多少而影响症状出现早晚及病情轻重。但一般说来，症状出现较晚，最快者在食后 4 — 6 小时发生，也有经10天半月发病的，大多数在食后 2 — 3 天内出现症状。根据症状的轻重大致可分成以下三种类型。

1. 轻型：一般仅有轻度头痛、头晕、恶心、呕吐和腹痛，此时如即时停止食用苍耳子，有时可不经任何治疗，数日后能自行恢复健康。

2. 中型：除了有较显著的头晕、头痛等症外，常伴有倦怠无力、精神萎靡、烦燥不安、嗜睡和两眼凝视等。有肝脏受损者肝区有压痛，有的出现肝肿大、黄疸、谷丙转氨酶

· 98 ·

升高；毛细血管扩张，渗透性增高可以起广泛性的出血，最常见的是鼻衄，胃肠道出血，而且多为突然发生。有的心律不齐，尿少或排尿困难，少数还出现腹泻或便秘现象。

3. 重型：轻型或中型得不到及时治疗或继续食用苍耳以致进一步发展为重型，主要表现精神迟钝、很快陷入昏迷、血压下降、颈部强硬、惊厥、角弓反张，常因呼吸、循环衰竭而死亡。

急救处理：

1. 症状不显或轻型的病人，应暂时停止饮食数小时至一天，并大量喝糖水以利尿，保护肝脏、增快毒物的排泄。

2. 严重者早期可洗胃，导泄及用2％盐水高位灌肠，以利驱除肠内的毒物。同时大量静脉注射葡萄糖液及生理盐水，促进毒物排泄。

3. 病人若有出血或预防出血，可注射大量维生素C，同时给予维生素K及路丁，亦可输低分子右旋醣酐。必要时考虑输血浆或全血。

4. 保护肝脏，除口服、注射葡萄糖外，还可口服枸橼酸胆碱，肌肉注射甲硫氨基酸，低脂饮食。

5. 对症处理：为缓和神经症状，可用镇静剂如氯丙嗪等。呼吸、循环衰竭时，应用尼可刹米、山梗菜碱及毒毛旋花子甙。对出现黄疸病人，亦可使用激素如口服强的松，每日 40—60 毫克，或静脉滴注氢化可的松，在肝功衰竭时有效。

6. 中药解毒：板兰根四两，水煎服，或甘草绿豆汤内服。有病例报导应用紫金锭，至宝丹有显效。

预防：

1949

新 中 国
地方中草药
文 献 研 究
(1949—1979年)

1979

有人认为某些烹调方法可以去除苍耳的毒素，但确实如
何尚待进一步研究，目前还是应当广泛的进 行 卫 生 宣传教
育，严禁食用苍耳幼芽和苍耳子。

巴　豆

学名及别名：

巴豆(Croton tiglium L.)，别名为川江子、毒鱼子、
巴果、红子仁、双龙眼、猛子仁、刚子、銮豆等。

来源：

本品系大戟科植物巴豆树的干燥成熟种子。

成分：

含蛋白质约占子之18%，其中包括有毒蛋白质名巴豆毒
素（Crotin，类似蓖麻子毒蛋白），此外含 巴 豆 油（脂肪
油），约占子之30—45%，其成分由巴豆油酸及巴豆酸、亚
油酸等所组成。油中含有峻泻成分的巴豆树脂，系巴豆醇与
甲酸、丁酸及巴豆酸所形成的酯。

毒理作用：

巴豆蛋白质系一种毒性蛋白质，（一般称巴豆毒素）对
动物毒性极大，能溶解红血球，使局部细胞坏死，但加热至
110°C毒性即消失，丧失原有的毒性。

巴豆油中的巴豆油酸在消化器官内分解为 甘 油 及 巴 豆
酸，这种盐类有强腐蚀和峻下作用，使肠引起炎症，其蠕动强
烈，故有时引起肠嵌顿，肠出血、腹痛等症。巴豆油涂皮肤
上先发红，次生红疹或水疱甚至脓疱形成。注射皮下，可引
起蜂窝织炎性的炎症。一般致死量，人服20滴（1克），马
服20滴。巴豆致死量：犬8—10粒，在数小时内死亡，马20粒，

· 100 ·

二三日后死亡。

临床中毒表现：

巴豆中毒的主要症状首先表现在消化道的刺激、腐蚀现象，服后病人即感口腔、咽喉异常的灼热刺痛、流涎、呕吐、腹泻、腹痛。中毒严重者，肠壁腐蚀糜烂，往往出现霍乱病的米汤样大便；病人常因剧烈的泻下及消化道的腐蚀而引起脱水，呼吸困难，脉搏细弱，体温下降，有时头昏头晕，皮肤冷湿，谵语、发绀、最后发生呼吸或循环衰竭而死亡。

急救处理：

1. 内服在6小时以内者须用0.2—0.5%高锰酸钾液或温水洗胃，但动作力求轻巧，以免使食管、胃粘膜受损加重。

2. 洗胃后，投予解毒剂，如给病人灌服生绿豆二至三两（捣碎开水泡，冷服，为常用之方，极有效）。

3. 对症及支持疗法，如输液、强心剂；腹痛剧烈，可注射15毫克盐酸吗啡，佐以0.6毫克硫酸阿托品；下利不止，可用黄连、菖蒲、寒水石、大豆汁各三钱，煎汁冷服，或用参连汤（人参二钱，黄连一钱），水煎服。

4. 民间疗法：常用捣烂芭蕉叶、根汁100毫升饮服，或花生油2—4两，服之可解。巴豆外用皮肤红肿灼痛用黄连五分泡水搽之即消。

预防：

巴豆油应放于固定地方，以避免误当食油或蓖麻油用之而引起中毒；在中药上，巴豆是一种药材，具有峻泻寒积，逐痰行水的作用，但在一般疾病时也不宜轻易使用，尤以孕妇

· 101 ·

1949

新 中 国
地 方 中 草 药
文 献 研 究
(1949—1979年)

1979

及虚弱儿童更应列为禁忌。在炮制巴豆时，应该用曝晒或木棒敲裂方法去其外壳，万不可用手去直接剥脱。

蓖麻子

学名及别名：

蓖麻子（Ricinus communis L.），别名草麻子、红大麻子、天麻子果。

来源：

本品系大戟科植物蓖麻的干燥成熟种子。

成分：

本品含有1．蓖麻碱（Ricinine），约占0.2%，系一种白色结晶的毒性膦碱。2．蓖麻毒素（Ricin），约占2.8—3%，系一种毒性蛋白质，存在于压去脂肪油后的残渣中。3．蓖麻油，约占30—55%，其成分为蓖麻油酸及甘油。

毒理作用：

蓖麻子中毒是由于其中含有蓖麻毒素和蓖麻碱所致。蓖麻毒素系一种毒性蓖麻蛋白质，是细胞原浆毒，易伤害肝、肾等实质细胞，发生浊肿、出血、坏死等，并有凝集、溶解细胞及麻痹呼吸、血管运动中枢作用，在1:1,000,000可使红血球凝集和溶血。此毒素较砒霜的毒性尤烈。据文献记载，蓖麻毒素7毫克或蓖麻碱0.16克即可使成人死亡，儿童口服生蓖麻子5—6粒即可致死。中毒原因多因生吃或炒吃蓖麻子或误食工业用的蓖麻油所致（医用蓖麻油泻剂，为去毒处理的不致中毒）。

临床中毒表现：

中毒的症状多发生在口服蓖麻子后1—3日内。首先可有

·102·

恶心、呕吐、腹痛、腹泻等胃肠道症状，有时出现持续性的呕吐，先为食物，继为黄绿水，引起脱水、酸中毒。部分病例进而精神萎靡、手足发冷，最后血压下降休克，嗜睡、昏迷、抽搐、心力衰竭而死亡。少数病人出现发热、黄疸、便血、无尿或血尿、蛋白尿，最后多因尿毒症而死亡。

急救处理：

蓖麻子中毒尚无特殊治疗，而系采用中毒之一般处理及对症疗法，如洗胃（用炭末混悬液，或高锰酸钾液），导泻及高位灌肠等以除去未吸收的毒物，输液（5％葡萄糖，生理盐水）以治脱水、稀释毒素并帮助毒素排出，惊厥时给以镇静剂，呼吸循环衰竭给山梗菜碱、尼可刹米等，必要时应用强心剂，此外每日服用5—15克小苏打，防止血红素或其产物在肾中沉淀，如有条件可皮下注射抗蓖麻毒血清、输血。视病情使用止痛剂或保护肝脏的饮食及药物等对症治疗。

预防：

蓖麻毒素及蓖麻碱如经煮沸二小时以上或加压蒸气处理半小时，即可无毒。湖州农村炒熟后食，习以为常，未见有中毒者；在榨油后蓖麻子残渣中仍含有毒质，但加热后也可当作饲料。为了预防中毒，严禁儿童生食蓖麻子。加强工业用蓖麻油的管理，以免误食。

麻疯树

学名及别名：

麻疯树（Jatropha curcas L.），别名假花生(广西)、黄肿树、假白榄（海南、广西）、亮桐（云南）、水漆、巴

· 103 ·

1949
新 中 国
地方中草药
文 献 研 究
(1949—1979年)
1979

豆、桐油树（台湾）。

成分：

种子含麻疯树毒素（Curcin），系一种毒蛋白质，极毒。据云食种子七粒八粒，即可致死，食二至三粒即可引起中毒。

来源：

直立灌木或小乔木，大戟科，本品为其果实中的种子。

临床中毒表现：

食后半日至一日，发现恶心呕吐，腹痛腹泻等，3—5日后，出现较明显的溶血现象，有血色素尿，凝血反应，呼吸性麻痹窒息，或因衰弱、脱水、虚脱而死亡。

急救处理：

洗胃、服盐类泻药，润滑药或阿片制剂，并可采取对症疗法，如输血，注射生理盐水、肾上腺素等。

大麻仁

学名及别名：

大麻仁（Cannabissative L.），又名火麻仁、麻仁、黄麻仁、线麻子、火麻。

来源：

本品为大麻科植物大麻的干燥果实。

成分：

种子含蛋白质、亚麻酸、植物甾醇，葡萄糖醛酸，卵磷脂、维生素E_2、菌毒素、胆碱等。叶含大麻酚、大麻树脂、大麻二酚等。

毒理作用：

· 104 ·

大麻的有毒成分主要是毒性蛋白质，菌毒素，也有人认为为大麻酚。食入大量(2—4两)可致中毒。其果皮中可能含有麻醉性树脂成分，也有中毒作用。目前对本品的毒理作用了解的很不够，一般认为大麻仁的毒性，能作用于中枢神经系统，引起幻听，幻视等精神症状及酩酊状态，初觉兴奋，后失去知觉而深睡乃至昏迷。

临床中毒表现：

绝大部分发病迅速，多为2—6小时发病，食入大麻仁量2—4两，极易中毒，食量愈多则症状愈重。中毒症状首先出现恶心、呕吐、腹泻、头晕、头痛等，继之四肢麻木，烦躁不安，哭闹叫喊，精神错乱等症状。有的出现头晕眼花，失去定向力，进一步发展为昏迷、抽风，瞳孔散大，心律不齐，最后心力衰竭而死亡。

急救处理：治疗按一般口服毒物原则处理：

1. 催吐或用0.2%鞣酸洗胃。

2. 补液、输入葡萄糖生理盐水。

3. 注射樟脑磺酸钠，咖啡因等强心剂。

4. 对症疗法，如给氧、预防感染等。

预防：

预后良好，未见明显的后遗症。大麻子在一些地区居民看来，认为可吃，但吃的较多，就可引起中毒。所以还是不吃为佳。

望江南

学名及别名：

望江南 (Cassia occidentalis L.)，别名羊角豆、

1949

新 中 国
地 方 中 草 药
文 献 研 究
(1949—1979年)

1979

望江南子、假决明子、假槐花。

来源：

为豆科决明属植物望江南，以种子和茎、叶入药。

成分：

含有大黄泻素、鞣酸、柯桠素、毒蛋白、粘液质等。叶含微量的蒽醌衍生物。据近期文献报导含有山扁豆素。

毒理作用：

1. 望江南种子含大黄素，有致泻作用。

2. 种子含有毒蛋白及柯桠素，表现明显的毒性，对动物的肝、心、肾有损害作用，尤对肝脏的损害更为严重，临床出现肝大、转氨酶增高、黄疸等，它具有抗原性质，狗可以得到免疫。用量种子3—5钱。中毒常因群众对其认识不足，往往由孩子自行采食以致中毒，甚至引起死亡。

临床中毒表现：

大量服用种子，可引起恶心、呕吐、腹泻、腹痛等胃肠症状。严重呕吐、腹泻往往引起低血钾现象。有的病人引起肝痛，黄疸，转氨酶增高，皮下出血，浮肿等症状。部分病人出现软弱无神，嗜睡，心律不齐，心跳加快，心电图显示心肌损害，最后多因心力衰竭而死亡。

急救处理：

以护肝、解毒、支持疗法为主。首先静脉滴注高渗葡萄糖。严重者加用氢化考地松，三磷酸腺甙，细胞色素 C，氯化钾。肌肉注射维生素 B_1、B_6、B_{12} 等。口服草药万能解毒剂：香附三钱、大小血藤各五钱、青广木香各五钱、田七粉二钱（冲服）、冰片末二钱（冲服）、鲜小野鸡尾一两。每日一剂，水煎，分两次服。

· 106 ·

山黧豆

学名及别名：

山黧豆 (Lathyrus sativus L.)，别名 山棱豆、马芽豆。

来源：

山黧豆为豆科香豌豆属植物之种子，似豌豆大，本品富含营养，大量进食时引起中毒。产于亚洲东部、印度、欧洲、非洲。

成分：

据研究富含蛋白质，所含水溶性变异氨基酸是中毒的原因。

毒理作用：

山黧豆的毒性系由于含有一类水溶性变异氨基酸所致，其中以 β-草酰氨基酸（简称BOAA），也有人认为是高精氨酸及 a-氰基丙氨酸等为引起中毒的原因。

曾有人认为本品中毒，系因豆中含硒量太高，但测定结果硒含量为0.036微克，其与一般粮食含硒量接近。

山黧豆提取液给鸡注射后，立即出现神经症状，颈项强直、卧地不起。不死者于15—20小时可恢复。本品引起之人、畜中毒，主要表现为神经中毒的症状。经进一步确定，β-N-草酰氨基丙酸作动物实验，也能产生典型的神经中毒症状。山黧豆中含 β-草酰胺基丙酸量一般在0.5—0.8%。其最低中毒剂量为15—25毫克/100克，而每100克山黧豆中含 β-草酰氨基丙酸量为0.5—1克。

临床中毒表现：

· 107 ·

1949

新 中 国
地 方 中 草 药
文 献 研 究
(1949—1979年)

1979

人类进食较大量山黧豆后，出现尿频，下肢无力，足贴地面不易提起，重度者发展为下肢瘫痪。检查发现，下肢肌张力增强，腱反射亢进，出现连续性或不连续性阵挛，重者引起病理反射（划跖反射阳性），表现为侧索受损的典型体征。

预防：

山黧豆往往被用作代食品或饲料，以致引起人畜中毒。由于其中毒的原因已证实为 β-N-草酰氨基丙酸，是一类水溶性变异氨基酸，此一有毒成分可溶于水；因此食用或作饲料用时应加水浸泡，经多次换水可去毒10％，再将此品制作成豆类加工食品，则可去毒99％以上。因此，建议凡山黧豆供食用或作饲料时，应集中加工处理后使用，以防止中毒。

第四节　毒　菌　类　中　毒

学名及别名：

毒菌约有100多种，其中比较常见的有捕蝇菌（Amanita Mascaria Fr）、死帽菌（Amanita bulbosa）、马鞍菌（Helrella esculenta）、栗茸菌（Hypholoma fasciculare）毒红菇（Russula emetila）、假芝麻菌（Amanita Pantherina）等。

别名：

捕蝇菌又称毒蝇菌、血色菌、麻蝇菇。死帽菌又称瓢菌、白帽菌、绿帽菌、白菌、天狗菌。马鞍菌又称羊肚菌。栗茸菌又叫柳菌、伪松菌、伪伞菌。假芝麻菌别名斑毒菌、飘菌。

·108·

其它我国易见的毒菌尚有鬼笔、磷菌、瘤耳、杉菌、月夜菌、牛肝菌，按地区不同别名很多如鬼笔鹅蛋菌、蛤蟆菌、牛屎菇、黄色草菇、臭草菇、毛头乳菌、春生鹅膏菌、毒鹅膏菌、褐鳞小伞菌等几类。

菌科，属于真菌植物，生长于阴湿草丛树林中，其种类有数百种之多，大部分无毒，不少是人们喜爱的美味食品，如香菌、蘑菇等；但也有很多是有毒的，据 Ford 氏1926年报告有70—80种是有毒的。有毒无毒是很难鉴别的，往往误食而中毒。

成分：

菌类成分目前只有少数作了化学的研究，多数毒菌类毒素至今尚未鉴定。

一、捕蝇菌含有几种生物碱：

（一）毒菌碱（蝇菌碱Muscarine Cs）。

（二）胆碱（Choline）。

（三）毒菌阿托品（Mushroom atropine）。

二、死帽菌类主要毒物为毒菌毒素（Amanitatoxin）含有一种毒性蛋白，另一种有氨基性质（Phalloidin）为纯结晶物质。

三、此外还有毒菌溶血素（Amanilohemolysin）等多种毒物。毒菌随其种类不同可含上面一种或数种毒素。

毒理作用：

毒菌的毒理作用因所含的毒素不同而异：

一、捕蝇菌及假芝麻菌：主要的毒素为毒菌碱(Mascarine)，系一种生物碱，可溶于水，为胆素衍化物，能引起胆碱能节后神经纤维所控制的反应系统的兴奋，有拮抗阿托

1949
新　中　国
地方中草药
文　献　研　究
（1949—1979年）
1979

品的作用，其毒理作用似毛果云香碱，食后2—4小时发病，主要表现为副交感神经兴奋的症状：瞳孔缩小、多汗、流涎，严重者有谵语、幻觉、昏迷等精神症状。这类毒素常由胃肠道吸收，往往引起消化道症状。毒菌碱能使心脏及呼吸器官瘫痪，其0.002毫克即能使蛙心脏扩张而停止。成人致死量为0.15克。此外还含有多种毒素，其中之一种有类似阿托品作用，与毒菌碱作用相反，因此中毒后不一定出现典型的毒菌碱中毒症状。

二、死帽菌（如绿帽菌、白帽菌）：含毒菌毒素，栗茸菌含栗茸菌毒素，都有破坏细胞的作用，最常损害肝肾实质细胞，血管内皮细胞及中枢神经系统等，且在肝脏及肾脏中能引起显著的脂肪变性，其毒性甚强，它不能因干燥或煮沸易失去其毒性，一个小菌即可致人死亡（鲜20克），它较捕蝇菌毒性更强。毒素由胃肠道吸收，初期胃肠道症状，继易出现黄疸、皮下及肺出血、最后死于急性肝昏迷、肾功能衰竭等。

三、马鞍菌：含马鞍菌酸，能破坏红血球，所以具有溶血作用，进食后6—12小时发病，其症状除胃肠道症状外，表现为溶血现象：黄疸、贫血、血红蛋白尿等。

四、牛肝菌：含有一种引起精神症状的毒素，主要为幻觉，甚至出现精神病。

临床中毒表现：

菌中毒因所含成分和毒理作用的不同，大致可分下列几种类型。

一、胃肠型菌中毒：由毒红菇（Russula emetica）、管状菌（Boletus Satanus）等引起之中毒，中毒数小时

· 110 ·

后，剧烈呕吐、恶心、腹痛、腹泻，病程甚短，尚无死亡记载。

二、神经和精神型菌中毒：由捕蝇菌、假芝麻菌等引起的中毒，除有胃肠道症状外，并有流涎、多汗、瞳孔缩小、心动过缓、谵语、昏迷、抽搐、精神错乱等，最后由于心脏麻痹或肺水肿而死亡。红色捕蝇菌，主要出现毒菌碱的症状，但因同时含有毒菌阿托品，故瞳孔有可能扩大，也可能心动过速，兴奋狂躁等。

三、肝脏损害型菌中毒：由死帽菌类、栗茸菌等引起之中毒，常出现肝肾损害，初期有胃肠症状，继之出现黄疸、肝脏肿大及压痛、肝功能不正常，尿少尿闭、急性肾功能衰竭，严重病例有广泛出血，最后死于急性肝坏死。

四、类霍乱型菌中毒：由死帽菌类等引起中毒，病人早期即出现消化道症状，如剧烈呕吐、腹痛，粪便呈淘米水样，引起严重脱水及电解质紊乱，严重者可出现休克，昏迷谵语等，患者60—70%死亡。

五、溶血型菌中毒：由马鞍菌所引起中毒，食后6—12小时，除发生急性胃肠症状外，迅速出现溶血型中毒症状，如黄疸、贫血、血红蛋白尿、血尿，除严重中毒者外，死亡率不高。

治疗：

一、排毒、稀释毒素

（一）立即用1：5000之高锰酸钾或用0.5%鞣酸溶液、浓茶水等反复洗胃，洗胃完毕后一次灌入通用解毒粉（活性炭2份，鞣酸1份，氧化镁1份）20克，或活性炭10—20克，（以吸附残留于胃内的毒物），口服蓖麻油15—30毫升，

1949

新　中　国
地方中草药
文　献　研　究
(1949—1979年)

1979

排除进入肠中的毒物，效果较好。洗胃后用肥皂水或温开水灌肠，可反复数次。

（二）输血应视病情而定。一般用5％葡萄糖液或葡萄糖盐水静脉滴注，每日2,000—3,000毫升，严重病人可考虑输血或换血。

二、抢救休克

（一）发生休克时，除补液调整水、电解质与酸碱平衡外，应使用升压药物。一般可用可拉明、新福林。如血压下降显著时，用去甲肾上腺素1—4毫克加入5—10％葡萄糖500毫升静脉滴注，或用血管紧张素 I，每次 1—2.5毫克加入5％葡萄糖500毫升中静脉滴注。

（二）可用氢化考的松100—200毫克或地塞米松5—10毫克加入葡萄糖液中静脉滴注或肌注，每日 2—3次。

（三）心率过快有心肌损害、心力衰竭者，可用强心剂，或较长时间地静滴氢化考的松。

三、镇静、解痉

若出现神经精神症状者，给以10％水合氯醛保留灌肠，或以小量苯巴比妥钠、氯丙嗪治疗。

四、阿托品的应用：如有毒蕈碱症状可给阿托品对抗，0.5—1毫克，每15分钟一次，直至瞳孔扩大，心率增加为止，严重者可给更大量。如同时有毒蕈阿托品症状者，阿托品应慎用。

五、护肝

给高渗葡萄糖注射，维生素B、C、K等。肝昏迷病人用谷氨酸钠或氨酪酸、精氨酸等，给新霉素口服或给氯霉素静滴，并同时给予肾上腺皮质激素及三磷酸腺甙等药

· 112 ·

物。

六、止血

病人主要为消化道出血，可给维生素$K_3$8—20毫克肌注，同时给予安络血。重者可用抗血纤溶芳酸每日0.2—0.6克加入液体中静注。出血溶血和血红蛋白尿者，可给强的松、碳酸氢钠等。

七、中草药

（一）银花一两五钱，生甘草一两，白芷三钱，绿豆四两，水煎温服。

（二）贯众、甘草、半边莲各一两，加兔脑一只煎服（用于绿帽菌中毒的治疗）。

（三）蕹菜（空心菜、蕹菜）鲜茎叶加食盐少许，绞汁，每天二百毫升，重症者四百毫升，二次分服。

八、其它

有人提倡吃生兔脑及兔胃，每日2—3只，连服五日，中毒早期应用效果颇好。兔食毒草，并不引起中毒，有效原因有人认为兔脑内类脂质吸收了毒素，对毒菌有自然免疫力。用毒菌毒素制备抗毒血清用于治疗有良好效果。近年有人拟导用地浆水急救野菌中毒，在毒菌生长处或黄土地挖地三尺，入水一桶，用其黄泥土煎滤液冷服，甚有效。

预防：

一、采集蘑菇时，应请教有经验的人进行鉴别指导。

二、在食用某些不经常吃的蘑菇前，应先给动物（如猫、狗等）试喂，观察两天而无中毒现象时，再考虑食用。

三、毒菌和食菌鉴别目前尚无准确的方法，据记载，毒菌有以下几个特征。

1949

新 中 国
地 方 中 草 药
文 献 研 究
(1949—1979年)

1979

（一）毒菌外观大多色泽鲜艳美丽。

（二）菌盖上有肉瘤，菌柄上有菌环菌托。

（三）菌体多柔软多汁，汁混浊如牛乳，采集后易变色。

（四）与灯心、银器同煮时变绿色或黑色。

（五）味多辛酸苦辣。

第五节　含亚硝酸盐类植物中毒

含硝酸盐丰富的蔬菜有小白菜、韭菜、菠菜等青菜

来源：

青菜类含硝酸盐丰富，当菜蔬腐败变质、或腌制不久，或煮熟后放置过久，在硝酸盐还原菌的作用下，青菜中的硝酸盐可被还原成亚硝酸盐而引起中毒。

毒理作用：

正常人肠道中有硝酸盐还原菌，当人体胃酸过低及胃肠消化功能失调，肠内硝酸盐还原菌大量繁殖；食入含丰富硝酸盐的青菜，可在肠内产生大量亚硝酸盐而引起中毒。因亚硝酸盐吸入血液，即与血红蛋白作用形成高铁血红蛋白，血红蛋白遂失去携带氧的功能，造成全身紫绀，称为肠原性紫绀症。

临床中毒表现：

食入含亚硝酸盐的食物，一般在2小时内即出现症状。表现为精神萎靡不振、乏力、思睡、头晕、头痛、恶心、呕吐、呼吸急促、心悸、脉数。

中毒最显著症状是，口唇、指甲、皮肤粘膜呈青紫色，

· 114 ·

抽出的血液呈紫黑色。

中毒严重者心跳变慢，心律不整，呼吸极度困难，昏迷、惊厥、血压下降，甚至发生肺水肿，呼吸衰竭而死亡。

急救处理：

1. 迅速给予洗胃，及服硫酸镁导泻。

2. 缺氧状态时，鼻管吸氧或用氧气面罩。缺氧严重时可静脉注射细胞色素丙15～30毫克。

3. 血压下降，采取头低脚高仰卧位，帮助活动四肢以促进血液回流。如仍不能保持接近正常水平血压，可在输液液体中加间羟胺或去甲肾上腺素静滴以维持血压。

4. 注射有效解毒剂，1%亚甲兰（美兰），每公斤体重1～2毫克，静脉注射。美兰在血液中经辅酶A还原为白色美兰，白色美兰可迅速将高铁血红蛋白还原为正常血红蛋白。如1～2小时后症状不见好转可重复注射一次。

5. 大量维生素丙有助于青紫症的消失，用50%葡萄糖60～100毫升加维生素丙0.5～1克，可与亚甲兰混合注射。然后再以10%葡萄糖500～1000毫升加维生素丙1克静滴。

预防：

注意饮食卫生，不吃变质的、腌制时间太短的蔬菜，熟菜放置过久均不宜服食。

第六节　含其他有毒成分中毒

地瓜子

学名及别名：

地瓜子(Pachyrhizus erorus(L.)Urb.)，别名 沙葛

1949

新 中 国
地 方 中 草 药
文 献 研 究
(1949—1979年)

1979

子、豆薯子、土瓜子、凉瓜子、葛瓜子、土萝卜子。

来源：

地瓜子为豆科，蝶形花亚科地瓜植物之种子。

成分：

主要含鱼藤酮和类鱼藤酮等有毒成分。

毒理作用：

鱼藤酮对动物有较强的毒性，给予犬静脉注射，致死量为0.3毫克/公斤。鱼藤酮对鱼类的毒力尤强，水中含有35万分之一的量，即可将鱼类杀死。人类误食过量，可致死。

临床中毒表现：

一般表现为头昏恶心，口干，四肢发麻，呕吐腹泻，腹痛。中毒严重者惊叫啼哭，口唇发绀，间断抽搐，呼吸不规则，继之昏迷，甚至死亡。

急救处理：

中毒早期可进行洗胃，给予补液，5％葡萄糖盐水1000～2500毫升。腹痛、腹泻、烦躁时可给颠茄酊，硫酸镁等；出现呼吸不规则时，采用呼吸兴奋剂，如可拉明、山梗菜碱、樟脑磺酸钠、安钠咖等，并注意保温。地瓜子中毒一般以对症处理为主。

预防：

我国南方将地瓜当水果及蔬菜食用，但一般人对地瓜子有毒不可食用则不甚了解。故大凡中毒者多是不知其有毒，或因其保藏不当被小孩误食中毒，因此需要强调，地瓜子要妥善保存，并适当宣传教育，讲明地瓜子不可食。此类误食中毒是完全可以防止的。

· 116 ·

学名及别名：

鱼藤 (Derris elliptica Benbh.) 马来鱼藤 (D. malaccensis Prain.)，别名毒鱼藤、马那卡毒鱼藤。

来源：本品为豆科植物鱼藤及马来鱼藤的干燥根和根茎，系热带之攀缘性木本。常用以毒鱼及农药杀虫。

成分：所含主要成分有四种，鱼藤酮 (Rotenone)，鱼藤素 (Deguelin)，灰毛豆精及毒灰叶酚等皆有杀虫效力。

毒理作用：

鱼藤所含有毒成分中，鱼藤酮杀虫力最强，按其效力指数比较，鱼藤酮400＞鱼藤素40＞灰毛豆精10＞毒灰叶酚1。其对鱼类的毒性也最强，水中含三十五万分之一即可杀死鱼类。然对高等动物及人类的毒性则很低，但大剂量也可致死，如静脉注射毒鱼酮0.3毫克/公斤狗可致死，如口服则为3克/公斤；家兔半数致死量为0.9毫克/公斤体重，静脉给药。对人的致死量约为3.6～20克。

临床中毒表现：

鱼藤口服约一小时后，出现阵发性腹痛，恶心，呕吐，烦燥，呼吸缓慢，肌肉震颤，阵发性痉挛，严重者出现昏迷，因呼吸麻痹，心力衰竭而死亡。

急救处理：

①先进行洗胃，如遇病人不合作时，可皮下注射阿朴吗啡 2—5毫克催吐。

②内服泻盐，鞣酸蛋白或活性炭。

③出现呼吸抑制时吸氧，或进行人工呼吸。

④心衰时给予强心剂，或对症处理。

1949

新 中 国
地 方 中 草 药
文 献 研 究
(1949—1979年)

1979

东绵马

学名及别名：

东绵马 (Rhizoma Dryopteriscrassirhizoma Nakai)，别名野鸡膀子、牛毛广、贯众。

来源：

本品为蕨类叉蕨科植物粗茎鳞毛蕨的根茎及叶柄基部之干燥品。

成分：主要为绵马素，白绵马素等。

毒理作用：

东绵马之根茎用以驱除绦虫，但毒性较大，一般治疗量也可发生中毒。轻度中毒时有头痛、眩晕及反射兴奋性增高，也可有轻度黄疸。严重者则有肝、肾损害、惊厥、意识丧失，呼吸抑制，最后由于呼吸或心力衰竭而致死亡。中毒后恢复缓慢，如病人恢复，可能有一眼或双眼永久性失明者不少见。这可能是绵马对视神经有特殊的亲和力之故。

临床中毒表现：

绵马中毒之轻症有头痛，头晕，腹痛，腹泻，呼吸困难，黄视或短暂失明。中毒之严重者，有谵妄，肌肉抽痛，晕厥，昏迷，黄疸，肾功能损害，呼吸衰竭死亡。

急救处理：

绵马中毒的治疗主要是对症治疗。

①服用盐类泻药，以促进肠道内的毒物排出。但禁用油类泻剂，因油脂类可增进绵马有毒成分的吸收。

②如发生惊厥时，可静脉注射巴比妥盐类控制痉挛。

③出现呼吸抑制，吸氧，用呼吸兴奋剂。或人工呼吸。

④补偿由于呕吐或腹泻而丢失的体液和电解质。

⑤服通用解毒散也有一定效果。

艾　叶

学名及别名：

艾叶（Artemisia　absinthium　L.），别名苦艾、医草、黄草、冰苔、艾蒿。

来源：

本品为菊科，药用其干燥叶片。艾叶为民间常用药，有通经、退热、止痛及止咳平喘等作用。

成分：

艾叶所含成分为艾叶油，系一种挥发油，其中主要含艾苦素、艾苦醇、及有毒之侧柏酮。

毒理作用：

国内资料报导有因艾中毒致死的。一般艾叶药用量不超过10克，过量2—3倍可引起中毒。艾叶油局部对皮肤有刺激性，引起皮肤发热与潮红。艾叶油口服对胃肠道有刺激作用，大量时引起急性炎症，恶心、呕吐。经肠吸收后，在肝脏可引起中毒性肝炎；对中枢神经系统有兴奋作用，大剂量时出现抽搐惊厥。

动物实验，鼠及家兔注射0.03～0.06毫升，5％艾苦素酒精溶液即可产生惊厥。据估计人服干艾叶约100克可能致死，病程经过约5～7天。解剖，可见肝脏肿大。肝细胞原浆内有颗粒样变性或脂肪变性及炎症现象。在脑之灰质或白质之神经细胞有虎斑样物质溶解现象，胶质细胞肥大和增生；由于毛细血管壁受损可有小出血点或软化病灶发现。但

1949

新　中　国
地方中草药
文　献　研　究
(1949—1979年)

1979

这些病理所见尚不能认为是艾叶中毒之特征。

临床中毒表现：

急性中毒时，出现剧烈胃痛，呕吐，腹胀，癫痫样抽搐，皮肤湿冷，心力衰竭等。慢性中毒，主要为神经系统症状，阵挛性强直性抽搐，伴牙关紧闭，弱视，视神经炎，精神错乱等。

急救处理：

将中毒患者安置于暗室中，避免任何刺激。对已出现抽搐的病人，可吸入乙醚或予巴比妥类镇惊。注意给病人保暖，待惊厥停止或控制后才能进行洗胃。内服骨炭粉以吸收残留之毒物，并采取保肝及对症处理的措施。

莽草子

学名及别名：

莽草子（Illicum religiosum Sieb. et Zucc.），别名樒实、鼠莽子、次大料。

来源：

本品为木兰科，其枝、叶、根、果均有毒。我国古代即知鼠莽有大毒。

成分：

莽草子中含有莽草毒素和莽草品毒素。莽草树皮中含有Illicin等。

毒理作用：

莽草子因与大料八角茴香十分近似，每在误食后引起中毒。在农村用10～15％的莽草子水浸液作为蔬菜杀虫剂，食入施过这种农药的蔬菜，易中毒，吃的过多有报导中毒致死

· 120 ·

的。有人服莽草子煎剂过量，遂发生癫痫样痉挛中毒而死亡。

动物中毒试验，死后解剖，见有肺出血性梗塞，胃幽门部、肝、肾、脑等脏器郁血。对狗、猫、家兔、蛙等均引起类似印防已毒素样惊厥，终因呼吸衰竭而死亡。其中莽草毒素为致惊厥成分，Illicin有促进血液凝固的作用。

临床中毒表现：

莽草子中毒多由于冒充八角茴香调味料，误食后引起中毒，一般食后$\frac{1}{2}$～1小时出现中毒症状，中枢兴奋，恶心。呕吐，流涎，腹痛，心跳加速，血压升高。轻者四肢抽搐，重者四肢强直，角弓反张，精神症状，惊厥，瞳孔散大，昏迷，呼吸表浅，脉细弱，血压下降，因呼吸衰竭而死亡。

急救处理：

先进行洗胃，洗胃后灌注碳酸氢钠溶液10克，以降低莽草子的毒性。抗惊厥用巴比妥盐类或水合氯醛。

预防：

莽草子与八角茴香外形酷似，因此须加强市场管理，杜绝以伪品滥充八角茴香大料，收购者应具有八角茴香与莽草子鉴别的知识，一般人的误食中毒就能完全防止。

乌　桕

学名及别名：

乌桕（Sapium sebiferum Roxb.），别名乌树果、乌䄂、琼树、陈子树、血血木、枸树、蜡子树。

来源：

1949
新中国
地方中草药
文献研究
(1949—1979年)
1979

乌桕系大戟科乌桕属，有毒。桕子可治皮肤病及肿毒，根皮有利尿及泻下作用。

成分：

种子含脂肪60%，乌桕木质内含有毒成分不详。

毒理作用：

乌桕之果实、叶及木质内含有毒物质。浙江地区民间习惯用乌桕树作砧板，62年报导即有250余例次中毒，原因是用乌桕木砧板剁肉，木质内所含有毒成分混入食品而发生中毒。

临床中毒表现：

中毒后出现恶心，呕吐，腹痛，腹泻，口干，头昏欲倒，不能站立，头痛，四肢，口唇发麻，面色苍白。

急救处理：

乌桕中毒的处理主要是对症治疗为主，早期进行洗胃，并补充丢失的体液和电解质。给予口服5％颠茄酊10毫升，或阿托品0.3毫克1—2次/日，多数患者待胃肠道反应、恶心、呕吐停止后，其他中毒症状也减轻。

农村还采用针刺治疗，针灸神门、足三里、上脘、中脘，也获得显著疗效。

威灵仙

学名及别名：

威灵仙（Clematis chinensis Osbeck），别名 铁脚威灵仙、小木通、九草阶、风车、黑薇、山辣椒秧子。

来源：

本品为毛茛科植物，其根入药。具有活血通络、抗菌消

· 122 ·

炎作用。

成分：

含白头翁素和白头翁醇。

毒理作用：

威灵仙的嫩枝汁液，对皮肤、粘膜有强烈刺激性。内服对口腔、胃肠道粘膜有刺激，可以引起腹痛腹泻，大便带血等。

临床中毒表现：

威灵仙植物汁液接触皮肤，粘膜能引起肿胀，疼痛。口服对胃肠，口腔粘膜有刺激，引起灼痛，肿胀，出现剧烈腹痛，腹泻，排出黑臭大便，呼吸困难，瞳孔散大，脉缓，严重中毒者十余小时内可发生死亡。

急救处理：

早期中毒，用1:2000高锰酸钾溶液洗胃，再灌服鸡蛋清调水或面糊。补液，静脉滴注葡萄糖盐水。如腹痛剧烈，可予颠茄酊或阿托品处理。

皮肤及粘膜中毒，可用清水、硼酸或鞣酸液洗涤。

除 虫 菊

学名：

除虫菊(Chrysanthemum cinerariaefolii Vistani)。

来源：

本品为菊科植物，白花除虫菊的干燥花头，用作杀昆虫剂。

成分：

主要含除虫菊甲素、乙素及灰菊素甲、乙四种，而除虫

1949

新 中 国
地 方 中 草 药
文 献 研 究
(1949—1979年)

1979

菊素往往是指上列数种成分的混合物。

毒理作用：

其花头可使蚊、蝇、蟑螂立刻醉倒。但对人及牲畜毒性甚小。其杀虫作用是麻痹昆虫的神经，在数分钟内即有效，是立效性驱虫药。昆虫中毒后，开始有呕吐、下拱，身体蠕动，麻痹而死。一般家蝇在10分钟内可全部麻痹，但死亡率仅60～70%。除虫菊对节足动物、鱼类、两栖类、爬虫类均有毒；但对鸟类、哺乳动物毒性较小。

临床中毒表现：

对除虫菊敏感的患者，吸入或接触除虫菊制剂，可以引起皮疹、鼻炎、哮喘等。如系吞服中毒，则出现恶心、呕吐、胃肠绞痛、腹泻、头痛、耳鸣、恶梦、晕厥等。

急救处理：

单纯除虫菊中毒不致对人有生命危险，一般作对症治疗处理。

红 茴 香

学名及别名：

红茴香(Illicium lanceolatum A.C.Smith)，别名山木蟹、土大茴、野茴香、山八角、红毒茴。

来源：

红茴香为常绿乔木，系木兰科八角属植物窄叶红茴香，以根及根皮入药，其果实似茴香。具有活血散瘀、祛痰、镇痛等作用。

成分：

红茴香果实及叶含挥发油，果实、根、及根皮有毒。

毒理作用:

一般用量为 1～3 钱,有病例服用其根 2 两,而发生中毒的。也有报导服红茴香 2 钱、虎杖 3 钱、茜草 3 钱,而引起中毒的。故红茴香服用量过大易致中毒。

临床中毒表现:

头昏、眩晕、恶心、呕吐、出汗,重症者可见抽筋,发绀,呼吸困难,角弓反张,昏迷。甚至可以因惊厥而死亡。曾有病例因肝、肾损害而死亡的。

急救处理:

1. 按急性中毒常规处理,早期洗胃或催吐,导泻。

2. 民间采用生甘草 2～5 两煎服,或用冬青树叶半斤煎水服。还可用红茴香与等量甘草或平地木或杏香兔耳风一同煎服,可预防中毒。

3. 出现抽筋或惊厥时,可给予冬眠灵,或作对症处理。并给输液,补给葡萄糖盐水。

油　桐

学名及别名:

油桐 (Aleurites fordii Hemsl.),别名桐子树、罂子桐、虎子桐、三年桐。

来源:

本品系大戟科植物,药用其叶、根、花及种子。本品有大毒,曾用于治疗痢疾、烫伤等。

成分:

有毒成分为桐子酸及异桐子酸。

毒理作用:

1949

新　中　国
地 方 中 草 药
文　献　研　究
(1949—1979年)

1979

　　油桐的种子最毒，树叶、树皮次之，但其鲜树皮毒性也剧烈。有剧烈的泻下作用。

　　临床中毒表现：

　　食后约半至 4 小时发病。轻症，出现胸闷，头晕、恶心、呕吐、腹痛、腹泻。重症时，出汗多，血性大便，全身痛，乏力，呼吸困难，抽搐，因心脏麻痹而死亡。

　　急救处理：

　　1．洗胃、导泻。服牛奶、蛋清及大量糖水，或饮用淡盐水以促进毒物排泄。

　　2．补液。根据丢失的体液及电解质适当输液。

　　3．出现循环衰竭时，应即采用强心剂。

　　4．民间采用红糖米粥内服或甘草 1 两煎水服。

羊角菜

　　学名及别名：

　　羊角菜 (Rhododendron decorum Er.)，别名白花菜。

　　来源：

　　羊角菜为杜鹃花科大白花菜属植物，某些地区作蔬菜食用，其味鲜美而有毒。

　　成分：

　　成分未明。

　　毒理作用：

　　食用羊角菜时，多因烹调不当，或因食入过多而中毒。食后约半小时到 2 小时出现症状。

　　临床中毒表现：

食后感觉有恶心，呕吐，四肢发麻，视力模糊，头昏，腹痛，心悸，出汗，心律过缓等。

急救处理：

洗胃、输液，口服或注射阿托品等。

毕澄茄

学名及别名：

毕澄茄（Pipers cubeba L.），别名山苍子、山鸡椒。

来源：

毕澄茄系椒科植物，毕澄茄的半成熟果实。其性辛温，有温中理气，消肿理血作用。

成分：

含有挥发油及毕澄茄树脂。

毒理作用：

口服10克以上，可引起胃肠刺激，神经系统症状，呼吸抑制，严重者因呼吸衰竭致死。

临床中毒表现：

平时用量达10克以上即能引起恶心、呕吐、腹泻、关节痛、抽筋、瞳孔缩小、谵妄、昏迷，终因呼吸衰竭死亡。

急救处理：

洗胃，大量饮水。并给予支持疗法、对症处理。

樟　脑

学名：

樟脑（Camphora）。

来源：

1949

新　中　国
地方中草药
文　献　研　究
(1949—1979年)

1979

樟脑为樟科植物樟树中所含的一种萜类衍生物，现已可人工合成。我国台湾盛产樟树，从其木质部及树皮中可制取樟脑。

成分：樟脑为萜类化合物。

毒理作用：

樟脑具有中枢神经兴奋作用，大剂量时可引起惊厥，中毒后是因呼吸和循环麻痹而死亡。

临床报告曾有儿童误服0.75克而造成死亡，而成人有服20克，经抢救治愈的。樟脑在我国医药中已沿用数世纪，儿童误服固体樟脑是临床易见的中毒原因。

临床中毒表现：

大剂量樟脑内服时，上腹部有烧灼感、口渴、恶心、呕吐、耳鸣、前庭功能紊乱，惊厥，幻觉，腱反射亢进，瞳孔散大，眼球震颤，脉数，血压升高，呼出之气有樟脑味。

中毒急救：

1. 催吐。

2. 温水洗胃及导泻。

3. 少尿时加用利尿剂。

4. 出现惊厥，采用乙醚或溴化钠4～10克灌肠，或静脉注射100～300毫克戊巴比妥钠以控制惊厥。

5. 呼吸抑制时，吸氧及人工呼吸。应注意阿片类制剂忌用于呼吸抑制。

羊　蹄

学名及别名：

羊蹄（Rumex japonicus Houtt.），别名土大黄、牛

舌头草、鲜大青叶、羊舌头、野菠菜、羊蹄叶。

来源：

羊蹄为蓼科酸模属植物羊蹄的根或全草入药。本品用作清热，治癣，通便；近年来还用以治疗血小板减少性紫癜。本品有小毒。

成分：含大黄泻素，其茎叶中尚含槲皮甙。

毒理作用：

本品所含大黄泻素，服后作用于大肠有泻下作用。如服食过量则引起重度腹泻，腹胀及胃肠炎。

临床中毒表现：

内服羊蹄块根剂量过大，易引起腹泻、呕吐。羊蹄茎叶用过量，也可引起腹胀、流涎、胃肠炎、腹泻。

急救处理：

1. 服鞣酸蛋白及活性炭以减少毒物的吸收，并止泻。

2. 补液，静脉滴注5%葡萄糖盐水1000～2500毫升。

3. 给予对症治疗。

翘摇草

学名及别名：

翘摇草（Astraglus sinicus L.），别名黄零陵草。

来源：

翘摇草为豆科植物，本品原是一种牧草，牲畜食腐败之翘摇草后，发生一种致命的出血性疾病，称为"翘摇病"。

成分：

在败坏翘摇草中提出一种黄零陵香毒素，后经分离出一种结晶纯品，化学名为3，3′次甲双（4－羟香豆素），简

·129·

1949

新 中 国
地 方 中 草 药
文 献 研 究
(1949—1979年)

1979

称为双香豆素。此物现已能人工合成。这种成分是植物中所含的致出血成分。

毒理作用：

双香豆素亦称败坏翘摇素，具有抗凝血作用，因其化学结构近似维生素K。双香豆素能与维生素K竞争，抑制肝内纤维蛋白的产生。当体内凝血酶元浓度低至正常值的15％以下时，可发生出血疾患。如鼻衄、牙龈出血、血尿等。双香豆素的致死量，对小血管产生广泛而严重的损害，在淋巴组织与骨髓内有毒性病灶，肾小球有肿胀。当注射极大剂量时可使实验动物迅速死亡，死前出现严重的呼吸困难，全身性的血管扩张，高热、心律不齐，搏动停止，以及临死前的窒息性惊厥。出血原因一是凝血酶元过低（即血液性出血），另一原因是血管损伤（即血管性出血）。临床中毒症状中，出血性瘀点或瘀斑即表示有血管的损害。双香豆素是否产生肝损害问题，多数临床研究者认为肝损害是继发性的，可能是肝内局部出血或出血性贫血缺氧所致。

临床中毒表现：

服用双香豆素的治疗量偶尔还出现毒性反应，恶心、呕吐、腹泻，有时还可见到逾量时引起的严重出血，出血可发生在任何部位，常见者为皮肤、粘膜及内脏的出血。大量的无痛性出血是双香豆素唯一的早期中毒症状，而血尿又是最常见的大型出血，它不伴有肾功能障碍，也不致引起死亡。妇女服用此药虽曾发现有子宫大量出血，但一般均见正常。

急救处理：

1. 停药。

· 130 ·

2. 内服中毒应洗胃。并注射维生素K对抗，每2小时一次，每次40毫克，12小时后改为6小时一次。

3. 给予维生素丙，输血。

白　果

学名及别名：

白果（Ginkgo biloba Linn.）。

白果树又名银杏树、京果树、公孙树、飞蛾叶、鸭掌树、鸭脚板、佛指甲、佛指柑、灵眼。

来源：

白果为银杏科植物银杏的成熟种子。银杏树是我国独有的特产植物，全国各地均有栽植，将鲜种子放甑内蒸、晒干或烘干、去外壳，取种仁入药。

成分：

种子核仁中含有"白果中性素"和白果酚酸（Ginkgo-sanre），种仁内含有组织氨基酸、蛋白质等。

毒理作用：

白果的中毒成分是一种白色针状结晶物，叫做"白果中性素"。有的学者认为是银杏酸、银杏酚。其中毒机理尚不太清楚，一般认为最常易损害中枢神经系统。用小白鼠作动物试验，皮下注射"白果中性素"1—5毫克/13克体重时，30分钟后即发生不安、头向下垂、四肢强直、抽搐、肌肉跳动、昏迷等中毒症状，大量可引起延髓麻痹，随即呼吸心跳停止而死亡。白果之果肉鲜嫩可口，最受儿童欢迎，大量一次食用或长期服用，可引起中毒，尤以生食者中毒更著，加热可减少毒性，曾有小儿吃5—10粒中毒死亡者。

1949

新 中 国
地 方 中 草 药
文 献 研 究
(1949—1979年)

1979

临床中毒表现：

白果中毒时，毒性发作的时间没有一定，最长的须经14小时，而最短的仅1小时，平均为3—4小时。中毒后除出现发热、恶心、呕吐；腹痛、腹泻等一般胃肠道症状外，中枢神经系统受到的损害非常明显，如病人常出现头昏、头痛，极度的恐惧感、有时恐惧怪叫，对外界刺激敏感，轻微响声即能引起抽搐，很快出现神志昏迷，口吐白沫，瞳孔散大，对光反应消失，四肢及颈部强直等症象。严重者呼吸困难，发绀，1—2日内死于心力衰竭及呼吸衰竭。

急救处理：

1. 祛除积食：这是最重要的解救方法。因一般患者均在食后3—6小时始发生中毒症状，所以用吐药已无用处，只能给患者灌洗肠胃，同时给以硫酸镁或蓖麻油等轻泻剂，以便将白果由患者的消化道中全部排出，防止毒素的再吸收，以减轻患者的中毒情况。

2. 制止惊厥：应用溴化钠、鲁米那、水合氯醛等镇静剂，以治疗陈挛性惊厥。极度恐惧、烦躁不安或频繁发生抽搐者，可用氯丙嗪注射或作人工冬眠。

3. 稀释毒素：静脉或皮下注射生理盐水及5%葡萄糖盐水，每日500—1500毫升，以稀释毒素及治疗脱水症与酸中毒。

4. 维持心脏机能：静脉注射高渗葡萄糖或皮下注射肾上腺素，以维持心脏机能，如有心力衰竭者可静脉注射毒毛旋花子甙K0.25毫克加50%葡萄糖40毫升。

5. 良好的护理：使病人处于安静环境，避免各种刺激，保持患者的体温，并预防患者发生肺炎，给以适当的抗菌素。

◆ 132 ◆

藤　黄

学名及别名：

藤黄（Garcinia hanburii Hook. fl.），又名　玉黄、月黄、海藤。

来源：

本品系藤黄科植物海藤树之乳状汁液。

成分：

主要含藤黄酸。

毒理作用：

藤黄为峻下剂，中毒量约为 4 克，中毒表现主要为急性胃肠刺激症状。

临床中毒表现：

呕吐、腹痛、腹泻、里急后重等急性胃肠炎症状。

急救处理：

1. 洗胃，服泻盐导泻、补液等。

2. 鸡蛋清多量生服（食不下者冲蛋花服）；或人乳，或牛乳，或豆浆，米泔水，生鸡血，生鸭血，生鹅血，生羊血均可灌服，一则和胃解毒，一则可帮助催吐。

3. 服海蜇可解毒（本草纲目拾遗）。

4. 民间采用花青治疗，服用剂量与所服藤黄剂量相等。

狼毒大戟

学名及别名：

狼毒大戟 （Euphorbia fischeriana Steud.），又称狼毒、猫眼根。

1949

新 中 国
地 方 中 草 药
文 献 研 究
(1949—1979年)

1979

来源：

本品系大戟科植物狼毒大戟的干燥根，产于东北各省及江苏、安徽、浙江等地。

成分：

成分未详，全草均有毒。 一本属多种植物均含有竣泻性树脂及凝血素 (Haemagglutinin)。

毒理作用：

文献记载本品有大毒，除 特殊情况外一般不宜内服。民间常以狼毒研粉，取适量与玉 米粉调匀，作为诱饵，以毒杀鼠类。其毒理作用尚不详。

临床中毒表现：

全草及其乳汁可刺激皮肤 起水泡，误食后口腔及咽喉有刺激感，并出现呕吐，腹痛， 腹泻，出血性下痢等症状，严重时产生狂躁、痉挛。

急救处理：

服毒后8小时内，可用1： 2000～1:5000 的高锰酸钾洗胃。洗胃毕，可给予炭末或浓 茶。根据患者吐泻情况给予输液，并补充维生素丙。对症处理及支持疗法。

细 辛

学名及别名：

细辛 (Asarum heterotropoides Fr. Schmidt var. mandshuricum (Maxim.) Kitag.)， 又名东北细辛、辽细辛、小辛、少辛。

来源：

本品系马兜铃科植物东 北细辛的干燥根及根茎。产于东北之辽宁、吉林两省，以本溪、凤城、西丰和长白山区等地为多。陕西、甘肃等地亦有出产。细辛属植物我国约有25种，如福氏细辛及东北汉城细辛等品种，其成分及效用与东北细辛同。

成分：

东北产细辛所含的成分未详。根加来天民等的报告日本产Asarum Sieboldi Mig 的根中含有3%左右的 Asarinin ($C_{20}H_{18}O_6$)及挥发油，挥发油的主要成分为甲基丁香酸Methyleugenol（占5%），其他为少量的细辛酮 (Asarylketone $C_6H_{16}O$) 及酚性物质 ($C_{10}H_{10}O_4$) 等。细辛属植物的根都有类似的成分。

据赵承嘏、朱任宏氏研究，细辛的药用价值，主要在所含挥发油，在蒸气蒸馏所得油类中，分离得数种有机酸类，落烯，一种酚类 ($C_{10}H_{10}O_4$)，一种酮类 ($C_{10}H_{14}O$)，甲基丁香酚及一种非挥发中性结晶物 ($C_{10}H_9O_3$)。据日本学者的研究细辛含精油约3%，油中主要成分为甲基丁香酚（50%），细辛酮，软脂酸等。

毒理作用：

细辛挥发油对金线蛙、白鼠、家兔等的作用，初呈一时性的兴奋，而后陷于麻痹状态，随意运动减退，反射运动亦次第减退，而陷于一种完全麻痹状态，终至呼吸停止而死亡。据阎应举氏研究，细辛对小白鼠灌胃与静脉注射的半数致死量 (LD_{50}) 分别为123.75毫克/10克及7.78毫克/10克。灌胃给药后5分钟，小白鼠呈现极度不安现象，即发生四肢痉挛，昏倒，经1—2小时后小白鼠因呼吸抑制而死亡。呼吸停止后，立刻解剖，见心脏仍然搏动。静脉注射引起的死

1949

新 中 国
地 方 中 草 药
文 献 研 究
(1949—1979年)

1979

亡均发生于用药后1—2分钟内，死亡前也有上述症状。给家兔静脉注射1克/公斤注射后，立即呈现四肢痉挛，角弓反张，经6—7分钟因呼吸停止而死。此外，细辛尚具有局部麻醉作用。

临床中毒表现：

服细辛过量中毒，出现头痛、呕吐、出汗、烦躁不安、面赤、呼吸迫促、脉数、颈项强、瞳孔散大、体温、血压均升高。继之、出现牙关紧闭、角弓反张、意识不清、四肢抽搐，最后可因呼吸麻痹死亡。

急救处理：

1. 细辛中毒尚无特效疗法，一般以对症处理为主。

2. 控制抽搐，可静脉注射戊巴比妥纳0.3～0.5克，或用乙醚、水合氯醛、副醛等以制止惊厥。

3. 抽搐制止后即可用高锰酸钾1:2000溶液洗胃。

4. 出现意识不清，昏迷时；中医辨证认为是毒邪内入营血，清窍不通。治宜芳香开窍，清营凉血、安神镇惊。用安宫牛黄丸一粒、苏合香丸一粒，加水50毫升烊化，鼻饲。再投扶正解毒剂，西洋参一钱、北五味子一钱、麦门冬三钱、生石膏八钱、生甘草一两、羚羊角一钱，加绿豆汤共煎至300毫升，鼻饲。内蒙古商都县医院抢救一例细辛过量中毒，取得明显疗效。患者清醒后再予金银花五钱、连翘五钱、生石膏四钱、西洋参一钱、生甘草一两、生地黄三钱、丹皮三钱，继续扶正解毒，以善其后。

5. 尿闭时，应进行导尿。因细辛中毒后，往往见有抑制尿排出现象，有小腹膨隆。尿闭时，应及时导尿。

侧柏叶

学名及别名：

侧柏叶 (Platycladus orientalis (L.) Franco)，又名扁柏叶、扁柏、柏树叶、香柏叶。

来源：

本品为柏科植物侧柏的叶，其干燥枝、叶入药。

成分：

侧柏枝及叶中含松柏苦味素、侧柏酮、槲皮甙、小茴香酮等、叶中尚含扁柏双黄酮。

毒理作用：

侧柏酮系大脑惊厥剂，为大脑皮层运动中枢的兴奋剂，主要中毒症状为癫痫样发作。

临床中毒表现：

腹痛、腹泻、吐白沫、呼吸困难、肺水肿、强直性或阵挛性惊厥、昏迷，因循环衰竭死亡。好转者尚可引起少尿、尿闭、尿毒症、膀胱炎、膀胱坏死。

急救处理：

洗胃、服通用解毒粉（见 111 页）解毒。大量输液，防治肺水肿。

松节油

学名及别名：

松节油(OLeum Terebinthinae)，别名松郎头、松节等。

来源：

1949

新 中 国
地 方 中 草 药
文 献 研 究
(1949—1979年)

1979

本品系松科植物油松、马尾松、云南松、以及其他松属植物树干取得的油树脂，通蒸气溜出的挥发油。

成分：

本品含有 2 及 β-蒎烯（$C_{10}H_{16}$）90% 以上，另有少量 1-莰烯（樟脑烯），二戊烯等。2-蒎烯约占 58—65%，β-蒎烯约占30%，多为左旋体。

毒理作用：

吞服 8 毫升左右的松节油可产生蛋白尿，对人的致死量可达数两，在空气中的最大安全浓度为 100P.P.m.，松节油通常用作皮肤刺激剂，可以通过皮肤吸收，使肾小球发生变性，引起肾小管坏死，对胃肠道刺激亦很严重。

临床中毒表现：

大量误服后，可引起口、咽、胃灼热、呕吐、肠绞痛、腹泻、脉速、皮肤冷湿、紫绀呼吸缓慢不规则，呼吸有特殊臭味，可致肺水肿、眩晕、嗜睡或激动。共济失调，昏迷，肾脏损害等。

急救处理：

高锰酸钾洗胃，服泻盐导泻，大量补液，肠绞痛可服复方樟脑酊，其余对症治疗及支持疗法。

薄荷脑

学名：

薄荷脑（Mentholum）。

来源：

薄荷脑系薄荷油的主要成分，由薄荷通水蒸气蒸馏，得薄荷原油（即挥发油），油中含薄荷脑60～70%，以冰及食盐寒剂冷却，析出一部分薄荷结晶。

成分：

本品系醇的化合物，其分子式为$C_{10}H_{18}OH$。

毒理作用：

大量误服可引起中枢麻痹，特别是延脑中枢。

临床中毒表现：

误服薄荷脑或薄荷油可致中毒，主要为消化系统刺激症状及神经症状，对心脏可能有抑制作用。表现为恶心，呕吐，眩晕，眼花，手足麻木，血压下降，昏迷等，大多可于数小时内恢复。

急救处理：

洗胃，服泻盐导泻，大量饮水及输液，昏迷者给予兴奋剂安纳咖，尼可刹米等。

1949

新 中 国
地 方 中 草 药
文 献 研 究
(1949—1979年)

1979

第五章 动 物 类

河 豚

学名及别名：

河豚 (Sphoroides Vermicularis T. and S)，别名鲀鱼、吹肚鱼、气泡鱼、连巴鱼、台巴鱼。

来源：我国沿海各地及长江下游一带均有大量捕获。由于河豚肉质鲜美，人爱食用，但某些脏器及组织中有剧毒，故常引起中毒，若救治不及时常导致死亡。

成分：

河豚毒素在卵巢提出者，为一种有机盐基，能治疗各种疼痛及皮肤搔痒、痉挛、阳萎、夜尿症等。

毒理作用：

河豚毒素主要有两种，其中河豚酸易溶于水及60%酒精。毒素主要存在于卵巢、睾丸，肝脏中，其次为皮肤、血液、眼球及脑髓等。另一种为河豚毒素，属动物性碱性物质，其水溶液为中性，对生物碱试剂不发生任何沉淀及颜色反应。

毒性作用主要表现为神经中枢与神经末梢麻痹，一般先是感觉神经麻痹，继而运动神经麻痹，使肢体无力，甚至不能运动。血管中枢麻痹引起血压下降、脉搏迟缓。呼吸中枢麻痹，而导致呼吸停止而死亡。此外，毒素还作用于胃肠粘膜，引起急性胃肠炎症状。

临床中毒表现：

潜伏期约为30分钟至三小时。病情发展极速，严重者常在食后数十分钟即有明显症状。开始多为上腹部不适、口渴、唇发麻、眼睑下垂；偶而有咽喉刺痛、恶心、呕吐或腹泻，四肢乏力、发冷，唇、舌和肢端感觉麻木。严重者可出现四肢肌肉麻痹，引起运动不协调，出现酒醉步态，甚至瘫痪；继而语言不清，呼吸变浅慢、不规则，血压、体温下降，昏迷，瞳孔散大，最后出现呼吸麻痹等严重症状。

急救处理：

1. 立即用1:5000高锰酸钾或0.5%活性炭悬液洗胃。催吐常用1%硫酸铜50～100毫升口服。高位清洁灌肠。口服硫酸镁导泻。

2. 静脉输入高渗或等渗葡萄糖溶液，以促使毒素尽快排出。

3. 用中药鲜芦根二斤捣汁服。

4. 氧气吸入。呼吸浅可用山梗菜碱、尼可刹米、苯甲酸钠、咖啡因交替注射，呼吸频于停止时，应行气管插入及人工呼吸。

5. 血压下降，可用去甲肾上腺素1～2毫克加入200毫升液体静脉滴入。

预防：

加强卫生宣传。食品加工部门集中处理河豚，彻底做到去头、去皮、去内脏。鱼肉反复清洗，加碱制成罐头或煮熟后出售。

河豚种类很多，其中双斑东方鲀及条纹东方鲀则禁止食用。

新鲜的河豚鱼，毒素可进入鱼肉，绝对不可食用。

1949

新 中 国
地 方 中 草 药
文 献 研 究
(1949—1979年)

1979

去除的河豚鱼头、皮、内脏，血液及漂洗的水不可喂饲牲畜，也不可随便抛弃，以免误食中毒。

蟾　蜍

学名及别名：

中华蟾蜍(Bufo bufo gargarizans Cantor)或黑眶蟾蜍(Bufo melanostictus Schneid.)，别名蟾酥、癞蛤蟆浆。

来源：

为脊椎动物蟾蜍耳腺分泌的浆质制品。产于我国河北、山东、江苏、四川等省。将蟾蜍捕取后，用牛角或金属制成的刮刀，把蟾蜍眉间的白汁分泌液压出，盛于盆内，并拌以适量面粉，晒至七成干时作成圆饼，中留小孔，套以绳索悬挂檐下，经风吹干燥后，即为成品。

成分：

蟾蜍为有毒的复杂有机结合物，是一种强心中药，其有效成分为强心貳，名曰蟾蜍毒素 Bufotoxin。蟾蜍中含有蟾蜍毒、蟾蜍素 Bufogin，蟾蜍配基 Bufolin、胆固醇、蟾蜍胺 Bufotenine 及肾上腺素等成分。前三种有强心作用，后二种有升血压作用。

毒理作用：

蟾蜍对心脏的毒理作用，类似洋地黄配醣体，其作用机理系通过迷走神经中枢或末稍，并可直接作用于心肌。蟾蜍中毒与洋地黄中毒的表现相似，但蟾蜍毒排泄迅速，无蓄积作用。此外，蟾蜍尚有催吐、升压，刺激胃肠道及对皮肤粘膜的麻醉作用。

临床中毒表现：

·142·

蟾蜍中毒主要由于临床用药过量或煮食蟾蜍所致。多在½至一小时内发病，少数可迟至二小时左右，其主要中毒表现如下：

1. 消化系统：发生频繁的恶心、呕吐，先吐清水，继之吐出胃内食物、胃液、胆汁，甚至吐出血液。腹痛、肠鸣、腹泻，粪呈稀水样，严重者可致失水。

2. 循环系统：常有胸闷、心悸、心动缓慢伴有心律不齐，少数出现脉搏细弱、轻度发绀、四肢冰冷、血压下降等休克征象。心电图检查显示不同部位和不同程度的传导阻滞：

（1）房室传导阻滞，轻者表现为心动过缓和不齐。

（2）房室传导阻滞，由 I、II 级到 III 级。

（3）室内传导阻滞，右束枝传导阻滞为主；此外，尚可有心房颤动和房室脱节，过早搏动与心动过速则少见。ST段压低与倒置，酷似洋地黄所致的ST—T改变。

3. 神经系统：头晕、头痛、口唇或四肢麻木、嗜睡、出汗、膝反射迟钝或消失较多见。少数病例由于心律紊乱可出现心源性脑供血不足——而有惊厥。

中毒症状一般在治疗后 1～12小时内消失。

治疗：

1. 立即用1:5000的高锰酸钾液洗胃，然后用硫酸镁20～40克导泻。

2. 肌肉或静脉注射阿托品0.5～1毫克，每隔2～3小时可重复注射，以抑制迷走神经兴奋，改善心肌的传导功能。

3. 呕吐或腹泻频繁者，静脉滴注 5％葡萄糖盐水1,000～2,000毫升，可加氯化钾1～2克。嗜睡者酌用中枢兴奋药，发热者加用抗菌药。可试用大量维生素丙及乙$_1$。

· 143 ·

1949

新 中 国
地 方 中 草 药
文 献 研 究
(1949—1979年)

1979

4. 严重心律紊乱经过阿托品治疗未见好转，或有心源性脑缺氧综合征潜在威胁者，可加用异丙肾上腺素等药物治疗。

预防：

1.不要煮食蟾蜍，以免中毒。因为根据国内报导，多数蟾蜍虽已除去头皮，但煮食后仍见中毒，是否由于蟾蜍肉被污染，或蟾蜍肉、及肝卵等内脏本身也含毒素，尚待进一步研究。

2. 使用含有蟾蜍成分之药物治疗疾病时应提高警惕，发现中毒，及时处理。其中毒引起之呕吐与腹泻，颇似一般食物中毒，应仔细检查心脏常可发现疑点。

斑　蝥

学名及别名：

斑蝥 (Mylabris)，别名斑猫、斑毛、盘蝥虫。

来源：

本品系节肢动物昆虫纲、鞘翅目、地胆科 (Meloidae) 昆虫苦苣斑蝥 (小斑蝥) Mylabris Cichonii Fabricius 或斑蝥 (大斑蝥) M.Sidae Tabricius的干燥虫体。

成分：

含斑蝥素 (Cantharidin, $C_{10}H_{12}O_4$) 约 $1 \sim 1.2\%$。斑蝥素呈无色晶体，系斑蝥酸的丙酐，虫体中同时含有斑蝥素与斑蝥酸的盐类（钾盐）。斑蝥素加碱液处理后，成为可溶性的斑蝥酸盐，但其溶液如经酸化，斑蝥素即重行析出。

毒理作用：

斑蝥素不溶于冷水，微溶于醇、热水，能溶于丙酮，稍溶于乙醇，但易溶于油脂。是一种刺激药。用于局部可引起

· 144 ·

烧灼疼痛，发红及其他炎症。被皮肤粘膜吸收后，主要作用在泌尿生殖器方面，刺激肾脏及尿路而引起炎症。

临床中毒表现：

常于服斑蝥10分钟至二小时出现恶心、呕吐、流涎，轻则呕吐液体或食物残渣，重则吐血水及血块，泌尿系统症状多在2～10小时后发生，轻则少尿、尿痛、尿频、少量蛋白及血红球，重则肉眼血尿及蛋白尿持续很久。对皮肤粘膜的刺激为充血水疱，严重者口、唇、舌、咽等部粘膜糜烂、发生溃疡。血象为暂时性的炎性反应，白血球总数及中性球增高，病情好转后即趋正常。

治疗：

中药可用止血解毒方剂，下列诸方可以选用。

1. 银花二两，连翘一两，紫花地丁一两，淡竹茹一两，蒲公英一两，甘草七钱，地榆七钱，滑石一两，桔梗七钱。

2. 绿豆一两，甘草三钱，黄连一钱。

西药可选用青霉素肌注，以预防感染。内服氢氧化铝合剂，10毫升一日三次。颠茄片，每日三次，每次二片。维生素K 8毫克，肌肉注射。25％葡萄糖40毫升，静脉注射，生理盐水葡萄糖1,000毫升静脉滴注。同时可给蛋白水、果汁水饮用。亦可给予口服液体石腊，每日三次，每次10毫升。保持口腔清洁，可用4％硼酸水漱口。对于舌或口唇有糜烂或起大水疱者，涂以龙胆紫。

预防：

斑蝥产于江苏苏州、镇江、南京，安徽蚌埠，山东、山西、湖南、湖北等地。一般生于黄豆田内，于八至九月间，在早晨露水未干时（因为它飞不起来）捕捉。若用手捉，一

1949

新 中 国
地 方 中 草 药
文 献 研 究
(1949—1979年)

1979

定要戴手套，以防受害皮肤刺激而发泡。或者用竹制钳子摄捉亦可。

应严格掌握适应症和剂量以及应用方法。因本品有毒，外用可以治疥癣、恶疮瘰疬，内服治狂犬毒（疯狗咬伤）。每次用量仅 3～5 只或 1～2 分，凡体虚及孕妇忌用。

鱼　胆

学名及别名：

鱼胆（Fel piscis），别名鲤鱼胆、鳜鱼胆、鲫鱼胆、鲩鱼胆、草鱼胆。

来源：

鱼胆为脊椎动物鱼纲多种鱼的新鲜或阴干的胆汁。四季均可采用，用新鲜胆汁或胆汁倒入瓶内阴干后，研成粉末用。

临床中毒表现：

潜伏期多为 2～7 小时，多数病人均有恶心、呕吐、腹痛、腹泻等胃肠道症状。由于腹痛、呕吐剧烈，致使临床可误诊为胆石症或幽门梗阻等急腹症。呕吐症状，可持续 3～9 天之久，肾功能损害表现为非蛋白氮和肌酐的升高，非蛋白氮可达100%毫克以上，持续时间较肝功损害长久。体温多为中等低热，持续时间约为 3～11天。肝脏多有轻度肿大，可有轻度黄疸及肝功能损害。

治疗：

因中毒机制目前尚不明，故主要是对症治疗。无尿或非蛋白氮高的和有酸中毒的，按急性肾功能衰竭处理。

预防：

动物胆汁治疗疾病由来已久，而且非常广泛。除多种鱼胆外，鸡、鸭、牛、羊等动物胆汁亦可入药治疗疾病。因其性味苦寒，故有清热通便等作用，发生中毒者并不多见，故中毒显然与鱼的种类差别有关。广东报告的三例均死亡，均为吞服十斤以上鲩鱼的苦胆；重庆报告的三例均系生吃草鱼苦胆致病，鱼的重量在 2～5 斤之间。

为了贯彻执行 **"预防为主"** 的方针，今后除了医疗科研单位继续进行研究外，应向群众宣传禁吃鲩鱼胆和草鱼胆。

蜂 蜜

学名及别名：

蜂蜜 (Mel)，别名蜂糖、蜜糖、石蜜。

来源：

本品系节足动物昆虫蜜蜂的蜂窝中酿成的糖类物质精制而得。蜂蜜本为调味之食品，亦可入药作治疗用，例如蜜煎导法可通大便。蜂蜜亦可作赋形药以制丸剂，而且此种丸剂还有防腐作用，可以经久不坏。但由于蜜蜂所采之花粉，随着植物种类之不同，所酿之蜜质量亦不同。若是蜜蜂采了含有毒物之花粉，则所酿之蜜人食用了则可引起中毒。

成分：

含转化糖（即葡萄糖及果糖的混合物）70～80%，水分14～20%，以及少量蔗糖、挥发油、有机酸、花粉粒，此外尚含微量泛酸、烟酸、乙酰胆碱及维生素甲、丁、戊等。若是蜜蜂采了附近有毒植物的花粉，则含有该植物之有毒物质。

临床中毒表现：

· 147 ·

1949

新　中　国
地方中草药
文　献　研　究
(1949—1979年)

1979

由莨菪和蔓陀罗花粉所酿之蜜中毒，一般在吃蜜后1～11/2小时后，出现头痛、头晕、咽喉发干、口渴。继之出现兴奋、谵妄、幻觉、瞳孔扩大、上肢舞动，阵发性痉挛。若值妊娠晚期，则可能引起早产。临床症状之轻重，与服用有毒蜂蜜之多少有关。即服用之量越少，症状越轻。

治疗：

见莨菪、蔓陀罗中毒项下（第29页）。

预防：

应禁止在生长莨菪和蔓陀罗等杂草处配置蜂群。我国古代药学家陶宏景氏早就认为"诸蜜例多添杂，不可入药。必须亲自看取，乃无杂耳。"

毒蛇咬伤

毒蛇咬伤常见于我国南方农村、山区和沿海一带，夏秋季节发病较多。

分布在我国的毒蛇目前已知有47种之多，主要隶属于眼镜蛇科、海蛇科、蝰蛇科和蝮蛇科。在我国较常见且危害较大的毒蛇，主要有眼镜蛇、眼镜王蛇、银环蛇、金环蛇（属眼镜蛇科）、海蛇（属海蛇科）、蝰蛇（属蝰科）、蝮蛇、五步蛇、竹叶青、龟壳花蛇(属蝮蛇科)等。眼镜蛇、眼镜王蛇、金环蛇、银环蛇主要分布于长江以南。蝰蛇分布于广东、广西、福建和台湾。蝮蛇分布最广，特别在平原、丘陵地区较多。五步蛇、竹叶青、龟壳花蛇主要分布于长江流域和东南沿海各省。海蛇分布于我国近海。

成分：

蛇毒成分比较复杂，主要为蛋白质、多肽类和多种酶组成。

毒理作用：

蛇毒中主要有毒成分有神经毒、心脏毒、出血素和各种酶。神经毒对中枢神经系统、周围神经、神经肌肉的传导机能等有选择性的毒害作用，引起惊厥、瘫痪和呼吸麻醉。心脏毒对心肌有显著的毒性作用，引起心律紊乱、传导阻滞、循环衰竭和心脏骤停等。出血素为一种血管毒，因破坏血管壁细胞引起血管壁损伤而出血。磷脂酶A因水解红细胞膜中的磷脂和使卵磷脂转变为溶血卵磷脂而引起出血。蛋白酶溶解蛋白质，引起血管壁通透性增加，血浆外渗、出血和组织坏死。此酶既可溶解纤维蛋白原，具有抗凝作用，又可使纤维蛋白原转变为纤维蛋白及凝血酶原转为变凝血酶，而有凝血作用。三磷酸腺甙酶因水解三磷酸腺甙，引起三磷酸腺甙缺乏，影响体内物质合成所需的能量供应，特别是乙酰胆碱的合成受到障碍。透明质酸酶溶解细胞和纤维间透明质酸凝胶，破坏透明质酸屏障，使蛇毒迅速向组织内扩散。其他尚有氨基酸酶、磷酸酶、核甙酸酶、肽链内断酶、肽链端解酶等。

由于蛇毒作用，体内释放组织胺、迟缓激肽、肝素、腺甙等有害物质，进一步加重病理变化。

临床中毒表现：

由于毒蛇种类不同，其毒液的组成成分各异。因此，引起的临床表现也各不相同。兹按蛇毒的作用类型，把临床表现分为神经毒、血循毒和混合毒三种。

1．神经毒症状

主要由银环蛇、金环蛇和海蛇咬伤引起。被咬伤后，局

1949
新 中 国
地方中草药
文 献 研 究
(1949—1979年)
1979

部症状不明显，仅有麻痒感。一般咬后 1～3 小时才出现全身中毒症状。一旦发病，病情迅速发展，出现视力模糊、眼睑下垂、声音嘶哑、语言和吞咽困难、共济失调、牙关紧闭等。严重者有肢体瘫痪、惊厥、昏迷、休克、呼吸困难等。神经毒的病程较短，一般能渡过 1～2 天危险期后，很快痊愈。

海蛇蛇毒主要破坏横纹肌，引起横纹肌瘫痪和肌红蛋白尿。病愈后肌力的恢复较慢。

2. 血循毒症状

主要由蝰蛇、五步蛇、竹叶青等咬伤所引起。蛇咬后局部刺痛，肿胀明显，并迅速向肢体上端蔓延，伴有出血、水疱或局部组织坏死等，附近淋巴腺肿痛，全身症状有发热、心悸、烦躁不安、谵妄、便血、血尿、少尿或无尿。检查全身有皮肤粘膜瘀点和瘀斑、心律紊乱、黄疸和贫血等溶血表现，严重者有循环衰竭和肾功能衰竭等。

3. 混合毒症状

主要由眼镜蛇、眼镜王蛇、蝮蛇等咬伤引起，对神经系统、血液和循环系统损坏的症状均能出现，但主次不同。

（1）眼镜蛇毒

以神经毒为主，故神经毒症状较突出。被咬后局部疼痛、红肿，并迅速向肢体上端蔓延。局部常有水疱、血疱和组织坏死，附近淋巴结肿痛。全身症状有头昏、困倦、发热、肌肉无力、牙关紧闭、语言障碍、吞咽困难、口吐白沫、休克、昏迷以至呼吸麻痹等。

（2）蝮蛇毒

以血循毒为主，故血循毒症状突出。蛇咬后局部肿胀、

· 150 ·

疼痛，肿胀向整个伤肢蔓延，伴有水疱、血疱、瘀斑等，附近淋巴结肿痛。全身症状有头晕、嗜睡、腹痛、全身肌肉痛、眼睑下垂，视力模糊、复视（为蝮蛇咬伤特点之一）、张口和吞咽困难、颈项强直、心动过速和心律紊乱、血红蛋白尿。严重者有惊厥、昏迷、休克、呼吸麻痹、心跳骤停、急性肾功衰竭等。

治疗：

1. 防止毒液扩散和吸收

（1）结扎

受伤后立即用止血带或橡胶带结扎伤口的上方，以阻止毒液吸收。如伤在足背，则在踝关节上端和膝关节下端结扎；如伤在手背，则在腕关节上端肘关节下端结扎。结扎紧度以阻断淋巴和静脉回流为度。结扎后每20分钟放松 2～3 分钟，以免肢体因循环障碍时间过长而坏死。待急救处理结束后可以解除。

（2）冲洗伤口

在田野、山林咬伤，立即用泉水或冷开水冲洗，有条件时用生理盐水或 0.1% 高锰酸钾液冲洗，以洗掉伤口外表毒液，如伤口有毒牙残留，应及时挑出。

（3）扩创排毒

结扎和冲洗之后，用消毒的手术刀，按毒牙的方向纵切开。如无毒牙发现，则作十字口切开，切开不宜过深，只要使淋巴液外流，促使毒液排出即可。并在患者的指间（八邪穴）或趾间（八风穴）及伤口附近的肿胀部位用粗针刺入，以加速毒液外流。随后用拔火罐、吸引器或吸奶器等方法反复多次的吸引伤口，尽量吸出毒液。如无以上条件时，可直

1949

新 中 国
地方中草药
文 献 研 究
(1949—1979年)

1979

接用口吸吮，但吸吮者的口腔粘膜要无破损，牙齿也无病灶等。吸后伤口要消毒，吸者要漱口。最后把患肢浸在约 2％冷盐水中，自上而下的以手指不断的挤压排毒约 20～30 分钟，伤口用湿敷，以利毒液继续流出。

（4）局部降温

早期冷敷患肢周围，可减慢毒液吸收。

2．解毒措施

（1）中草药

经过以上急救处理后，按当地现有条件，立即选用药物解毒。民间常用的有效鲜草药有七叶一枝花、八角莲、半边莲、田基黄、白花蛇舌草、白叶藤、地丁草、两面针、青木香、鬼针草、黄药子、蛇莓、徐长卿、墨旱莲等。

取以上草药新鲜者 1～数种，等量，洗净，捣烂，取汁，每次40～50毫升，日服 4—6 次，首剂加倍，并取其渣敷伤口周围（不能盖伤口，以免妨碍毒液外流）及肿胀部，干后即换，日敷多次。

（2）蛇药

为中草药制成的成药，目前已有的蛇药有南通蛇药、群生蛇药、上海蛇药、湛江蛇药等。可口服或外敷用，也有针剂。

（3）抗蛇毒血清

早期应用效果较好，分单价和多价二种，单价者只对同类毒蛇咬伤有效。多价抗蛇毒血清含有多种抗蛇毒血清，如蝮蛇、眼镜蛇、银环蛇的多价抗蛇毒血清，对其中任何一种毒蛇咬伤均有效。一般单价较多价效果好。应用前必须作皮肤过敏试验，反应阴性者才可应用。可皮下、肌肉、或静脉

·152·

注射，而以静脉注射作用快而效果好。一般注射一次，重者可重复应用。上海生产的抗蝮蛇蛇毒血清，一次量10毫升与生理盐水20毫升静脉注射。

3. 减轻中毒反应和组织损害

肾上腺皮质激素对减轻中毒反应和组织损害有良好作用，可用氢化可的松或地塞米松于葡萄糖液内静脉滴注。并用三磷酸腺甙、辅酶A、正规胰岛素和维生素丙等于25%葡萄糖液内静脉滴注。应用利尿剂、甘露醇等促使毒素迅速排出。急性溶血和血红蛋白尿患者，可用右旋醣酐、肾上腺皮质激素等保护红细胞，并同时采用碳酸氢钠硷化尿以减少血红蛋白沉积，防止肾功能衰竭。

4. 严重征象的处理

（1）呼吸衰竭

用氧气吸入，用可拉明等呼吸兴奋剂在葡萄糖液内静脉滴注，并服参附汤等。随时纠正患者缺氧和二氧化碳滞留现象，包括积极供氧，加强通气，促进二氧化碳排出等。若出现呼吸麻痹，应立即作气管插管，以人工氧维持呼吸，同时静脉推注可拉明等呼吸兴奋剂。如呼吸在短期内不能恢复者，应作气管切开术，以人工加压呼吸或自动呼吸器代替患者呼吸，以渡过危险期。

（2）休克

补充血容量，应用升压药物如阿拉明、恢压敏、新福林等于葡萄糖液内静脉滴注。如效果不佳时，可配用肾上腺皮质激素。

（3）急性肾功能衰竭

根据尿量，限制进液量。早期可用利尿合剂、甘露醇等

1949

新 中 国
地 方 中 草 药
文 献 研 究
(1949—1979年)

1979

保护肾脏，促进利尿。并用苯丙酸诺龙或丙酸睾丸酮等以抑制蛋白分解，减轻氮质血症。有尿毒症或高血钾症者，经过一般治疗无效时，应及时作透析疗法，如腹膜透析等。

5．其他

伤口有感染，可给抗菌药物。预防破伤风，可注射破伤风抗毒血清1500单位。注射前要作皮肤过敏试验。

在野外如条件困难时，蛇咬后也可用火柴烧灼伤口，以破坏蛇毒，并在伤口上方用带结扎，然后急送附近医疗单位进行处理。

预防：

首先需要识别和消灭毒蛇。

1．识别毒蛇

（1）毒牙

有无毒牙是区别毒蛇与非毒蛇的主要点，毒牙是中央有管或上边有沟的二只大门牙，并与毒腺相连。

（2）头部形状

毒蛇的头部大多数呈三角形，但眼镜蛇、金环蛇、银环蛇的头不呈三角形。眼镜蛇看到人时就竖起上半身，颈部膨大，嘴里有"呼呼声"。金环蛇和银环蛇体表有特殊环状色彩可资识别。

2．消灭毒蛇

可以根据毒蛇的活动规律进行捕杀。通常在春暖后毒蛇开始出洞活动，这时在洞口附近寻找捕杀。夏秋季节是毒蛇最活跃的时期，在田间、田边较多，可搜查捕杀之。冬季毒蛇进洞冬眠，可挖洞捕杀之。

3．个人防护

·154·

在毒蛇分布地区，在夜间外出时要穿上厚长裤、长袜，戴帽子，手拿木棒和手电筒或提马灯，以便"打草惊蛇"。

蜈蚣咬伤

蜈蚣有一对尖形腭牙，其毒液顺尖牙注入被咬者皮下。

临床表现：

小蜈蚣咬伤仅产生局部刺痛及红肿。热带型大蜈蚣咬伤可引起局部坏死、淋巴管炎、发热、头晕、头痛、恶心、呕吐等全身症状。

治疗：

1. 立即用肥皂水、3％氨水或5％碳酸氢钠溶液洗净伤口，用下述任何一种草药：鲜扁豆叶、鲜蒲公英、鱼腥草、芋头捣烂外敷，或用南通蛇药外涂伤口周围。

2. 冷敷，或用0.25～0.5％普鲁卡因作伤口周围封闭。

3. 剧痛者，可注射杜冷丁或吗啡。

蝎子螫伤

蝎子分布在温暖而干燥的地区。蝎子尾部末节有一弯刺与毒液腺相通，尾刺螫人时毒液注入人体，作用于神经和心脏。一般不足致死，仅局部疼痛，持续数小时。

临床表现：

小蝎子螫伤仅引起局部烧灼痛及红肿。大蝎子螫伤除局部发炎外可引起全身症状如流涎、流泪、畏光、恶心、呕吐、口与舌肌强直性麻痹、头昏、头痛、嗜睡；出汗、呼吸急促、脉搏细弱，有时可引起胰腺炎、蛋白尿或糖尿。严重的蝎子螫伤中毒多见于幼儿，可有惊厥、昏迷，直至呼吸和

1949

新　中　国
地方中草药
文　献　研　究
(1949—1979年)

1979

循环衰竭。

治疗：

蝎子螫伤除局部发炎外，一般无碍生命。重症或幼儿螫伤，应按毒蛇咬伤的治疗原则，积极处理。

1．迅速拔出毒针，局部冷敷或喷以氯乙烷，螫伤上方可缚以止血带，或用0.25～0.5％普鲁卡因封闭。清除毒液可切开螫伤处，先以氨水、石灰水或高锰酸钾溶液冲洗，然后以口吮或火罐吸出。

2．局部敷药

取南通蛇药数片，用冷开水调成糊状在伤口周围约三厘米外敷成一圈，也可选用明矾粉调醋、雄黄及枯矾（即明矾加热熔化后的干粉）各半调水，或大蜗牛一只连壳捣烂外敷伤口，均可止痛祛毒。中草药如蛇莓、薄荷叶、大青叶等亦可捣烂外敷。

3．严重中毒者，可用特效抗蝎子毒血清或肾上腺皮质激素。

4．对症治疗及支持疗法，如止痛、抗惊厥、补液等。

毒蜘蛛螫伤

临床表现：

一般蜘蛛螫伤，毒性不大，只在局部引起疼痛、发炎或坏死。但"黑寡妇"蜘蛛的毒液含有一种神经性毒蛋白。螫伤处可呈苍白、发红或起荨麻疹，局部疼痛或无痛。全身症状以儿童为最显著，可有软弱、眩晕、恶心、出汗谵腹肌痉挛、发热、白细胞计数增高，很像急腹症。双足麻木及刺痛感有时可维持数日。在严重病例，血压先升高后降低而呈休

· 156 ·

克状态，呼吸迫促，**谵妄**，小儿多有惊厥。

治疗：

1．四肢伤口上方可缚以止血带，每15～30分钟松开1～2分钟；躯体伤口，可用0.5％普鲁卡因环形封闭。扩大创口，抽吸毒液。然后用石炭酸烧灼，再解脱止血带。伤口周围可敷用南通蛇药或草药半边莲等。

2．静脉滴注葡萄糖盐水以加速毒物排泄，注射前，静脉推注10％葡萄糖酸钙10毫升。

3．肾上腺皮质激素治疗，能较快的减轻症状。

4．其他对症治疗，如镇痛，缓解肌肉痉挛等。

蜱（壁虱）螫伤

蜱是吸血的体外寄生虫，是某些传染病的媒介，如森林脑炎、蜱媒回归热等。蜱在吸血时，以口叮人，可较长时间的叮在一处不动，除局部肿痛外，它的唾液含神经性毒素，可致麻痹。蜱常可爬在头上，藏在发中固定吸血，尤其在女孩不易发现。

临床表现：

蜱咬人时，一般不发生严重后果。如发生神经毒性反应，表现为病人易激动，常在早晨起床时感软弱，下肢失去控制而摔倒，上升性弛缓性麻痹可累及躯干、上肢、颈、舌及咽。腱反射迟钝或消失。语言重浊，不能吞咽，故易发生吸入性肺炎。如延脑受累严重，可因呼吸麻痹而致死。如能及早发现，在病人身上查出有蜱叮咬，设法除去，麻痹症状立即解除。

诊断：

1949

新　中　国
地 方 中 草 药
文 献 研 究
(1949—1979年)

1979

如当地有蜱类存在，应想到蜱咬伤之可能。关键是在皮肤上尤其是在头发中发现蜱。

1．叮在皮肤上的蜱，最好不用手强行拔除，以免刺针断在皮内。可用燃着的香烟头烘灸，或对准蜱身滴一滴碘酒或乙醚或氯乙烷，蜱乃自动退出伤口。

2．如有吞咽困难，应予禁食，而由静脉补给营养及水分，呼吸困难时应予吸氧，随时准备气管插管或气管切开以加压呼吸。如有吸入性肺炎，须加青、链霉素注射。

3．可试用肾上腺皮质激素。

蜂类螫伤

蜂尾有针刺，螫伤皮肤时，注入毒液。黄蜂螫伤较蜜蜂螫伤更严重，蜂毒液主要含蚁酸及神经性毒素。

临床表现：

绝大多数蜂螫伤仅有局部的明显的红肿和疼痛，数小时后可自行消失。但如惊动一窝蜂，致身体多处被其螫伤则往往发生头晕、恶心、发热、烦躁不安等全身症状。对蜂毒过敏者可发生过敏性休克，危及生命，其表现为颜面特别是口唇与眼睑肿胀、荨麻疹、鼻塞、喉头水肿、腹痛、恶心、呕吐、血压下降、神志不清直至昏迷，最后可因呼吸与周围循环衰竭而死亡。

治疗：

1．黄蜂刺人后将尾刺收回，而蜜蜂刺人后，刺就留在皮内，故对后者应该立即拔出蜂刺。蜜蜂螫伤，可用肥皂水，3%氨水，5%碳酸氢钠溶液洗敷伤口。若为黄蜂，则用食醋。

· 158 ·

2. 伤口周围可擦以南通蛇药。或选用草药青苔、半边莲、七叶一枝花、紫花地丁捣碎外敷。

3. 有过敏性反应者，迅速注射地塞米松 5～10 毫克，并肌肉注射抗组织胺药物或肾上腺素。

4. 对症处理，如肌肉痉挛用 10% 葡萄糖酸钙 10 毫升静脉注射，或局部普鲁卡因封闭等。

1949

新 中 国
地 方 中 草 药
文 献 研 究
(1949—1979年)

1979

第六章 矿 物 类

砒霜、雄黄

学名及别名:

砒霜 (Arsemicum Sublimatnm)、雄黄 (Auripigo-mentum)。砒霜别名信石、信精、红砒、白砒、红矾、亚砒酸、人言等。雄黄又名黄金石、雄精、腰黄。

来源:

砒霜为砷矿加工制成,也有是天然含氧化砷的矿物。雄黄系含硫化砷的矿物。

成分:

砒霜系金属砷的氧化物三氧化砷(AS_2O_3),白砒中含三氧化二砷约98%,红砒含三氧化二砷约95%。雄黄亦为砷化物,主要为三硫化砷(AS_2S_3),含砷约75%,并常含Sb_2S_2,FeS_2,SiO_2等杂质。

毒理作用:

砷是一种原浆毒物,主要经呼吸道及消化道进入人体,皮肤及粘膜亦呼吸少许。它与食物一起通过胃肠道进入人体,对机体有强烈的腐蚀性,引起口腔、咽喉、食道、胃的糜烂、溃疡、出血;它对组织细胞的损害是亚砷酸离子的作用。

在碱性环境下:

$$As_2O_3 + 6oH^- \rightarrow 2AsO^{\equiv} + 3H_2O$$

· 160 ·

而亚砷酸离子 $A_sO_3^=$ 对细胞酶蛋白的巯基（SH），具有极强的亲和力，因此抑制了细胞的氧化过程，干扰正常的代谢，由于2-酮酸的氧化酶系受抑制，血中丙酮酸增加，中枢神经系统的功能发生紊乱，同时导致毛细血管扩张，管壁不全性麻痹及渗透性增加。

砷对重要器官的毒理作用表现为：1. 口腔、食道及胃肠道的腐蚀糜烂，以及粘膜的肿胀出血；2. 肝脏的中毒，可引起中毒性肝炎或急性、亚急性黄色肝萎缩；3. 心脏有脂肪浸润；4. 中枢神经系统的缺氧和功能紊乱；5. 肾小球的损害。

砷中毒剂量，由于个体对砷的耐受性不同，故中毒程度亦有差异。有人对砷特别敏感，文献报导1毫克的三氧化二砷就能引起严重的中毒症状，而服至20毫克时即可危及生命，但耐受性高者可服至10克，经治疗仍可恢复健康，所以中毒剂量悬殊颇大。一般认为，成人中毒量为10毫克，致死量为0.1—0.2克。

临床中毒表现：

急性中毒潜伏期为30分钟至一小时。轻者有眼睑水肿，眼花，皮肤发红等。重者有口咽干燥、灼热、吞咽困难，继而剧吐，产生腹痛和腹泻，大便呈米汤样，带血丝。血压下降、少尿、发绀、四肢冷、虚脱。症状极似霍乱，有时可见鼻中隔、口腔等粘膜充血水肿或糜烂出血。严重者，四肢痛、头痛、惊厥、血液渗出、水肿等。死亡多发生在中毒后二十四小时至数天内。亦有引起血紫质病样发作者，尿卟啉强阳性。

少量多次食入，可致慢性中毒，患者体力逐渐丧失，腹

1949

新 中 国
地 方 中 草 药
文 献 研 究
(1949—1979年)

1979

泻或便秘，蛋白尿，皮肤潮红，有时发生水肿，患者显著消瘦，常出现皮肤色素沉着，亦可引起瘫痪，肝脏脂肪变性及再生障碍性贫血。

急救处理：

1. 排除毒物：

可用 1：2000—1：5000 高锰酸钾或 1% 硫代硫酸钠或用温开水洗胃，洗胃毕，服新沉淀的氢氧化铁 30 毫升，该药可与三氧化二砷结合，成为不溶性的砷酸铁，阻止砷被吸收。氢氧化铁的配制方法是取硫酸亚铁 100 份，加水 300 份，另取氧化镁 20 份，加水 100 份，两液分别保存，临用时等量混合，每五分钟给一匙，直至呕吐，才停止给药。再给硫酸镁 30 克以导泻，然后服活性炭沫 20—30 克，以吸收残留于胃内的毒物，必要时可用肥皂水或温水作高位清洁灌肠。

2. 特效解毒药物：

（1）二巯基丙磺酸钠：是目前治疗砷中毒效果较好的药物。急性中毒者首剂给 5% 水溶液 2—3 毫升，肌注，以后每 4—6 小时给 1 毫升。第二天起根据病情及尿砷定量给以 1—2 毫升，每日 2—4 次，持续一周。

（2）二巯基丙醇（BAL）：成人每次 100—200 毫克，肌注，4—6 小时一次，逐渐减少为每日两次，急性中毒者可用 3—5 天。

3. 一般解毒药物的应用：

（1）为配合二巯基丙醇（BAL）的应用，加速毒物的排泄，亦可用 1% 硫代硫酸钠静脉注射，每次量 0.5—1.0 克。

（2）用绿豆煎水服，或用防风四两煎水，或用小蓟根捣汁服，或用防风、大青叶、甘草、绿豆煎汤服亦可解毒。

·162·

又防己煎浓汁可解雄黄毒。

4．其他：

（1）大量维生素丙的应用：维生素丙有增强机体抵抗力，维持细胞间质，保持血管渗透性的作用，并能促进肝糖元的蓄积，加强肝的解毒能力。口服每日量为600毫克。

（2）输液：以保持营养及水电解质的平衡。

（3）对症处理：如缺氧者可间歇吸氧，剧烈腹痛者给予吗啡或地美露止痛等。

汞及汞制剂（水银、轻粉、白降丹、红升丹）

学名及别名：

水银（Hydrargyrum）、轻粉（CaLomeLas）、白降丹（Hydrargyrum Chloratum Compositum）、红升丹（Hydrargyrum Oxydatum Crudum）。水银别名汞、活宝等。轻粉又称水银粉、峭粉、扫粉、汞粉、甘汞等。白降丹又名降丹、水火丹、升汞等。红升丹又名升药、升丹、黄升丹、红升、红粉、小金丹等。

来源：

水银系天然汞矿或由含汞矿物制得，升丹、降丹、轻粉系由汞与其他物质加工制造而成。

成分：

水银即汞。轻粉主要含氯化亚汞（Hg_2Cl_2）。白降丹主要含二氯化汞即氯化高汞（$HgCl_2$）及氯化亚汞（Hg_2Cl_2）。红升丹主要含氧化汞。

毒理作用：

汞是一种原浆毒，汞化含物对人体具有强烈的刺激性和

1949

新　中　国
地 方 中 草 药
文 献 研 究
(1949—1979年)

1979

腐蚀作用，汞盐可以经消化道及皮肤吸收，当被吸收后对内脏的毒性也很大，其中以升汞（高价汞）毒性为大，低价汞在吸收达到相当浓度时也产生高价汞同样毒性。毒性作用均由汞离子所引起，汞离子与各器官之组织蛋白结合形成汞蛋白，从而使细胞发生各种营养不良性改变，甚至坏死。汞在体内与各种酶的巯基具有特异的亲和力，能抑制许多酶的活性，引起中枢神经和植物神经功能紊乱。汞可通过肾脏、肝脏、结肠粘膜排泄，其中以肾脏为主要排泄器官，约占汞全部吸收量的75%，汞由肾脏排泄时可以抑制肾实质细胞巯基酶系统的活动，故于急性升汞中毒患者之尸体解剖中，可见肾脏肿大，皮质增厚，重者皮质肾小管上皮肿大坏死。口服升汞引起急性中毒死亡的尸体解剖中可见到口腔、咽部、食管有不同程度的腐蚀，胃粘膜也可见到坏死，结肠则表现急性炎症性病变，轻者充血水肿。

升汞的中毒量为0.1—0.2克，致死量为0.3—0.5克，甘汞的致死量为2—3克，氧化汞的致死量为1—1.5克。

临床中毒表现：

主要表现为急性腐蚀性胃肠炎，坏死性肾病，周围循环衰竭等。口服中毒后即出现口有金属味及辛辣感，粘膜红肿，口渴、呕吐、吐出带有粘膜碎片的血糊样物，继则泻血便，尿少，呼吸困难，虚脱或中毒性肾病（表现为肾小管坏死，尿量减少，甚至尿闭而导致尿毒症。尿中出现蛋白、红血球及管型），死亡。

慢性中毒：大多数职业性汞中毒是慢性的，以神经衰弱症候群为主。典型表现为口腔病变，消化系病变，精神异常，汞毒性震颤。口腔病变：口中有金属味，流涎，牙龈肿

· 164 ·

胀，出血，牙齿松动脱落，牙根部牙龈上有黑色汞线。患者常有恶心呕吐，食欲不振，腹痛、腹泻等。精神方面则有不安，兴奋，易怒，消极，胆小，幻觉，缺乏自信，甚至行为怪僻等。汞毒性震颤先见于手指、眼睑、舌、腕部，重者累及手臂，下肢和头部，甚至全身。震颤是对称性，紧张时加重，从事熟练工作和睡眠时消失。此外尚有肝肾功能损害，性机能减退等。

急救处理：

1. 口服中毒者给予 2% 碳酸氢钠溶液或温开水洗胃。

2. 给予牛奶、鸡蛋清等，必要时可反复应用，使与汞结合成汞的蛋白质络合物，而使汞不易吸收，并有保护消化道粘膜的作用，亦可用活性炭以吸附毒物。

3. 禁食盐，因食盐能增加升汞的溶解度。

4. 应用对抗剂：每0.06克汞用磷酸钠0.324—0.65克，再加醋酸钠 0.324 克，溶于半杯温水中，每小时一次，共4—6次。目的是使氯化高汞还原为毒性较低的甘汞。

5. 应用解毒剂如二巯基丁二酸钠，二巯基丙磺酸钠或二巯基丙醇（BAL）等。二巯基丙磺酸钠，是目前治疗汞中毒最有效的药物（剂量：5毫克/公斤体重），第一天每6—8小时一次，第二天每8—12小时一次，以后每日1—2次，七日为一疗程。

6. 中毒性肾病引起尿少尿闭时，按急性肾功衰竭处理。

7. 中草药治疗：绿豆汤、地浆水、麻油三者合服，或服黄连解毒汤加银花一两、土苓二两、竹沥一碗约400毫升，或草木灰煎浓汁均可解毒。轻粉中毒，服华陀解轻粉毒方（银

1949
新　中　国
地方中草药
文　献　研　究
(1949—1979年)
1979

花、紫草、山慈姑各一两，乳香、**没药各五钱）**，空腹饮之取汗即愈。

8． 对症处理及支持疗法：如呕吐腹泻明显者应补充水及电解质。

密陀僧（铅丹、铅粉）

学名及别名：

密陀僧（Lithargyrum）、铅丹(Minium)、铅粉(carussa)。密陀僧别名金陀僧、没多僧、陀僧、炉底等。铅丹又名黄丹、朱丹、陶丹、彰丹、红丹、松丹、铅黄、福来丹、丹粉、朱粉等。铅粉又称官粉、粉锡、宫粉等。

来源：

密陀僧系由铅矿石冶炼而成，铅丹、铅粉为纯铅经加工制造而成。

成分：

密陀僧系由铅矿石冶炼而成的一氧化铅（PbO）；铅丹为纯铅经加工制造而成的四氧化三铅（Pb_3O_4）；铅粉主要成分为碱式碳酸铅[$2PbCO_3 \cdot Pb(OH)_2$]。

毒理作用：

铅是多亲和性毒物，作用于全身各个系统，主要损害神经、造血、消化和心血管系统，铅被吸收入血后，首先聚积在肝内，然后分布到全身各组织，部分可经胃肠道、肾脏排泄，体内之铅绝大部分（**95%**）以三铅磷酸盐的形式沉积于骨中，在骨中铅以两种形式存在，并保持平衡状态：
$3PbHPO_4 \rightleftharpoons Pb_3(PO_4)_2 + H_3PO_4$，当PH为7.45时，上述化学反应向右进行，即主要以三铅磷酸盐的形式存在，因三

· 166 ·

铅磷酸盐溶度少（0.13毫克/升）而大量沉积于骨中，如血中酸度增加，则上述化学反应向左进行，磷酸氢酸增多，其溶解度大（12.6毫克/升）而进入血液者多，并可重新进入肝、肺、神经系统，引起急性中毒症状。目前一般认为卟啉代谢紊乱，是铅中毒发病机理中重要变化之一。卟啉是血红蛋白合成过程的中间产物，血红蛋白合成受体内一系列酶的作用，当机体受铅毒后，这一合成过程的一些酶受到抑制，阻碍了卟啉与二价铁的结合，使血红蛋白的合成受到障碍。铅还可直接作用于成熟红细胞，使红细胞内钾离子渗出，而引起溶血。铅可使大脑皮层的兴奋与抑制的正常功能发生紊乱，引起一系列的神经系统症状。

铅中毒症状的发生乃由于血内铅的浓度过高而造成。铅对组织有刺激和损伤作用，急性中毒可引起胃肠炎症变化，肾小管上皮坏死，肝细胞变性。慢性中毒可以发生脑水肿及脊髓前角细胞变性消失，周围神经炎，肌肉萎缩，齿龈及肠粘膜有硫化铅所组成的铅线，儿童长骨干骺端形成骨因碱度增加的线，阻碍血红蛋白之合成而致贫血，损伤血管脑、肺血管充血，出血及眼底出血。

铅的中毒量为0.04克，可溶性铅（如醋酸铅）为20克，而微溶性铅盐（如碳酸铅）则为30克，于2毫克，连服数周后将会出现慢性中毒，安全浓度为每立方米0.15毫克。

临床中毒表现：

急性中毒症状，首先是局部刺激现象，口燥，口渴，上消化道灼痛，口有金属味，流涎、吐出物常含氯化铅，呈白色奶块状，阵发性腹绞痛

1949

新 中 国
地方中草药
文 献 研 究
(1949—1979年)

1979

秘或腹泻，粪便中可含黑色硫化铅，重者休克死亡，如拖延日久，可引起腓肠肌疼痛，痉挛，麻木或瘫痪，血红蛋白尿等。

慢性铅中毒：早期可无明显症状，慢性中毒的典型表现以多发性神经炎，腹绞痛，贫血，严重的铅中毒性脑病为特点。

神经系统症状：早期均表现为神经衰弱症候群，以后可有多发性神经炎，开始表现为四肢及关节的疼痛，肌肉震颤及痛性痉挛，而后肌肉瘫痪，日常活动较多的肌肉最易受累，表现为腕垂症、足垂症。

消化系统症状：早期牙龈出现兰色铅线，食欲不振，腹胀，及程度不同的腹痛等。肠道平滑肌因受铅化物的刺激，出现典型铅毒性腹绞痛，位于脐附近，呈阵发性，可甚据烈，用手按压，痛可减轻，伴有出汗，呕吐，不发热。

血液系统症状：轻度中毒者可无明显贫血，中度及重度中毒者常见贫血，患者呈铅容（面色呈灰色），伴有心悸，气短，乏力等症状，周围血内可发现网织红细胞，嗜碱性点彩红细胞。

其他轻度异常可见肝稍大，轻度压痛，肝功能一般正常（偶可有中毒），少数患者可有蛋白尿，月经失调等。

急救处理：

1. 急理：

服，以形成不口服中毒者，以 1 ％硫酸钠或硫酸镁溶液内酸镁30克导水溶性硫化铅，再以清水洗胃，大量饮水，服硫

2. 以疗。

持续2—3天0％葡萄糖酸钙10毫升静脉注射，每日1—2次，或以乳酸钙 1 克口服，每日三次，持续2—3天，其

作用是将血循环中的铅驱回至骨骼中，以减轻由于血铅肌损所致的症状。

3．驱铅疗法：

（1）依地酸钠钙（EDTA Ca—Na）：为一排铅作用较显著的络合剂，能与铅形成可溶性而非游离性的 Pb—EDTA 复合物由肾脏排泄，轻者口服，每次0.5克，每日四次；重者以 2 克溶于 5％葡萄糖500毫升内静滴，于六小时内滴完；更重者可持续滴注，每日量不超过 4 克，每疗程3—4日，如需要再用，可休息四日再给，可用三个疗程。

（2）二巯基丁二酸钠：轻者每日两次，每次肌注 0.5克，重者可静注，每日一次，每次 1 克，溶于注射用水或生理盐水或25％葡萄糖溶液10—20毫升中，缓慢注入，用药三天，休息四天，为一疗程，一般总量可用6—8克，其作用是利用巯基与金属离子合成毒性低的巯基化合物，自尿中排出。

（3）每日给碳酸氢钠20—40克，碘化钠2—3克，因碱类及碘亦有使铅从机体排泄的作用。

4．中草药：内服大量生蛋清，或牛奶，或豆浆，或绿豆汤解毒。亦可用万能解毒汤（香附子三钱，大小血藤、青广木香各五钱，田七粉(冲)、冰片沫(冲)各二分、金粉蕨八两），或昆布、海藻煎汤频饮，或服金菊叶汤（金钱草一两，菊花、甘草各五钱）均可解毒。铅粉中毒，可单用白蜜和芝麻多量解毒。

5．腹绞痛：给予腹部热敷；静脉注射10％葡萄糖酸钙或氯化钙，每次10毫升；皮下注射阿托品等。

6．对症处理及支持疗法：注意营养，给予维生素乙₁、

1949

新 中 国
地 方 中 草 药
文 献 研 究
(1949—1979年)

1979

秘。贫血者可口服硫酸亚铁，狂躁者应给以镇静剂等。

氯化钡

学名：

氯化钡（Barii Chloridum）。

来源：

由于食物污染氯化钡而引起中毒，另一种情况是某些地区食用岩盐，或井盐中含有氯化钡，食用后可引起中毒。解放后加强了食盐的卫生监督，人民政府规定了食盐中含钡量不得超过万分之五。

成分：

钡离子吸收后对人体有剧毒，四川川南地区食用之井盐中，据分析其中含氯化钡量高达25.69%。

毒理作用：

钡的毒性可能与砷剂及重金属盐相同，主要是与细胞酶蛋白的巯基相结合，对中枢神经系统，横纹肌，平滑肌及心脏均有明显毒性作用。

1. 对消化道粘膜有剧烈刺激作用，故口腔，食道有灼热感，流涎，胃肠蠕动增强，粘膜瘀血，出现恶心，呕吐，腹痛，腹泻。

2. 对中枢神经及平滑肌、骨骼肌的毒理作用，中毒病人出现肌肉抽搐及痉挛，肌肉在产生兴奋作用后逐渐变为瘫痪，患者四肢无力及弛缓性瘫痪，继而中枢神经系统麻痹，呼吸肌麻痹，呼吸困难。

3. 对心脏及血管的毒理作用，呈洋地黄毒性作用，低血钾，心肌应激能增加，开始处于收缩状态，继发生心室纤

· 170 ·

维颤动。患者出现心动过缓或心动过速，心律紊乱，心肌损害，终至心脏呈收缩期停止死亡。对血管平滑肌钡离子能直接引起强烈收缩，血压升高。

中毒量，氯化钡0.2～0.5克，致死量0.8～0.9克（钡0.53～0.6克）。

临床中毒表现：

多因误食可溶性氯化钡引起中毒，服后约1～2小时发病，严重者一小时内可致死亡。一开始出现口腔食道烧灼感，流涎，恶心，呕吐，或有腹部绞痛及腹泻等胃肠刺激症状。中毒症状发展甚快，早期有头晕，乏力，口周、颜面、颈部及四肢发麻，肌肉震颤，痉挛，腱反射减弱，出现上行性麻痹，舌肌及咽喉肌亦麻痹，吞咽困难，说话困难。并可见血压升高，血钾降低，心律不齐，异位节律，最后呼吸肌麻痹及心肌停止于收缩期而死亡。

急救处理：

1. 口服中毒者即速洗胃，灌服硫酸钠或硫酸镁20—30克。必要时可静脉输入硫酸钠5—10克（1％硫酸钠500～1000毫升静脉滴注），连续3～5天至症状缓解，也可用10％硫酸钠10～20毫升静脉注射，每隔15分钟一次。

2. 补充钾，针对氯化钡中毒之低血钾，应静脉输入氯化钾4～6克，对控制心律紊乱及对抗麻痹有良好作用。

3. 金属盐解毒剂，如二巯基丙醇或二巯基丙磺酸钠对氯化钡中毒均有良好解毒效果，可以选用，如急性中毒用二巯基丙磺酸钠可供肌肉、皮下或静脉注射，每次用5％5毫升（5毫克/公斤），第一日3～4次，第二日以后可1～2次，可连续用5至7日为一疗程。

· 171 ·

1949

新 中 国
地方中草药
文 献 研 究
(1949—1979年)

1979

4．对症处理：抽搐者可用巴比妥类镇静剂，呼吸困难者吸氧，或加用呼吸兴奋剂，血压过高者可吸入亚硝酸异戊脂，有剧烈腹痛者可注射阿托品。

硫　磺

学名及别名：

硫磺（Sulfur），又称倭硫磺、石硫磺、西丁等。

来源：

本品系天然硫磺矿或从含硫矿物提制而成。

成分：

纯净的本品主要含硫，但常含有碲与硒，有时掺有粘土，沥青等杂质。

毒理作用：

大量服硫磺或其制剂后，部分硫可转变为硫化物，刺激肠管产生泻下作用，硫化物吸收后成硫酸盐排泄，在少数个别例子，硫化物从肠内吸收可能引起发绀，这是由于形成硫血红蛋白之故，阻碍了细胞氧化过程。

临床中毒表现：

急性或慢性轻度全身中毒表现为，头痛、眩晕、肌肉无力，有时有痉挛性疼痛。严重中毒病例则可有呕吐，腹痛，腹泻，心搏徐缓，流涎，出冷汗，呼吸加速，甚至发生惊厥，继而不省人事，呼吸中枢抑制等。

急救处理：

可用温开水洗胃，给予泻盐导泻，对症处理及支持疗法。

· 172 ·

硼酸（硼砂）

学名及别名：

硼酸（Acidum Boricum）、硼砂（Borax）。硼砂又名月石、盆砂、蓬砂。

来源：

由天然产含硼砂之矿石提炼或先制成硼酸（硼砂溶液加强硫酸制成），再以碳酸钠中和以制成纯粹之硼砂。

成分：

硼砂为四硼酸钠的酸性盐，其分子式为 $Na_2B_4O_7 \cdot 10H_2O$。

毒理作用：

硼酸盐类误服后，能自胃肠道，浆膜腔及擦破的皮肤迅速吸收，并可在体内积蓄导致中毒，在动物试验中，硼酸及其盐类，急性中毒的致死量甚大，多数达到每公斤数克，成人的致死量估计为15～20克，幼儿是5～6克。曾有用硼酸敷于皮肤以治疗尿布疹，而发生致命性中毒者。Birch 报告一例死亡病例，是由于治疗小孩鹅口疮，而咽下了硼砂、甘油和蜂蜜的混合剂而死亡。硼酸及其盐类中毒机理尚不明了，尸体解剖在脑和肾可见到病理改变。

临床中毒表现：

轻者恶心呕吐，腹痛，腹泻。重者更有皮肤冷湿，肢端青紫，脉搏细速，血压下降，呼吸快，体温低下，皮疹，粘膜可出现粉红色，肌肉和动脉血都可变粉红色，四肢麻木，烦躁，谵妄，可因循环衰竭与休克而死亡，或引起肝肾损害，尿闭，尿毒症等。

1949

新　中　国
地方中草药
文　献　研　究
(1949—1979年)

1979

急救处理：

卧床休息，保温，温开水洗胃，输液，以维持营养和水、电解质的平衡及加速毒物排泄，口服重碳酸钠，以碱化小便，防治酸中毒及尿毒症等。

明　矾

学名及别名：

明矾 (ALumen)，又称白矾、矾石、枯矾。

来源：

本品为矿物类的矾石。

成分：

明矾为硫酸铝钾，分子式为 $Al_2K_2(SO_4)_4 \cdot 24H_2O$，于92°C时熔融，200°C时失去结晶水，称作枯矾。

临床中毒表现：

明矾常用作饮水净化剂，内服50%浓度者，可引起牙龈溃烂及出血性胃炎。

急救处理：

1．给予牛奶、鸡蛋清、米汤等以保护消化道粘膜，缓和粘膜对毒物的吸收。

2．对症处理及支持疗法。

第七章　动植物类引起的变态反应及其处理

变态（过敏）反应的概念

某些抗原或半抗原再次注入某些机体，在体内引起体液性或细胞性的免疫反应，由此导致组织损伤或生理机能障碍，称为变态反应，又称过敏反应。如临床上常见的枯草热、某些荨麻疹、哮喘、过敏性皮炎、急性或慢性肾小球肾炎、溶血性贫血、血小板减少性紫癜、过敏性休克等。

抗原（致敏原）分为完全抗原和半抗原两类。前者分子量较大，如异种血清蛋白、红细胞、细菌、真菌、病毒、原虫、蠕虫等抗原，动物皮毛和机体组织成分。后者分子量小，如化学剂、药物等。但药物本身或其裂解产物和机体蛋白相结合，也可构成完全抗原。

药物过敏反应的常见临床症状，有药物热、过敏性休克、血清病样综合征、药疹等。其诊断主要是根据病史及临床症状。有些药物过敏反应具有特征性的表现，如固定性药疹比较容易诊断，但不少药物过敏反应不易与其他原因引起的同样症状相区别，则必须根据病史及发展过程加以综合分析而作出诊断。

在临床上对药物过敏的诊断，除了首先要求区别发生的皮疹或其他症状是否由于药物过敏反应引起外，还要求确定

1949

新　中　国
地方中草药
文　献　研　究
(1949—1979年)

1979

是何种药物引起，以便停用某种药物或换用其他药物，这对治疗帮助很大。

药物或饮食过敏在临床上与各科均有密切关系。严重的药物过敏反应可危及生命，故必须注意防止和及早发现，以便得到及时处理。

根据**"预防为主"**的原则，首先应正确掌握药物的使用范围，必须根据适应症来决定。在不影响疗效的前提下，尽可能的减少用药的品种。在《伤寒论》和《金匮要略》等古籍中，每个方剂，药味不多，大多数是3～5味，即使发生药物过敏也易于确定致敏的药物，更有利于更换或停用致敏药物。

用药前应详细询问过敏史，对某药物有过敏史者，应尽量避免再度应用此种药物。对个人或家族成员有变态反应史或个人有变态反应者应特别注意。

应用药物后应密切注意药疹的前驱症状的发生，如发热、搔痒、轻度红斑、胸闷、气喘、全身不适等异常症状，俾能及早发现，及时停用，避免严重反应的发生。

一旦过敏反应发生了，则应积极采取中西医综合治疗的方法，尽快抢救治疗。**具体抢救治疗方法**，将在每种药物项下详述。

鱼类过敏

原因：

海产青皮红肉的鱼类（如沙丁鱼、金枪鱼等）和淡水鲤鱼，在细菌的作用下，能产生大量组织胺，某些人对组胺过敏，吃后即能引起组织胺过敏性食物中毒。

· 176 ·

组识胺中毒量为每公斤体重1.5毫克。

症状：

口麻、头晕痛、心跳脉快、胸闷、呼吸频等。偶有发生荨麻疹样的皮疹。

此种过敏的特点为发病快、症状恢复快，呈一过性中毒症状。

预防：

1. 不吃腐败性鱼类。

2. 食用容易产生组识胺的鱼类时，应用高温烹调方法加工。

治疗：

应用抗组织胺药物如苯海拉明等治疗及其他对症治疗。

灰菜过敏

原因：

灰菜中含有一种感光物质，处理不当，部分人吃后对日光的敏感性增强，可引起过敏性反应。

除灰菜外，苋菜、马齿菜、青青菜、洋槐叶、杨树叶、槐花、麦蒿等，也含有同样光感物质，都能引起某些人的过敏。

症状：

轻者，身体暴露部位，如脸面、手背等处，红、肿、痛、痒、胀。继之，面部浮肿、剧痛、口唇干燥青紫、手指麻痛等。

重者，除有上述症状外，全身青紫、发冷、咽喉浮肿、呼吸困难而窒息。

1949

新 中 国
地 方 中 草 药
文 献 研 究
(1949—1979年)

1979

预防：

1. 有此类过敏史者，不要采食上述植物。

2. 有食用习惯者，也应注意加工方法，如先烫煮，唇用冷水浸泡四小时，捞起去水后再加工吃。

3. 吃上述食物过程中，发现有过敏现象时，立即停止食用。

治疗：

1. 应用抗过敏药物，如苯海拉明，葡萄糖酸钙等。

2. 肾上腺皮质激素10～20毫克，加入5％葡萄糖液内静脉滴注。

3. 大量输液，并给维生素丙。

4. 其他对症治疗。

蚕豆过敏

原因：

某些人对蚕豆过敏，吸入蚕豆花粉或吃蚕豆后，均可引起过敏症。

蚕豆过敏较其他过敏性疾病为重，特点与家族史（遗传）有关，与其他过敏史有关，可复发。

症状：

一般多在吃后 4 ～48小时发病，也有长达七天者。

症状主要是急性溶血贫血（此病为急性溶血性贫血症之一）现象，表现为发热、寒战、恶心、呕吐、腹痛、腹泻。体征上有贫血、黄疸、血红蛋白尿等。

预防：

有蚕豆过敏家族史或其他过敏史者，不要吃蚕豆。

治疗：

1. 输血。

2. 用促肾上腺皮质激素（ACTH），每次 25 毫克，加入葡萄糖溶液中静脉滴注。

3. 其他对症治疗。

虎杖过敏

原因：

虎杖为蓼科植物，学名为 polygonum cuspsidatum Sieb. ee Zucc. 别名 活血龙、斑竹等。性微温味酸。功能活血止痛，利湿退黄，祛风止痛，清热解毒，祛痰止咳。但个别人用后发生过敏。

症状：

若是为了治疗急性扭伤而捣烂外敷者，则在局部出现多量水泡，痛痒难忍，形似烫伤。若是水煎服用，则可出现全身芝麻大小红疹，伴有奇痒。

治疗：

局部过敏者，除内服扑尔敏 4 毫克，每日三次外，并可用臭牡丹（马鞭草科）煎汤外洗。

全身反应者，则用葡萄糖酸钙，成人每日三次，每次 1～2 克；小儿每日三次，每次0.5～1 克。或用氢化可的松片，每日 1～2 次，每次20毫克。

据报导，经治疗后，预后良好。

牛黄解毒丸过敏

原因：

验方汇编（第四集）

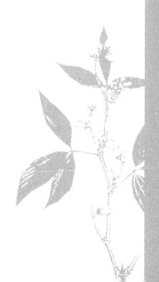

提　要

宝鸡县中医学会编。

1978 年 6 月第 1 版第 1 次印刷。64 开本。共 59 页，其中前言、目录共 2 页，正文 56 页，插页 1 页。平装本。

本书分内科、外科、妇科、儿科、五官科 5 部分，共介绍了 197 个方，其中内科病方 73 个、外科病方 59 个、妇科病方 22 个、儿科病方 22 个、五官科病方 21 个。本书对每个处方的主治、方药、用法、献方人等进行了详细介绍。

书中所附配方基本上是效用较好而又容易掌握的。本书药物计量单位采用旧市制，即 1 斤等于 16 两。

验方汇编

（第四集）

老中医座谈会专辑

宝鸡县中医学会

目　　录

· 白 页 ·

内　　科

1、**主　治**：流感
　　方　药：车前三钱　　　　鹅不食草三钱
　　用　法：水煎服。
　　献方人：金河公社卫生院　　董肇华

2、**主　治**：流感、头痛、发烧流鼻涕口渴等
　　方　药：野菊花五钱　　鱼腥草五钱　　青蒿三钱
　　用　法：水煎服。
　　献方人：金河公社卫生院　　董肇华

3、**主　治**：湿热感冒
　　方　药：五叶三花汤（桑叶三钱　　　　荷叶二钱
　　　　　　　佩兰叶三钱　　藿香叶三钱　　菊花三钱
　　　　　　　二　花三钱　　薄荷二钱）
　　用　法：水煎服。
　　献方人：52# 信箱医院　　马春田

4、**主　治**：气管炎，支气管哮喘
　　方　药：气管炎丸（党参　　射干　　甘草　　知母
　　　　　　杏　仁　　细辛　　生姜　　贝母　　地龙
　　　　　　牛　夕　　桔梗　　洋金花　　紫苑各一两
　　　　　　麻　黄　　五味各一两半）
　　制法及服法：共为细末蜜丸，五分重，早晚各服一丸。

1949
新 中 国
地 方 中 草 药
文 献 研 究
(1949—1979年)
1979

附　注：此方经治四人，疗效尚好，每年都在观察中。

献方人：宝鸡县医院　　李子斌

5、主　治：咳嗽（肺、脾、肾俱虚者宜）

　　方　药：茯苓八钱　　九地四钱　　山药四钱

　　　　　　山萸四钱　　生白术四钱　五味一钱半

　　　　　　白前四钱

　　用　法：水煎温服。

　　附　注：虚咳嗽一证，若用峻补，则咳嗽益甚；若用发
　　　　　　散、攻法，则气益虚。余多年临床体会：用上
　　　　　　药萸肉、白术、九地、山药以补肺补肾补脾，
　　　　　　重用茯苓以化痰清肺，效果较好。

　　　　　　（若兼风寒者，酌加荆芥一钱半　前胡二钱）

　　献方人：51◆信箱医院　　王发祥

6、主　治：大叶性肺炎、小叶性肺炎、支气管炎、喉头
　　　　　　炎

　　方　药：肺炎清解汤（张公让方）芦根二两
　　　　　　薏米一两　　冬瓜仁八钱　　天竹黄四钱
　　　　　　川贝母三钱　桑　皮三钱

　　用　法：水煎服。

　　附　注：若高烧可加地龙三钱　前胡三钱；咳嗽湿重加
　　　　　　杏仁四钱车前三钱，痰多加瓜蒌皮五钱。服此
　　　　　　方后常有轻泻一至二次，热度迅速降低。近几
　　　　　　年我在临床运用，一般效果很好。

　　献方人：阳平地段医院　　郭坚祥

7、主　治：肺痨咳嗽吐血

　　方　药：沙参一两　　百合五钱　　麦冬五钱

五味四钱　　　云苓四钱　　　白芨三钱

焦芥穗三钱　　　据红四钱　　　法下三钱

元参五钱　　　川贝三钱　　　阿胶三钱

山支三钱　　　三七一钱冲服　　生草一钱半。

用　　法：水煎服。

献方人：潘溪卫生院　　　党好信

8、**主　治：**肺结核、喀血、吐血

方　药：三七三钱　　　阿胶一两　　　黄连四钱

麦冬五钱　　　桔梗四钱　　　川贝三钱

制法及用法：共为细末荞丐为丸，如梧桐子大，每服
3丸日二次。

附　　注：我曾治三例，疗效均佳。

献方人：杨家沟卫生院　　　袁子春

9、**主　治：**悬饮（渗出性胸膜炎、浆液纤维性胸膜炎）。

方　药：十枣汤《金匮》。（芫花　　大戟　　甘遂
根据体质定量，最少一钱最大三钱）大枣10
枚。

用　　法：水煎服。

编者按：此虽系古方，但临床辩证确切，用药适时，确
有立竿见影之效。

献方人：赤沙地段医院　　　王德民

10、**主　治：**虚寒胃痛

方　药：五灵脂一两　　　香付（四制一两）

干姜六钱　　　二丑五钱

用　　法：上药共研细，加水一碗煎至半碗，再加白糖二
两　陈醋四两继续煎几沸。日服二次每次一汤

•8•

1949

新　中　国
地方中草药
文　献　研　究
(1949—1979年)

1979

匙。

　　献方人：宝鸡县卫校　　　高维岳

11、主　治：胃痛

　　方药歌括：一颗乌梅三个枣，胡椒七粒一起捣，先去枣核捣乌梅，两次吞服即奏效。

　　献方人：宝鸡县卫校　　　高维岳

12、主　治：胃寒疼痛

　　方　药：香付三钱　　良姜三钱　　必拨三钱

　　用　法：水煎温服。

　　献方人：51#信箱医院　　　王发祥

　　编者注：宁王公社窑底医疗站中医王国藩，用上方去必拨加吴芋一钱半　陈皮三钱　菖蒲二钱名一笑煎，治胃寒疼痛效果亦佳。

13、主　治：胃及十二指肠溃疡

　　方　药：海蛸粉一两　　贝母一钱半　没药三钱
　　　　　　元胡三钱　　三七二钱

　　制　法：共为细粉，装瓶备用。

　　用　法：每日服2～3次，每次二钱，二花汤作引冲服。

　　献方人：龙峪卫生院　　　贾伯强

14、主　治：溃疡病（胃痛泛酸）

　　方　药：黄芪一两　　白芍三钱　　桂枝三钱
　　　　　　干姜二钱　　吴芋二钱　　龙牡各五钱
　　　　　　胡连一钱半　甘草一钱　　党参四钱
　　　　　　白术三钱

　　用　法：水煎服。

• 4 •

献方人：52# 信箱医院　　马春田

15、主　治：胃及十二指肠溃疡
　　方　药：瓦楞子二两　　海蛸二两　　　白芨一两
　　　　　　元胡一两　　　砂仁五钱　　　三七三钱
　　　　　　冰片五分　　　琥珀四钱
　　用　法：共为细粉，早晚各服二钱。
　　献方人：马营医院　　贾生贤

16、主　治：胃溃疡。
　　方　药：大浙贝二两　　乌贼骨三两　　砂仁五钱
　　　　　　甘草七钱　　　南薄荷三钱　　沉香一钱半
　　　　　　陈皮四钱
　　用　法：共为细粉，早晚各服二钱。
　　献方人：马营医院　　贾生贤

17、主　治：胃溃疡
　　方　药：赖蛤蟆七个　　砂仁45粒
　　制法及用法：将砂仁分装在蛤蟆腔内，用黄土包好，放
　　　　　　　　在火上烧熟，共研细末，每服一钱，日一次。
　　献方人：金河卫生院　　董擎华

18、主　治：胃寒痛
　　方　药：大黄四钱　　附子六钱　　　干姜三钱
　　　　　　党参二钱　　生草一钱
　　用　法：开水煎服。
　　献方人：陵原卫生院　　杨培成

19、主　治：脾气虚、体倦无力，大便溏薄，面色萎黄
　　方　药：党参四钱　　白术三钱　　　茯苓三钱
　　　　　　炙草一钱　　陈皮二钱　　　泽夕二钱

1949

新 中 国
地方中草药
文 献 研 究
(1949—1979年)

1979

猪苓二钱　　　元桂钱半　　　肉叩二钱

滑石三钱　　　扁豆三钱　　　连籽三钱

薏米三钱

用　　法：水煎服。

献方人：八鱼卫生院　　　索自德

20、主　治：脾胃虚寒，五更泄泻

方　药：猪肝散（党参三钱　　　白术五钱　　　干姜三钱

炙草二钱　　　故纸四钱　　　五味三钱　　　肉蔻三钱

吴芋二钱半

制法及用法：共为细末，装公猪肝内或煮或蒸后晒干，

研细粉早晚各服三钱，淡盐汤冲服。忌生冷。

献方人：钓渭卫生院　　　郭生喜

21、主　治：痢疾

方　药：旱连草一两　　　仙鹤草一两　　　地榆四钱

玉片二钱

用　　法：水煎服。

献方人：石羊庙卫生院　　　王德永

22、主　治：红白痢疾

方　药：山查一两　　　大黄三钱（治红痢）；

焦查一两　　　九军三钱（治白痢）；生熟山查

各五钱　　　生熟大黄各钱半（治红白相杂）

用　　法：水煎分二次服。

献方人：贾村地段医院　　　容琨

23、主　治：红白痢疾

方　药：当归三钱　　　醋炒白芍一两

只壳三钱　　　木香八分

· 6 ·

748

加减法：红痢加大黄三钱　苦参三钱；白痢加滑石

三钱　九军三钱；亦白相杂加滑石三钱

大黄三钱

用　法：水煎服，（妊妇忌服）。

献方人：贾村地段医院　　容琨

24、主　治：红白痢疾

方　药：当归五钱　　白芍二钱　　香附四钱

玉片四钱　　酒军三钱　　焦查一两

焦二花四钱　广木香二钱　乌梅四钱

车前三钱　　木通二钱　　甘草一钱

白头翁四钱

加减法：如红痢多者，加焦地榆三钱　苦参三钱。

用　法：水煎服。

献方人：周原卫生院　　赵森

25、主　治：下痢腹痛

方　药：焦白术五钱　白芍五钱　　陈皮三钱

防风三钱　　升麻二钱

用　法：水煎服

献方人：潘溪卫生院　　党好信

26、主　治：偏正头痛

方　药：黄连　花椒各等分

将上药研极细，吹鼻孔闻之即效。

献方人：县卫校　　高维岳

27、主　治：头痛眼干，烦燥，心神不安

方　药：草决明一钱　防己一钱　　充蔚子一钱

白蒺力一钱　龙胆草七分　木贼五钱水煎汤

1949
新　中　国
地方中草药
文　献　研　究
(1949—1979年)
1979

石蟹一钱半　　　羚羊角一钱半

连壳一钱半　　　共为细末分二次

用　法： 用上一方煎汤冲下方二次服。

献方人： 蟠龙卫生院　　　张云

28、**主　治：** 半身不遂，全身麻木而痛

方　药： 生芪一两　　　赤芍二钱　　　防风二钱

桃仁二钱　　　红花二钱　　　乳香二钱

没药二钱　　　川乌二钱　　　草乌二钱

用　法： 水酒煎服。

献方人： 潘溪卫生院　　　党好信

29、**主　治：** 妇女腰痛腿痛，严重的半身不遂，周身抽麻而木

方　药： 丁香一钱半　　　姜虫一钱　　　川夕三钱

当归五钱　　　土苓二钱　　　元桂一钱半

鹿角霜三钱　　　乳香一钱　　　黑木耳十两

用　法： 共为细末，早晚用黄酒引服，每日二次，每次三钱。

禁　忌： 孕妇忌用

附　注： 凡此症多为久病，气血必然双亏，服本方收效时兼服大补气血药物调理为宜。

献方人： 崑峪卫生院　　　贾伯强

30、**主　治：** 搐麻病

方　药： 黑木耳四两　　　云苓八钱　　　没药八钱

公丁香八钱

用　法： 共为细末，日服三次，每次三钱黄酒送下。

献方人： 周原公社卫生院　　　赵　森

· 8 ·

31、主 治：腰痛兼头痛

　　方 药：九地五钱　杜仲四钱　麦冬四钱　五味三钱
　　　　　　川芎三钱　牛夕三钱，

　　用 法：水煎服

　　献方人：宝鸡县医院　　李子斌

32、主 治：肾虚腰疼，闪伤或跌伤腰部疼痛

　　方 药：翻白草五钱　鸡蛋二个

　　用 法：水煎去渣每次煮鸡蛋二个煮熟带汤服

　　献方人：马营地段医院　　贾生贤

33、主 治：肾虚寒湿腰痛

　　方 药：芦巴四钱　　故纸四钱　　川楝子二钱
　　　　　　川断五钱　　桃仁二钱　　枣仁二钱
　　　　　　木香二钱　　茯苓三钱　　山药四钱
　　　　　　杜仲五钱　　寄生四钱

　　用 法：水煎服

　　献方人：马营地段医院　　贾贤生

34、主 治：坐骨神经痛

　　方 药：当归五钱　　寄生四钱　　川断三钱
　　　　　　木瓜三钱　　红花一钱　　川牛夕五钱
　　　　　　鸟血藤一两　桂枝三钱　　灵仙四钱
　　　　　　地龙二钱

　　用 法：水煎服每日一剂，连服半月为一疗程。

　　献方人：潘溪卫生院　　党好信

35、主 治：腰痛

　　方 药：当归三钱　　桃仁三钱　　红花二钱
　　　　　　薏米四钱　　牛夕三钱　　杜仲四钱

· 9 ·

1949

新 中 国
地 方 中 草 药
文 献 研 究
(1949—1979年)

1979

泽夕二钱　　木通二钱　　青皮二钱

木香一钱

用　法： 水煎服

献方人： 潘溪卫生院　　党好信

36、**主　治：** 疬节风

方　药： 全蝎十个　　姜虫十个　　川山甲十个

蜈蚣十个去足尾为末

用　法： 每日二次，每次八分至一钱

献方人： 金河公社卫生院　　董肇华

37、**主　治：** 关节疼痛

方　药： 广木香五钱　　马槟榔仁五钱

用　法： 其为细末，分四包黄酒冲服每日一次

献方人： 慕仪卫生院　　蔺玉

88、**主　治：** 风湿性关节疼痛

方　药： 川牛夕一两　　防已八钱

用　法： 黄酒一两引煎服

附　注： 服上药后关节发痒较甚，不要搔痒几分钟后痒可自然消失。

献方人： 慕仪卫生院　　蔺玉

主　治： 脚跟痛

方　药： 三奈　　白芷　　辛荑各三钱

用　法： 将三味为细末装入纱布袋内，置脚痛处穿袜第二天翻过再踏，第三天再换新药粉，依法连用三至五次。

附　注： 此方屡治皆验，曾治我爱人以及蟠龙公社社员数人经用三至五次即可治愈

献方人：石羊庙公社卫生院　　王德永

40、主　治：脱肛

方　药：党参五钱　　　黄芪五钱　　　甘草二钱

白术三钱　　　茯苓二钱　　　当归三钱

柴胡二钱　　　陈皮二钱　　　升麻二钱

刺猬皮（炒焦）五钱　　　焦槐花三钱

生姜大枣为引

用　法：水煎服

献方人：县功公社卫生院　　袁　仲

41、主　治：蛲虫

方　药：水朵一钱或五分用铅溶研细，取大枣内二味调匀为锭四个每晚睡前纳肛内壹个连用一至三次

献方人：赤沙地段医院　　王德民

42、主　治：蛲虫

方　药：川军　二丑　雷丸各二钱研成细末。

用　法：成人每人早空肤服二钱　　小儿酌减

献方人：镇卫生院　　贾志钧

43、主　治：蛲虫

方　药：大蒜头三个　　鹤虱四钱　　香付三钱

玉片三钱　　　胡黄连二钱　使君子三钱

台乌三钱　　　大黄二钱　　肤皮二钱

白术二钱　　　花椒引

用　法：水煎服

附　注：此方经治三十余人疗效尚好

献方人：八鱼卫生院　　刘天育

44、主　治：梅核气病

1949

新 中 国
地 方 中 草 药
文 献 研 究
(1949—1979年)

1979

方　药：乌梅二两　　　青盐三两　　　钢钱十五个
制　法：取药装瓶内，埋地下三尺，三月取出
用　法：一天二次一次含乌救一粒。
献方人：蟠龙卫生院　　　张云

45、主　治：食道癌
方　药：蝎虎100条　　　半下一两半　　　黄芪二两
先将蝎虎用新瓦烤干用半下黄芪一块研成细粉末。
用　法：每天早晚各服四至七分，十天一个疗程。
编　注：蝎虎即壁虎或叫守官。
献方人：镇卫生院　　　贾志钧

46、主　治：食道癌
方　药：全蝎一两　　　射香二分　　　乌梅一两
蜈蚣一两　　　冰片二分
用　法：共为细末，每次二钱，许许噙化咽之
献方人：金河公社卫生院董兆华

47、主　治：胃癌
方　药：硼砂一两　　　青蒙石一两　　　劳砂一钱半
冰片三分　　　火硝一钱半　　　沉香一钱半
用　法：共为细末，每服2—3分口含，甘草汤为引徐徐吞咽。
献方人：金河公社卫生院　　　董兆华。

48、主　治：食道癌
方　药：槐瘟五钱（槐耳）　　　急性子二钱
沉香一钱　　　陈皮一钱　　　白叩一钱
砂仁一钱　　　半下二钱　　　木香五分

用　法：共为细末，开水调服，每次五分，日服二次。

献方人：杨家沟卫生院　　袁志春

49、**主　治**：肝炎后期胸胁闷疼。

　　方　药：蒲公英五钱　　生麦芽五钱

　　用　法：一日一剂当茶饮。连服十日

　　献方人：阳平地段医院　　郭坚祥。

50、**主　治**：传染性肝炎。

　　方　药：茵陈一两　　金钱草一两　　黄芩三钱
　　　　　　生军三钱　　土茯苓一两　　蒲公英一两
　　　　　　车前子三钱。

　　用　法：每日一剂水煎服。

　　献方人：七一职工医院　　陈洪生

51、**主　治**：肝炎。

　　方　药：茵陈八钱　　山枝三钱　　连壳四钱
　　　　　　苍术三钱　　半下三钱　　香附三钱
　　　　　　白术三钱　　茯苓三钱　　猪苓三钱
　　　　　　泽泻三钱　　甘草三钱　　姜引

　　用　法：水煎服

　　献方人：千河公社卫生院　　张志钧

52、**主　治**：传染性肝炎（中医脾胃湿热积滞）

　　方　药：茵陈一两半　　山枝三钱　　大黄二钱
　　　　　　苍术三钱　　陈皮三钱　　玉金三钱
　　　　　　柴胡三钱　　云苓三钱　　川朴三钱
　　　　　　猪苓三钱　　泽夕三钱　　青皮三钱
　　　　　　甘草一钱。

　　加减法：如小便赤涩加滑石六钱　　车前子三钱

1949

新 中 国
地 方 中 草 药
文 献 研 究
(1949—1979年)

1979

木通二钱　　胸闷胁疼加香附四钱

瓜蒌四钱

用　　法：水煎服。

献方人：周原卫生院　　赵森

53、**主　　治**：慢性胆囊炎。

方　　药：柴胡五钱　　黄芩五钱　　生军五钱

郁金三钱　　香附三钱　　川楝子三钱

焦山查一两　　金钱草五钱　　泽夕四钱

用　　法：水煎服。

病　　例：陈×，女，22岁、某厂工人，因低烧右上腹疼，恶心、厌油、纳呆，曾四次住院治疗，病程延续二年以上，后做胆囊造影，报告胆囊炎。患者不愿手术改服上方30剂后自觉症状减轻，连服一百付，自觉症状全部消失，胃纳正常，G、P、T正常无低热。追访一年半疗效巩固。

献方人：三九医院中医科

54、**主　　治**：胸胁疼痛。

方　　药：柴胡二钱　　白芍四钱　　枳实二钱

生草一钱　　薤白三钱　　玉金二钱

瓜蒌皮四钱

加减法：疼痛甚剧者加乳香　　没药　　川楝子。胸闷咳嗽者加半下　　杏仁　　失眠者加五味子、枣仁。心悸者加煅木力。有瘀血者加丹参腹胀者加木香。

用　　法：水煎服。

· 14 ·

献方人：城关地段医院　　李玉才

55、主　治：水臌、气臌〈单腹胀〉

方　药：癞哈蟆一个　　砂仁一两

制法及用法：将砂仁装入哈蟆肚内，外用黄泥包裹，火上煨焦，去泥土研为细末粉。每日早服一次，每次1—2钱温水送服，泻下黑水为度，隔数日再服。

禁　忌：忌食荞麦面，辛辣食盐。

附　注：此方临床曾治数例，效果满意。

献方人：县医院　　李子斌

56、主　治：高血压。

方　药：勾丁二钱　　当归三钱　　杜仲二钱
寄生二钱　　黄芩二钱　　川牛夕二钱
枳实二钱。

用　法：水煎服。

献方人：天王公社柏坡大队　　庞光才

57、主　治：眩晕。

方　药：山药四钱　　山芋三钱　　丹皮二钱
泽夕二钱　　云苓二钱　　生地四钱
菊花五钱　　枸杞三钱　　兔丝子五钱
复盆子三钱　　桑叶三钱　　芦根三钱

用　法：水煎服，连服三剂。

献方人：八鱼卫生院　　索自德

主　治：脑炎后遗症兼连梅素中毒。

方　药：生芪一两　　蔓荆子二钱　　葛根四钱
党参四钱　　白芍四钱　　黄柏一钱

1949

新 中 国
地 方 中 草 药
文 献 研 究
(1949—1979年)

1979

益智仁三钱　　女贞子四钱　　　路路通一钱半
旱连草四钱　　菖蒲四钱　　　蝉衣二钱
磁石四钱。

用　　法：水煎服。

献方人：九四医院　　刘文龙

59、主　治：美尼尔氏综合症。

方　药：清夏四钱　　　陈皮三钱　　　伏苓四钱
枳壳二钱　　　竹茹四钱　　　蝉衣二钱
菖蒲三钱　　　远志二钱　　　磁石四钱〈碎〉

用　　法：水煎服。

献方人：九四职工医院　　刘文龙

60、主　治：痣病，坐卧不安，或哭或笑。

方　药：枣仁五钱　　　川扑三钱　　　生石羔一两
桂支三钱　　　云苓三钱　　　牡力一两
龙骨一两　　　姜皮二钱。

用　　法：水煎服。

献方人：潘溪卫生院　　党好信

61、主　治：癫痫症

方　药：陈皮三钱　　　半下三钱　　　伏苓三钱
甘草一钱半　　九节菖蒲三钱　南星三钱
海浮石三钱　　青蒙石四钱　　磁石三钱
勾丁五钱　　　朱砂一钱。

用　　法：共为细末分六次冲服〈成人量〉每日早晚各服一
次。〈小儿酌减〉

加减法：大便干者加大黄三钱煎汤冲服。
纳差者加焦三仙三味煎汤冲服。

· 16 ·

大师酒苓加白术三钱煎汤冲服，连服三剂，若症不减下次配加蜈蚣六条全虫八钱，羚羊角二钱共为末药引不变。一般六付可愈。

献方人： 阳平地段医院　　郭坚祥

62主　治： 时哭时笑、语无论次、狂跑、游走、有时稍清醒。

方　药： 广玉金三钱　　明白矾三钱　　辰砂三钱

用　法： 将上药共为细末面糊为丸如黄豆大用朱砂、雄黄、生蒲黄、青袋、竹茹炭 各 三分研极细为上丸作衣。每次服20丸，每日三次开水送服。此为一料。

附　注： 曾治数人一般一料见效二料基本治愈。兼治：恶梦。

献方人： 崑峪卫生院　　贾伯强

63、**主　治：** 癫痫。

方　药： 阿胶一两　　鹿角胶一两　　龟板胶一两

用　法： 三胶烊化兑乳半碗顿服。

献方人： 九四职工医院　　刘文龙

64、**主　治：** 癫狂病

方　药： 生巴豆六粒　　大枣六粒

用　法： 将巴豆去壳，大枣去核放在一起用铁锤在石头上砸成泥，用凉开水半碗，红糖四两合匀分二次服一日一次。

歌　括： 六个巴豆六个枣、大枣去核一处捣，四两红糖送下去，狂病以服立见效。

禁　忌： 孕妇、身体虚弱者忌用。

•17•

1949
新 中 国
地 方 中 草 药
文 献 研 究
(1949—1979年)
1979

献方人：固川公社卫生院　　唐万太。

65、主　治：癫狂：

方　药：防丰通圣散原方加生地四钱　　桃仁三钱
丹皮三钱。

用　法：水煎服。

附注：若时间长，首先用玉金六钱，苦丁香四钱，内服
催吐，然后再服上方。

病　例：陵原公社陵光六队段银魁患此病一年多，东奔
西跑，打人骂人，服此方四剂而全愈。
陵原公社金丰七队患者张狗狗患此病半年多服
此方四剂，后服抱龙丸二合全愈。

献方人：甘峪卫生院　　段巩

66、主　治：羊羔风。

方　药：铝粉一两　　　　　　　皂矾一两〈炒三次〉
鱼膘珠一两〈夫子皮〉　朱砂三钱。

用　法：共研细末过箩，分30包，日服二次 每 次 服一
包，一料服完后停半月，如果未治好再服一料。

献方人：坪头地段医院　　董春海

67、主　治：发热、小便涩疼口干舌燥。

方　药：核桃仁三钱　　黑芝麻二钱　　马齿苋一两半

用　法：三味共捣一处，分三次黄酒冲服。

献方人：蟠龙卫生院　　张云

68、主　治：小便淋漓涩疼，尿血。

方　药：川草薢四钱　　海金沙四钱　　瞿麦三钱
扁蓄三钱　　小香三钱　　生草五钱
车前子三钱　　木通一钱　　猪苓二钱

云苓五钱。

用　法：水煎服。

献方人：慕义公社卫生院　　蔺钰。

69、**主　治：**泌尿系感染，肾盂肾炎，膀胱炎。

　　方　药：柳树枝

　　用　法：①用鲜柳枝一两左右，煎服，一般每日一剂，重者每日二剂。

　　　　　　②在没有煎药条件的野外，或战备情况下，直接用柳树枝爵后将其汁咽下一日3—4次。

　　献方人：县医院　　石砖磊

70、**主　治：**遗精、遗尿。

　　方　药：鸡内金一两。

　　用　法：洗净焙干研细末，每晚临睡前服三钱。

　　献方人：县医院　　李子斌

71、**主　治：**阳痿

　　方　药：枸杞三两　　　故纸三两　　　大云三两

　　　　　　兔丝子三两　　力参二两　　　鹿茸一两

　　　　　　海狗肾五条　　枣仁二两　　　远志五钱

　　　　　　龙骨一两　　　潼疾力二两　　五味二两

　　　　　　云苓一两半　　紫石英一两

　　用　法：上药共为细末，密丸。每日二次每次三钱开水冲服。

　　献方人：潘溪卫生院　　党好信

72、**主　治：**夜梦遗精

　　方　药：九地一两　　　山芋四钱　　　云苓四钱

　　　　　　白芍三钱　　　枣仁三钱　　　当归三钱

1949

新　中　国
地方中草药
文　献　研　究
(1949—1979年)

1979

苡米三钱　　　白术五钱　　　五味子二钱

白芥子二钱　　元桂一钱半　　黄连一钱半

用　法：水煎服。

又　方：黄柏三两　　　龙骨二两　　　益智仁一两

党参一两　　　韭籽一两　　　云苓三两

故纸一两　　　砂仁一两　　　生草一两

用　法：上药共为细末密丸，每日二次每次三钱黄酒开
水各半冲服。

献方人：潘溪卫生院　　　党好信

73、主　治：衄血。

方　药：生地一两　　　元参一两　　　麦冬五钱

黄苓三钱　　　茅根三钱。

用　法：水煎服。

附　注：验过一人牙缝出血碗余，服此即愈。

献方人：双白杨卫生院　　　阎明心

编　注：此方若成人用量，茅根应加至五钱到一两。

外　　科

1、主　治：刀伤

　　方　药：酸枣树皮五钱　　当归五钱

　　用　法：共为细末，贴患处。

　　献方人：钧渭卫生院　　马鸿英

2、主　治：一般外伤可止血止痛

　　方　药：陈石灰半斤　　大黄半两　　冰片一钱

　　制　法：将大黄放锅内，又将石灰盖在大黄上面，放火
　　　　　　炉炒出绿烟，最后大黄成为炭糟为度、将大黄
　　　　　　取出，只用石灰研细，再加冰片收瓶。

　　用　法：外贴患处

　　献方人：双白杨卫生院　　阎明心

　　编　注：甘峪卫生院唐振荣医生用大黄石灰冰片香油调
　　　　　　和治丹毒，止血止疼。

3、主　治：连疮腿溃烂年久不愈

　　方　药：煅石羔五两　　黄丹五钱　　冰片二钱

　　用　法：共为细末，收瓶。贴患处。

　　献方人：双白杨卫生院　　阎明心

4，主　治：皮肤疮毒破烂流水又痛又痒。

　　方　药：雄黄一钱　　松香一钱　　玉片一钱
　　　　　　苍术一钱　　青黛一钱　　黄柏一钱

1949
新 中 国
地 方 中 草 药
文 献 研 究
(1949—1979年)
1979

冰片五分　　吴芋三钱　　白芷一钱

用　法：共为末，猪油调贴。

献方人：城关地段医院　　马良臣

附　注：经用此方治皮肤病患者多人恳效。

5、主　治：黄水疮

方　药：轻粉二钱　　冰片二钱　　煅石燕四钱
生黄柏四钱

用　法：共为细末过箩，用香油或菜油调和贴之。

献方人：马营地段医院　　贾生贤

6、主　治：黄水疮

方　药：炒蛤粉一两　　熟石燕一两　　青黛三钱
黄柏五钱　　轻粉五钱

用　法：水多的干擦干燥的清油对涂。

献方人：坪头地段医院　　董春海

7、主　治：黄水疮

方　药：焦炕土一块

用　法：研细末撒之。

献方人：蟠龙卫生院　　张　云

8、主　治：黄水疮

方　药：松香　　硫磺各等分

用　法：香油（或菜油）调敷

附　注：临床治疗多例甚效。如：杨×男五十六岁，高
崖生产队人，农民，满头黄水疮，多方求治三
月无效。一九七六年八月使用此方，涂一次结
痂，涂三次结痂脱落治愈。

献方人：三九医院中医科

9、主　治：下肢溃疡

方　药：轻粉五钱　　红粉五钱　　琥珀面一两五钱

血竭一两五钱　　　　乳香面一两

冰片一钱二分　　　　珍珠母五钱

蜂蜡四两　　香油一斤

制用法：将香油熬开后离火，再将前五种药兑入搅匀，再入蜂蜡，使之完全熔化，俟冷后，兑入冰片珍珠母粉搅匀成膏。外敷患处。

附　注：袁××女，三十八岁，国营某厂干部，于七二年夏去农场劳动，回来后自脚腕部开始溃烂、向上发展，两下肢内侧大片溃烂，渗出黄粘液，溃烂表面，偶见少量白色脓液。曾在中国医学科学院，首都医院做病例检查，报告为非特异性感染。经按上药膏外敷，经一月治疗，溃疡面愈合，至今疗效巩固。

献方人：三九医院中医科

10、主　治：冻疮

方　药：生山药红糖各等分

用　法：共捣烂敷患处三日一换三次全愈。

献方人：阳平地段医院郭坚祥

编　注：其卫校高维岳医生用鲜山药一味治冻疮，法同上。

11、主　治：鹅掌风

方　药：大枫子一两　　五倍子五钱　　苦参五钱

千里光五钱　　蛇床子五钱

用　法：水三碗煎后兑温水浴之。

1949

新 中 国
地 方 中 草 药
文 献 研 究
(1949—1979年)

1979

献方人：县卫校 　 高维岳

12、主 治：脚气

方 药：干姜三钱 　 白矾二钱

用 法：水煎干姜十分钟后加入白矾，再煎三十分钟，兑温水洗之。

献方人：同上

13、主 治：疮疡痈疽

方 药：黄香三两二钱 　 轻粉八钱 　 潮老八钱
蓖麻籽仁五钱

用 法：共为细末，少加凡士林调成膏外擦。

献方人：清溪卫生院 　 寄春金

14、主 治：痈疽脓成不溃

方 药：没药五钱 　 乳岳五钱 　 轻粉五钱
黄丹一两 　 寒水石五钱 　 赤石脂五钱
射香一钱

用 法：共为细末，黄蜡油调贴。

献方人：同上

15、主 治：溃疡性疮节

方 药：蛇含草（五爪龙）

用 法：捣烂贴疮面上车前草叶盖之，一日一换，以好为度。

献方人：通洞卫生院 　 朱 沛

附 注：加减法，痒加轻粉少许，炎症严重时加冰片少许。

16、主 治：鱼口

方 药：全虫五个冰片少许

· 24 ·

用　法：共捣贴患处。

献方人：甘峪卫生院　　段　巩

17、主　治：腿部生疮

方　药：白杨树叶二斤干的　　胡桃叶半斤

椒叶三两　　生艾叶三两　　地骨皮三两

以上药熬水外洗后用：

黄连三钱　　轻粉一钱　　冰片五分

儿茶三钱　　海螵三钱　　血竭一钱

共为细末，撒患处，每天洗病一次撒药一次。

献方人：县医院　　贾义意

18、主　治：乳肿硬痛不溃（乳腺岩）

方　药：当归三钱　　川芎二钱　　白芍二钱

熟地五钱　　附片二钱　　麻黄一钱半

白芥子二钱　　阿胶三钱　　元桂二钱

炙草二钱　　干姜五钱

气郁：加青皮三钱　　菖蒲三钱

公英三钱

痛甚：加乳香二钱　　没药二钱

山甲一钱半

溃破不收：加生芪五钱　　党参三钱

上零三钱

献方人：木义卫生院张统

19、主　治：乳痈

方　药：浙贝三钱　　通草一钱　　银花三钱

全当归一两　　花粉三钱　　山甲二钱

甘草二钱　　瓜蒌壳二钱　　蒲公英一两

1949

新 中 国
地 方 中 草 药
文 献 研 究
(1949—1979年)

1979

煨皂刺一钱

用　法：水煎二茶怀分两次服。

献方人：甘峪卫生院　　段　巩

20、主　治：企身出疹发红发痒疼痛

方　药：当归二钱　　川芎二钱　　赤芍二钱

生地五钱　　荆芥二钱　　苍术三钱

防丰二钱　　胡麻仁三钱　木通一钱半

连壳三钱　　牛子三钱　　虫退二钱

生草二钱　　淡竹叶引煎服

献方人：蟠龙卫生院　　罗　新

21、主　治：秃疮

方　药：凤眼草（春树子）

用　法：将药捣烂，浆水合之，用药前温水洗净疮面，
每日涂上药二次。

献方人：千河卫生院　　张志钧

22、主　治：各种皮肤病（湿疹，黄水疮，水癣）

方　药：硫黄六两　　柳树子四两　　枯矾三两

铜灰三两　　冰片五钱　　绿豆三两

用　法：将硫黄点燃，把柳枝和绿豆放在硫黄上一起烧
硫黄化成水和柳枝烧成炭存性为度与余药共为
细末。

用　法：用猪油或香油拌成糊状外擦纱布包之。

献方人：千河卫生院　　李芙蓉

23、主　治：顽固性下肢溃疡

方　药：生白豆三两　　鱼腥草或光明草二两

用　法：白豆水浸软捣烂再与鱼腥草或光明草同捣成糊

状每日一次或隔日一次外敷

献方人：上王卫生院　　王振嘉

24、主　治：水火烧伤

方　药：生大黄一两半　　黄柏五钱　　黄连四钱
没药三钱　　乳香三钱　　头发灰四钱
槐花五钱　　刘寄奴四钱

制用法：共为细末，用真菜油或真麻油适量少加黄蜡一
点、溶开、再加药末调如软羔，一日两次敷伤
处。

献方人：具医院　　贾义意

25、主　治：灸火伤以及顽疮久不收口者

方　药：紫草四两　　黄柏一两　　地榆一两
菜油二斤

制　法：将菜油烧开离火，将上药入锅炸焦待冷后收油
去渣。

用　法：以纱条拈药油敷于伤面两日换一次

附　注：此方经我院门诊病房使用八年，疗效 比 较 理
想，故推广使用。

献方人：县医院　　李子斌

26、主　治：火药烧伤机油烫伤

方　药：虎杖大黄紫草各等分

用　法：为末凉开水调匀，外敷涂

附　注：经治二例，解痛、减少渗出、促进伤面结痂愈
合愈后不留瘢痕。

献方人：赤沙地段医院　　王德民

27、主　治：烫伤烧伤

・27・

1949

新 中 国
地 方 中 草 药
文 献 研 究
(1949—1979年)

1979

方　药：猫骨灰鸡油

用　法：猫骨灰同鸡油调匀，贴患处，外用纱布包扎，隔日换药一次。

献方人：木义卫生院　　张　统

28、主　治：湿疹

方　药：苦参三两　　菖蒲一两　　蛇床子五钱
　　　　猪苦胆二个

用　法：上药水煎去渣加猪胆汁外用。

献方人：县功卫生院　　袁　仲

29、主　治：阴囊湿疹

方　药：苦参三两　　桃叶五两　　核桃叶五两（两叶干的加培）

用　法：加盖煎煮十五分钟，热敷二小时，每剂用二次。

献方人：上王卫生院　　王振嘉

30、主　治：慢性湿疹

方　药：黄柏二两　　马蹄骨三两（晒干）

用　法：共为细末，过箩、香油或清油调合擦患处一日二至三次七日全愈。

献方人：西秦医疗站　　杨　梓

31、主　治：急性荨麻疹（风屎）

方　药：虫退三钱　黄连一钱　　甘草二钱　麻黄一钱

用　法：水煎服

献方人：马营地段医院　　贾生贤

32、主　治：慢性荨麻疹

方　药：没药二钱　　乳香二钱　　血竭二钱
　　　　山甲三钱　　龟板三钱　　别甲二钱

五谷虫三钱　　滑石一两　　儿茶二钱

用　法： 共为细末，每次二钱小儿酌减冲服

献方人： 同上

33、**主　治：** 瘰疬

　　方　药： 海藻五钱　　昆布五钱　　海石三钱　半下四钱

　　　　　　通草二钱　　白芷二钱　　山查三钱

　　　　　　神曲三钱　　龙胆草三钱　白矾二钱

　　用　法： 连煎服十剂。

　　献方人： 甘峪卫生院　　　唐振荣

34、**主　治：** 瘰疬或肺结核

　　方　药： 煅牡力四两　蒸元参四两　贝母三两

　　　　　　乳香三钱　　没药三钱

　　用　法： 共为细末炼蜜为丸每丸三钱，饭后嚼化，一日
　　　　　　三次。

　　附　注： 多年观察，确有一定疗效。

　　献方人： 昆峪卫生院　　　贾伯强

35、**主　治：** 顽癣

　　方　药： 硫黄八钱　　雄黄三钱　　石灰三钱

　　　　　　食盐二钱　　冰片一钱

　　用　法： 共为细末，香油调合，擦癣上，每天一次。

　　献方人： 甘峪卫生院　　　唐振荣

36　**主　治：** 秃疮

　　方　药： 黄丹一两水飞　黄香二两　　轻粉三钱

　　　　　　无名异二钱　官粉二钱　　冰片一钱

　　用　法： 共为细末，香油调合擦疮上。

　　献方人： 同上

1949

新　中　国
地方中草药
文献研究
（1949—1979年）

1979

37、主　治：骨折、扭伤、跌打损伤、早期瘀血肿痛，或骨
　　　　　　折穿破流血。

方　药：自然铜五钱　　血余炭三钱　　桃仁一钱半

丹皮三钱　　　儿茶三钱　　　没药三钱

乳香三钱　　　红花一钱　　　茜草三钱

土元二钱　　　三七二钱（冲服）血竭一钱

用　法：水煎服。

献方人：千河卫生院　　　李芙蓉

38、主　治：跌打损伤所致之小便不利膀胱感染疼痛

方　药：阿魏三钱　　　淡竹叶二钱　　黄柏四钱

地龙三钱　　　云苓五钱　　　茵陈五钱

乌药二钱　　　海金砂三钱　　车前子四钱

生草二钱　　　山枝二钱　　　灯芯引

用　法：水煎每日一至二剂。

献方人：千河卫生院　　　李芙蓉

39、主　治：跌打损伤，发烧不退宜用

方　药：防丰三钱　　　葛根三钱　　　羌活三钱

南星三钱　　　白芷三钱　　　全虫二钱

土元三钱　　　大青叶五钱　　没药三钱

乳香二钱　　　生草二钱　　　生地三钱

二花一两　　　连壳四钱　　　柴胡三钱

用　法：水煎服一日一剂，体虚久烧加人参减白芷。

献方人：同上

40、主　治：跌打损伤衮肿

方　药：当归一两　　　红花一钱半　　酒军一钱半

苏木一钱半　　乳香二钱　　　没药二钱

血竭三钱　　甘草一钱

用　法： 黄酒引煎服

献方人： 宁王窑底医疗站　　王国藩

41、**主　治：** 高热，局部肿疼或败血症急性骨髓炎

方　药： 犀角五分　　　山甲三钱　　生地五钱

丹皮三钱　　　地丁五钱　　公英一两

防风二钱　　　羌活二钱　　二花一两

连壳五钱　　　大青叶一两　牛夕二钱

生草二钱　　　全虫二钱

用　法： 水煎生食大葱一至二节服之每日一剂

献方人： 千河卫生院　　李芙蓉

42、**主　治：** 骨髓炎（中期晚期用）

方　药： 土元三两　　　全虫三两　　乌蛇三两

黄连二两　　　蜈蚣一两　　寸香二钱

牛黄五分　　　犀角一钱　　海马三钱

冰糖三两　　　骨碎补三两　蝉酥三钱

鹿角胶三两

制用法： 共为细末，炼密为丸，每丸重二钱，日服两次
　　　　　每次一丸。

附　注： 海马乌蛇蜈蚣三味用土轻微炒。

配　服： 黄芪四两　　　当归二两　　鸡一只烹服

献方人： 同上

43、**主　治：** 骨结核

方　药： 蜈蚣五条　　　全虫一钱　　羌虫五钱

斑毛一钱　　　土元五钱　　山甲三钱

海马三钱　　　车前五钱　　元明粉五钱

云苓五钱　　　二花五钱　　皂刺三钱

· 31 ·

1949

新　中　国
地 方 中 草 药
文 献 研 究
（1949—1979年）

1979

没药五钱　　乳香五钱　　连壳五钱

白芷五钱　　白芨五钱　　二丑三钱

三七五钱　　胡连五钱　　甘草五钱

用　法：上药取水、酒各半同煎，头两煎合并一起，分七日服完，（每日服两次）。并将药渣晒干，研细分十五日服完（每日服两次）。

附　注：本方经治疗五例，三例服一料愈，两例服三料而愈。

献方人：五一信箱职工医院　　王发祥

44、主　治：骨髓炎

方　药：蛇油

用　法：将蛇炼出油贴患处。

献方人：甘峪卫生院　　段　巩

45、主　治：岔气、挫伤腰痛、挟伤、扭气腰痛

方　药：杜仲三钱　　页虫八分　　木通二钱

大黄三钱　　红花钱半　　祖师麻五分

乳香二钱　　没药二钱　　伸筋草七分

全虫一钱半　生草一钱

黄酒二两或童便引。

献方人：宁王公社窑底大队医疗站王国藩

46、主　治：诸疮不论远年近日久不收口

方　药：珍珠五钱　　寸香一钱　　银珠一两

黄丹一两　　官粉二两　　琥珀一两

珊瑚一两　　冰片一两　　血竭一两

儿茶一两　　没药一两　　乳香一两

用　法：用黄蜡油调贴之立即见效。

献方人：清溪卫生院　　寄春金

47、主　治：无名肿毒

　　方　药：京墨　　蟾酥　　胆矾　　血竭　　寸香
　　　　　　朱砂

　　制用法：各等分共为细末用凉水为锭外擦涂。

　　献方人：清溪卫生院　寄春金

48、主　治：诸疮、乳疮、肚痛、对口发背肿疼

　　方　药：当归一两　　白芍一两　　陈皮五钱
　　　　　　川朴五钱　　苍术一两　　天麻一两
　　　　　　全虫一两　　石斛一两　　川乌五钱
　　　　　　草乌五钱　　山芋一两　　甘杞一两
　　　　　　红花五钱　　独活一两　　朱砂五钱
　　　　　　寸香一钱　　生草五钱

　　用　法：共为末炼蜜为丸重三钱，朱砂为衣，大葱三根
　　　　　　熬成汤，成人每天二次，早晚服一丸。

　　献方人：清溪卫生院　　寄春金

49、主　治：发背对口乳痛

　　方　药：朱砂一钱　　血竭一钱　　明雄一钱
　　　　　　没药一钱　　乳香一钱　　蟾酥一钱
　　　　　　蜈蚣一钱

　　用　法：共为细末炼蜜为丸，如豆大，朱砂为衣，大人
　　　　　　服五至七丸，小儿酌量。

　　献方人：清溪卫生院　　寄春金

50、主　治：梅毒、顽疮等

　　方　药：轻粉一钱　　银粉一钱　　公丁香一钱
　　　　　　广木香一钱　　朱砂五钱　　辰砂五钱

1949

新 中 国
地 方 中 草 药
文 献 研 究
(1949—1979年)

1979

蜈蚣两条（去头足） 　　　　　水银一钱

白矾一钱

用法用量：共研细末，卷棉纸内搓成条。共搓成六条，用时用火点着，患者用鼻子闻三小时后 即 有 感觉，或先尿先吐后大便，这些都是正常现象。后每天吃饭只能吃甜面糊，**禁吃一切 刺 激 食物**。七天后疮即愈合，往后多吃防风通圣散，连服数剂解毒。

禁　忌：男子如有白浊淋症，女子在经前经后忌用。

献方人：城关地段医院　　　马良臣

51、**主　治**：局麻

制　法：蟾酥　　　生川乌　　　生草乌　　　生石斛

生独角连　　　生大黄　　　　　生半夏

各等分研为细末。

制用法：用陈醋一碗，将药放在碗内浸七天，醋作锭于点患处，用针扎不疼即可用刀子割疮。

献方人：清溪卫生院　　　寄春金

编　注：严禁内服。

52、**主　治**：痔漏及肠风下血

方　药：㈠：内服方：

生荞麦四两。

制用法：用生胆汁合调生荞麦面作小丸如菉豆大，晒干装瓶，每服十五丸，日服二次。

方　药：㈡：外用方：

生胆汁

制用法：用生胆汁擦痔上，初起破后皆有效。

附　注：内服药如服后一时胃内有不舒感，可少服几
　　　　粒。本方曾治多人，均收良效。

献方人：崀峪卫生院　　贾伯强

53、白癜风

方　药：

生芪五钱	当归四钱	赤芍四钱
川芎三钱	独活三钱	苦参三钱
白癣皮三钱	胡麻四钱	黄莲二钱
胡莲二钱	牙皂三钱	连壳四钱
乌蛇三钱	大黄三钱	荆芥三钱
防风三钱	白花蛇一条	川乌三钱
苍耳四钱	虫退四钱	甘草三钱

制用法：研细末炼蜜为丸，如梧子大，每服三十粒，一
　　　　日二次，黄酒送下。

献方人：金河卫生院　　董兆华

54、主　治：漆中毒

方　药：

土茯苓一两	贝虫五钱	当归三钱
白芍三钱	川芎二钱	白术三钱
石羔三钱	滑石二钱	浮萍四钱
桔梗三钱	山支三钱	连壳三钱
黄芩三钱	卜荷二钱（另包）	
甘草二钱	荆芥三钱	防风三钱
大黄三钱	虫退二钱	地夫二钱
二花四钱		

用　法：水煎服，连服两剂。

献方人：石羊庙公社卫生院　　王德永

55、主　治：脉管炎

・ 35 ・

1949

新　中　国
地方中草药
文　献　研　究
（1949—1979年）

1979

　方　药：松香一两　　白矾二钱　　乳香二钱
　　　　　没药二钱　　冰片一钱　　雄黄二钱

　用　法：共为细末，用大葱白十五根切细与药末一处捣
　　　　　如泥状，外敷伤处包裹以干再换。

　附　注：本方为各种红肿好方，但遇然指破后青紫疼
　　　　　痛，不能忍受，我曾自己用上方于伤处一夜肿
　　　　　退疼止，四天痊愈。

献方人：晁峪卫生院　　贾伯强

56、主　治：鹅掌风癣

　方　药：川乌二钱　　草乌二钱　　首乌三钱
　　　　　花粉三钱　　赤芍二钱　　防风二钱
　　　　　荆芥钱半　　苍术二钱　　地丁一两
　　　　　艾叶四钱

　用　法：水煎趁热薰洗。

献方人：五一信箱职工医院　　王发祥

57、主　治：鸡眼

　治　法：用酒精棉球在鸡眼周围常规消毒，手术刀片切
　　　　　取鸡眼的硬皮，用针炙针扎鸡眼中心点，拔针
　　　　　出血为好。

献方人：城关地段医院　　董玉梅

58、主　治：抬肩不起、肩痛、脑病后遗肩机能减退等症

　穴　位：举肩穴，取腓骨为四等分，在下四分之一上进
　　　　　针。

　手　法：强烈，先泻后补。

献方人：贾村公社牛家滩大队　　杨　侃

59、主　治：鹅掌风

方　药：雄猪肝一具　　卜硝二两
用　法：此方先把猪肝子用开水放在砂锅内煮熟，再把
　　　　毛硝放入内，再煮二十分钟连汤带肉分四、五
　　　　次吃完，重者二付、轻者一付，经临床观察二
　　　　十余例效果良好。
献方人：八鱼公社卫生院　　刘天育

1949

新 中 国
地方中草药
文 献 研 究
(1949—1979年)

1979

妇　　　科

1、主　治：搐麻病

　方　药：黑木耳三两（醋泡一夜晒干）　　麻黄一钱

　　　　　杜仲一钱　　防风一钱　　附子一钱

　　　　　羌活一钱　　木通一钱　　苍术一钱

　　　　　白术一钱　　云苓一钱　　川夕一钱

　　　　　生地一钱　　泽泻一钱　　川芎一钱

　　　　　加皮一钱　　香附一钱　　陈皮一钱半

　　　　　炙草一钱　　熟地一钱　　柿饼二钱（火煨）

　　　　　独活一钱

　用　法：以上共为细末。每服三钱，早晚黄酒冲服。

　附　注：首次于临睡前服药，盖被发汗，以后再不必出
　　　　　汗。

　献方人：双白杨卫生院　　阎明心

2、主　治：搐麻病

　方　药：木耳四两　　干姜一两　　胡椒一两
　　　　　花椒二钱　　大枣一斤（去核）

　用　法：共为细末，炼蜜为丸，早晚各服三钱，黄酒为
　　　　　引。

　附　注：此方初服需出微汗。

献方人：甘峪公社卫生院　　唐振荣

3、主　治：妇女白带腰痛、心悸

　　方　药：白术一两　　　山药一两　　　金樱子三钱
　　　　　　复盆子三钱　　香附一钱半　　党参三钱
　　　　　　苍术三钱　　　车前三钱　　　柴胡钱半
　　　　　　陈皮一钱半　　白芍五钱　　　焦芥穗三钱
　　　　　　生草一钱

　　用　法：水煎服。

　　献方人：潘溪公社卫生院　　党好信

4、主　治：黄带

　　方　药：山药一两　　　芡实八钱　　　银杏五钱
　　　　　　黄柏三钱　　　车前二钱

　　用　法：水煎服。

　　献方人：蟠溪公社卫生院　　党好信

5、主　治：妇女崩漏

　　方　药：当归四钱　　　川芎二钱　　　杭芍三钱
　　　　　　熟地炭五钱　　黄芪五钱　　　炒地榆四钱
　　　　　　阿胶四钱　　　炒蒲黄三钱　　炒荷叶炭二钱
　　　　　　百草霜三钱　　棕炭三钱　　　侧柏炭三钱

　　用　法：水煎分二次温服。

　　献方人：五一信箱职工医院　　王发祥

6、主　治：妇女月经过多

　　方　药：当归三钱　　　生芪一两　　　荷叶二钱
　　　　　　九地炭五钱　　生地炭五钱　　棕炭二钱
　　　　　　炒荆芥二钱　　三七一钱半　　炒红花三钱

　　用　法：水煎服。

1949

新中国
地方中草药
文献研究
(1949—1979年)

1979

献方人：天王公社柏坡大队医疗站　　庞广财

7、主　治：妇女盆腔炎（中医——赤白带）

　方　药：当归一两　　　白芍一两　　　九地五钱

　　　　　阿胶三钱　　　丹皮三钱　　　黄柏二钱

　　　　　香附一钱　　　川夕二钱　　　大枣十个

　　　　　小黑豆一两

　用　法：先将黑豆煮片时，再将上药入沙锅内熬半小

　　　　　时，连煎二次，早晚空服，连服五到十剂。

　献方人：周原公社卫生院　　　赵　森

8、主　治：月经过多

　方　药：丹枝逍遥散加三七粉二钱　　　阿胶三钱

　　　　　炮姜炭二钱

　用　法：水煎服。

　献方人：五二信箱职工医院　　　马春田

9、主　治：气血双虚、每月经来两三次、腹痛、脉象沉

　　　　　细、舌苔淡白

　方　药：力参三钱　　　白术三钱　　　云苓二钱

　　　　　炙草一钱　　　陈皮二钱　　　当归三钱

　　　　　白芍四钱　　　熟地三钱　　　故纸三钱

　　　　　枸杞四钱　　　阿胶三钱　　　炙芪五钱

　　　　　五味三钱　　　广三七二钱（为末二次冲服）

　用　法：水煎服。

　献方人：八鱼公社卫生院　　　索自德

10、主　治：孕妇浑身浮肿、腹胀满、小便赤涩

　　方　药：当归三钱　　　白芍三钱　　　云苓四钱

　　　　　　白术五钱　　　桔红二钱　　　鲤鱼一尾

·40·

用　　法：将鲤鱼洗净去肠，白水煎煮，取汤煎药，温服。

献方人：城关地段医院　　马良臣

11、主　治：孕妇三五月恶心反胃呕吐不止，心慌气短。

方　　药：当归一两　　九地二两　　苏子三钱
广木香七分

用　　法：水煎服。

献方人：城关地段医院　　马良臣

12、主　治：孕妇热乘心脾、津液枯少、烦燥干渴

方　　药：党参二钱　　赤苓二钱　　葛根二钱
犀角一钱半　　地骨皮二钱　　寸冬二钱
黄芩二钱　　生甘草一钱半

用　　法：水煎服。

附　　注：解放初，一患者（系胃原第一村索家庄）面黄肌瘦，烦燥干渴，每日不论冷热水喝的特别多，无尿，经服此方后症状减轻，喝水停止，后产期平安。

献方人：城关地段医院　　马良臣

13、主　治：产后突然晕倒，不省人事

方　　药：焦芥穗一两　　防风二钱

用　　法：水煎连服二剂。

献方人：杨家沟公社卫生院　　袁子春

14、主　治：产后胎衣不下

方　　药：鸡蛋清三个　　好酸醋半茶碗

用　　法：搅匀即服

献方人：固川公社卫生院　　唐万太

1949
新 中 国
地 方 中 草 药
文 献 研 究
(1949—1979年)
1979

15、主　治：乳腺炎

方　药：瓜仁五钱　　牛子七钱　　生地五钱
广木香三钱　连壳四钱　　银花四钱
丹皮二钱　　只壳三钱　　生草二钱

用　法：水煎连服三剂

献方人：杨家沟公社卫生院　　袁子春

16、主　治：乳癌

方　药：生螃蟹二两（用新砂锅炒黄为细末）

用　法：早晚用热黄酒冲服，每次服二钱。

献方人：晁峪公社卫生院　　贾伯强

17、主　治：乳癌

方　药：山茨菇二两

用　法：大小搭配，每次服十粒，咬破口服，日服二次
黄酒为引。

附　注：曾迁患者二名，都是一康肿瘤科确诊，经用上
两方各治好一人。观察二年末见复发。

献方人：晁峪公社卫生院　　贾伯强

18、主　治：乳疮

方　药：柴胡二钱半　生地二钱　　牛籽二钱
当归三钱　　连壳三钱　　川芎一钱半
焦枝一钱半　黄芩二钱　　天花粉二钱
防风二钱　　生甘草二钱半　生姜为引

用　法：水煎服。

又　方：当归六钱　　银花一两　　连壳五钱
元参五钱　　生芪六钱　　公英五钱
瓜蒌一两　　白芷三钱　　山甲二钱

没药二钱　　乳香二钱　　大贝三钱

复花三钱　　黄酒引

用　　法：水煎服。

献方人：城关地段医院　　马良臣

19、**主　治：**滴虫性阴道炎

　　方　药：内服药、当归四钱　　龙胆草三钱

丹皮三钱　　山枝三钱　　乌梅五个

陈皮三钱　　青皮三钱　　赤芍三钱

甘草二钱　　柴胡三钱　　黄芩二钱

用　　法：水煎，早晚空心服用。

外用方：桃仁泥一钱　　轻粉一钱

雄黄一钱　　共为细末

用　　法：取生猪肝核桃大三块，将上药面撒在猪肝上，

再用香油或大油少许涂抹，然后送入阴道深部

片时取出，连换三次即可。

献方人：周原公社卫生院　　赵　森

20、**主　治：**滴虫性阴道炎

　　方　药：当归四钱　　生地五钱　　木通二钱

柴胡一钱半　车前二钱　　焦枝三钱

龙胆草二钱　土茯苓四钱　鹤虱四钱

蛇床子四钱　苦参三钱　　黄芩三钱

用　　法：水煎服。

献方人：潘溪公社卫生院　　党好信

21、**主　治：**宫颈炎

　　方　药：樟丹一两　　硫黄一两　　乌贼骨一两

黄连二钱　　黄柏二钱　　黄芩二钱

1949

新 中 国
地 方 中 草 药
文 献 研 究
(1949—1979年)

1979

乳香二钱　　没药二钱　　蛤粉一两
白芨四钱

用　法：上药共为细粉，用带线棉球拈药纳入阴道，隔天一次‘一般十天为一疗程。

附　注：轻度四到五次可愈，二度炎症可用一至二个疗程，无副作用。曾门诊治疗达三十例，作用较好。

献方人：九四信箱职工医院　　吴玲玲

22、**主　治**：妇女阴户发痒红肿

方　药：硫黄一钱　　真高本五钱　　荆芥三钱

用　法：上药共为细末对香油擦患处。

又　方：如若成疮，用炒杏仁五分　　白矾三分
雄黄二分　　射香三分

用　法：上药共研细末贴患处。

又　方：用蛇床子二两　　五倍子一两　　玉片五钱

用　法：煎水，每日洗四五次。

献方人：县医院　　贾义意

・44・

儿　　科

1、主　治：惊风抽搐

　方　药：朱砂五钱　　　天麻七分　　　姜虫七分

　　　　　全虫七分　　　牛黄六分　　　射香一分

　　　　　白附子一钱　焦姜七分

　用　法：共研细末，糯米糊为丸如稻黍米大。初生小儿
　　　　　一丸，半岁小儿三丸，一岁五丸，薄荷汤送
　　　　　下，早晚用。

　献方人：城关地段医院　　　马良臣

　编　注：此方系我县老中医多年经验良方。

2、主　治：咽喉不利，胸膈胀满，发烧气喘、大便干燥。

　方　药：甘遂一两　　羌活一钱半　云矾一钱

　　　　　轻粉一分　　朱砂一钱

　用　法：甘遂用面包，水煮三小时后晒干，共研细末，
　　　　　月娃用五厘，半岁小儿用一分，周岁小儿用一
　　　　　分五厘，用生油调药，热浆水冲服。服药十分
　　　　　钟以内呕吐涎痰，系服药正常现象。

　献方人：城关地段医院　　　马良臣

3、主　治：婴儿杠腰、腹疼、啼哭不休

　方　药：灵脂一钱　　桃仁一钱　　大黄一钱

　用　法：水煎分四次服完。

1949
新　中　国
地 方 中 草 药
文 献 研 究
(1949—1979年)
1979

献方人：宁玉公社窑底医疗站　　王国潘

4、主　治：小儿吐乳

方　药：麦芽三钱　　掘红一钱　　公丁香三分

用　法：水煎服。

献方人：城关地段医院　　李玉才

5、主　治：小儿疳疾，消化不良

方　药：穿山甲三钱　龟板三钱　鳖甲三钱
鸡内金二钱

用　法：共为细末，每次五分至一钱内服，或放米汤冲服，或制成干面薄饼少加调料食盐食之。

献方人：县医院　　李子斌

附　注：此方系个人临床常配备用药，一般小儿面黄肌瘦，腹内生块消化不良者，每用皆效。

6、主　治：小儿吐泻脾胃虚弱，不思饮食，腹胀满，肠鸣久泄

方　药：党参一钱半　白术一钱半　云苓一钱
伙香五分　　葛根一钱半　木香二分
山药一钱半　扁豆一钱半　炙草二钱
陈皮一钱　　苍术一钱　　滑石一钱
白芷一钱

用　法：水煎服。

献方人：八鱼卫生院　　索自德

7、主　治：小儿脐疼、坚硬啼哭不止，目睛上视 手 足 抽搐、角弓反张，痰嗽喘热

方　药：胆星一钱　　半下一钱半　青黛一钱半
薄荷一钱　　全虫一钱半　天麻一钱半

甘草一钱　　白附子一钱半　麝香一厘
姜虫一钱半　防风一钱半　　玉金一钱半

用　　法：共为细末，每次服一钱，一日二次。

献方人：八鱼卫生院　　　索自德

8、主　　治：小儿肝炎

方　　药：粉丹皮二钱　焦枝二钱　　败浆草三钱
龙胆草一钱　川军五分　　金银花三钱
茵陈四钱　　只实五分　　玉金五分

用　　法：水煎服。

献方人：城关地段医院　　马良臣

附　　注：此方治疗小儿肝炎80余人全部治愈

9、主　　治：风湿闭肺（小儿肺炎）

方　　药：炙麻黄一钱　杏仁二钱　　青苓一钱
生石羔三钱　桔梗二钱　　花粉二钱
寸冬二钱　　知母二钱　　瓜蒌二钱

用　　法：水煎服。

歌　　括：高热气急鼻翼扇，痰黄喝饮咳声连。
五虎苦枯天花粉，瓜蒌知母麦冬添。

献方人：五一信箱医院　　　王发祥

10、主　　治：小儿疝气

方　　药：川栋子二钱　大香二钱　　小香一钱半
广三七四分　炒厚朴二钱　肉桂一钱半
黄酒引

用　　法：水煎服。

献方人：甘峪公社卫生院　　唐振荣

11、主　　治：小儿疝气

• 47 •

1949

新 中 国
地 方 中 草 药
文 献 研 究
(1949—1979年)

1979

方　药：仙毛参三钱　海藻一钱半　西茴一钱
　　　　昆布一钱半　吴芋一钱

用　法：水煎温服。

附　注：治愈儿科疝气多人，治疗效果良好

献方人：城关地段医院　　马良臣

12、主　治：小儿风寒风热所致高烧少食、抽风等

方　药：青皮一两　　陈皮一两　　公丁香三钱
　　　　广木香二钱　巴豆霜一两〈去油〉
　　　　蜈蚣三条〈去头足〉　　　　白古月一两
　　　　来服子四钱　乌梅五钱　　绿豆一两

用　法：将上药共为细末过箩，以醋糊为丸每丸约比米
　　　　粒大。初生至一月每次服一到两粒，二到五月服
　　　　三到四粒，六到十月每次服四到六粒，一至二岁
　　　　服六到八粒，三至五岁服七到十一粒。每日二
　　　　次奶水或开水化服。

加减法：若受风寒者，加姜葱引冲服；风寒感冒加荆
　　　　芥、防风，薄荷、灯心汤冲服。若高烧抽风
　　　　者，加姜虫全虫汤冲服之；若腹泻日久加白
　　　　术，云苓白芍汤冲服。

献方人：县卫校　　高维岳

13、主　治：小儿牙宣

方　药：小蓟炭一钱　血余炭一钱　青黛八分
　　　　冰片一钱

用　法：共为细末外用。用竹茹五钱泡醋内嗽口，再贴
　　　　上药，每日二次。

献方人：城关地段医院　　李玉才

· 48 ·

14、主　治：白蛾口疮，满口白泡难于哺乳

方　药：白术一钱半　云苓一钱　　猪苓五分

泽夕五分　　黄连五分　　生地一钱

元桂五分　　附子五分　　木通五分

元参一钱　　甘草五分

用　法：水煎服。

献方人：八鱼卫生院　　索自德

15、主　治：疟腮

方　药：兰根一两　　二花七钱　　连壳五钱

夏枯草三钱

用　法：水煎分二次服。

献方人：贾村地段医院　　容　琨

16、主　治：小儿发热，不拘风寒乳食停滞，时行麻疹。

方药及用法：用葱一撮捣烂取汁，少加麻油在内和匀，

指醮葱油摩运小儿头项背胸手足心。每处

摩擦十数次，运完以后再厚衣裹之，略出

微汗，但不可令其大汗。

附　注：此方最能疏通腠理，行经通路，使邪气外出不

致久滞营卫，而又不伤正气诚良方也。

献方人：钓渭卫生院　　郭生喜

17、主　治：凡小儿痰嗽上气喘急，有痰不能下降喉中有扯

锯之声，此方能引痰下行

方药及用法：生白矾一两面粉少许，好醋调或块状分作

二小饼，敷儿两足心布包之一宿，其痰自

下，适于病在上而治其下。

献方人：钓渭卫生院　　郭生喜

1949

新 中 国
地 方 中 草 药
文 献 研 究
(1949—1979年)

1979

18、主　治：小儿消化不良

　　方　法：三棱针刺四缝〈经外奇穴〉挤出黄清水

　　献方人：赤沙地段医院　　王德民

19、主　治：遗尿〈尿床〉

　　取　穴：四聪穴〈经外奇穴〉

　　刺　法：沿皮对角刺，留针８０分钟

　　献方人：赤沙地段医院　　王德民

20、主　治：小儿发烧发迷咳嗽气紧抽风肤疼等症。

　　方　药：朱砂五钱　　硼砂五钱　　冰片一钱

　　　　　　蒙石八钱　　牙硝五钱　　赤金廿张

　　　　　　射香一钱　　雄黄三钱

　　用　法：共为细末每日二次，每次五厘至一分。茶叶引

　　献方人：清溪卫生院　　寄春金

21、主　治：小儿吨咳（百日咳）

　　方　药：胆南星一钱　黄芩一钱半　瓜蒌五钱

　　　　　　百部一钱半　杏仁一钱半　云苓二钱

　　　　　　半下一钱半　掘红一钱半　灯心五分

　　用　法：水煎服（此系３——４岁量）

　　又　方：蜈蚣　　百部　　甘草各等分

　　用　法：共为细粉，２——３岁儿童每服５分早晚开水
　　　　　　冲服。

　　献方人：五一信箱医院　　王发祥

22、主　治：小儿百日咳

　　方　药：水一斤，六蒜二两，白糖二两，煎成清浆

　　用　法：一日服三至五次，遂蒜代汤吃喝。

　　献方人：周原公社卫生院　　赵森

五 官 科

1、主 治：黑眼仁生疮肿痛，视物不清

    方 药：当归三钱　　　川芎二钱　　　白芍二钱

            生地三钱　　　李仁二钱　　　蕤仁三钱

            乳香二钱　　　没药二钱　　　黄连二钱

            木贼二钱　　　虫退二钱　　　蛇退二钱

            柴胡三钱　　　黄芩二钱　　　甘草一钱半

            木别二个（去皮去油）　　　竹叶灯心引

    用 法：水煎服。

    附 注：亦可用人乳泡寸香五厘点眼。

    献方人：慕仪公社卫生院　　　张　统

2、主 治：迎风流泪

    方 药：当归三钱　　　川芎三钱　　　防风三钱

            九地五钱　　　潼蒺力三钱　　木贼四钱

            白芍三钱　　　枸杞四钱　　　甘草一钱半

    用 法：煎汤食后服。

    献方人：钓渭公社卫生院　　　李合丰

3、主 治：各种眼障

    方 药：葛花三钱　　　泽泻一钱半　　酒军二钱半

            石明三钱　　　木贼三钱

    用 法：水煎服一日一付，可连用或三日服一付亦成。

1949

新　中　国
地方中草药
文　献　研　究
（1949—1979年）

1979

献方人：晁峪公社卫生院　　贾伯强

4、主　治：血灌瞳仁，及一切红眼

方　药：没药三钱　　血竭花三钱　石明三钱
大黄三钱　　元明粉二钱

法：共为细末，每日服三次，每次服二钱，开水冲
服。以大便稍溏为量适宜。

献方人：晁峪公社卫生院　　贾伯强

5、主　治：化浓性中耳炎

方　药：五倍子四钱　　冰片五分　　硼砂三分
枯矾五分

用　法：研末吹耳外用。

献方人：71# 信箱职工医院陈洪生

6、主　治：慢性中耳炎

方　药：血余炭三钱　　枯矾三钱

用　法：共为细末．用药前棉球擦净耳道浓液，竹筒吹
药末于耳内，一日二至三次。

献方人：城关公社西秦大队医疗站　　杨　梓

7、主　治：旋耳疮

方　药：银粉二钱　　黄丹四钱（水飞晒干）
轻粉二钱（隔纸炒）　　山甲二钱（土炒）

用　法：共为细末，真菜油调敷，椒艾汤把疮洗净。

献方人：八鱼公社卫生院　　索自德

编　注：陵源公社卫生院杨培成医生用此方去轻粉换全
虫一钱，主治同。

8、主　治：流鼻血

方　药：当归二钱　　川芎二钱　　白芷二钱

· 52 ·

细辛二钱　　生地五钱　　元参三钱

紫草三钱　　侧柏二钱　　茜草二钱

旱连草三钱　寸冬二钱　　五味二钱

木通一钱　　黄连一钱　　山枝二钱

生草二钱　　黄芩二钱　　三七五分（另包研末冲服）

用　法：煎服。

献方人：拓石地段医院　　米益远

编　注：侧柏叶可炭化存性。

9、主　治：酒糟鼻（红鼻子）

　　方　药：犁头草　　白糖

　　用　法：取上草洗净加白糖捣泥，每晚睡时贴鼻上，连续使用十日，或更多几天。

　　附　注：二例用上法均治愈。

　　献方人：赤沙地段医院　　王德明

10、主　治：牙痛齿龈不肿者

　　方　药：毕卜三钱　　细辛三钱　　良姜三钱

　　用　法：用烧酒浸泡二十四小时后擦患处。

　　献方人：阳平地段医院　　郭坚祥

11、主　治：走马牙疳

　　方　药：射香三分　　人中白八分　苦矾五分

　　　　　　冰片三分　　青代五分　　蚕丝壳一钱（烧灰）

　　用　法：共研细末，擦患处。

　　献方人：宝鸡县医院　　贾义意

12、主　治：胃火牙痛

1949

新　中　国
地 方 中 草 药
文 献 研 究
（1949—1979年）

1979

　方　药：生石膏三钱半　　元参四钱　　丹皮三钱
　　　　　生地四钱　　　　细辛二钱　　升麻一钱
　　　　　地骨皮四钱　　　荆芥穗三钱　竹叶灯心引。
　用　法：水煎服。
献方人：城关地鸡医院　　董玉梅

13、主　治：治风火牙痛
　方　药：元参三钱　　桔梗二钱　　薄荷二钱
　　　　　花椒五分　　大黄三钱　　竹叶二钱
　　　　　灯心二钱　　生草二钱
　用　法：水煎服（早晚）
　附　注：口中烧痛加石膏三钱。
献方人：甘浴公社卫生院　　段巩

14、主　治：牙痛
　方　药：毕卜　　高良姜　　细辛　　白芷　　雄黄
　　　　　各等分
　用　法：研细末，贮瓶，用时取小豆大之量吸入一侧鼻
　　　　　孔即可。
献方人：宝鸡县医院　　石丽磊

15、主　治：牙齿活动痛。
　方　药：川牛夕三钱　　生地四钱　　丹皮三钱
　　　　　石羔五钱　　　白芷三钱　　黄柏二钱
　　　　　细辛一钱　　　甘草二钱　　升麻引
　用　法：水煎服
　又　方：川鸟一钱　　细辛五分
　用　法：捣为细末抹患处。
献方人：金河公社卫生院　　董兆华

16、主　治：阴火牙痛

　　方　药：山药四钱　　山芋四钱　　丹皮三钱

　　　　　　泽夕三钱　　云苓三钱　　知丹三钱

　　　　　　黄柏二钱　　生地六钱　　升麻四钱

　　　　　　生石膏一两　细辛一钱

　　用　法：水煎服

　　献方人：潘溪公社卫生院　　党好信

17、主　治：口腔炎

　　方　药：生芪八钱　　玉竹一两　　麦冬三钱

　　　　　　熟地三钱　　生地三钱　　沙参五钱

　　　　　　巴叶二钱　　桔根三钱　　石斛三钱

　　　　　　甘草一钱半　竹叶一钱　　灯心三分

　　用　法：水煎温服

　　又　方：苍术　　乌贼骨　　香付各五钱　　麦冬三钱

　　　　　　生草五钱

　　用　法：共为细末，每日两次、每次一至二钱开水冲服

　　献方人：宝鸡县卫校　　高维岳

18、主　治：牙痛或蛀牙。

　　方　药：月石二钱　　冰片五分　　青盐一钱

　　用　法：先将月石青盐研细，再入冰片研匀，贮藏密封
　　　　　　备用。牙痛时用豆大药以棉包裹，放患齿上下
　　　　　　咬紧，即时止痛。

　　献方人：宝鸡县卫校　　高维岳

19、主　治：红白口疮

　　方　药：黄连一钱　　细辛一钱

　　用　法：共为细末，用香油调匀，敷患处即可。

1949

新　中　国
地方中草药
文　献　研　究
(1949—1979年)

1979

献方人：宝鸡县卫校　　　高淮西

20、主、治：口舌生疮
　　方　药：黄连二钱　　　黄丹二钱
　　用　法：先将黄连用水半碗熬至五十毫升左右 去 黄 连
　　　　　　渣，再将黄丹下内。再熬少时,取药液抹患处,
　　献方人：固川公社卫生院　　　唐万太

21、主　治：复发性口疮
　　方　药：知母三钱　　　黄柏三钱　　　元桂三钱
　　用　法：水煎服
　　附　注：此方临床使用多年，屡试皆效，每次口疮复发
　　　　　　一般一至三剂可愈。
　　献方人：宝鸡县医院　　　李子斌